国家卫生和计划生育委员会“十三五”规划教材
江苏省高等卫生职业教育规划教材

供护理、助产专业用

康复护理

主　审　王蓓蓓

主　编　瞿礼华

副主编　卞龙艳　廖长艳

编　者（以姓氏笔画为序）

卞龙艳（盐城卫生职业技术学院）
朱　杰（江苏建康职业学院）
邹　颖（江苏护理职业学院）
赵　露（江苏建康职业学院）
路　惠（江苏省仪征市人民医院）
廖长艳（泰州职业技术学院医学技术学院）
瞿礼华（江苏建康职业学院）

人民卫生出版社

图书在版编目（CIP）数据

康复护理 / 瞿礼华主编 . —北京：人民卫生出版社，2016
ISBN 978-7-117-22129-0

Ⅰ. ①康… Ⅱ. ①瞿… Ⅲ. ①康复医学 – 护理学 – 医学院校 – 教材 Ⅳ. ①R47

中国版本图书馆 CIP 数据核字（2016）第 031987 号

康 复 护 理

主　　编：瞿礼华
出版发行：人民卫生出版社（中继线 010-59780011）
地　　址：北京市朝阳区潘家园南里 19 号
邮　　编：100021
E - mail：pmph @ pmph.com
购书热线：010-59787592　010-59787584　010-65264830
印　　刷：北京机工印刷厂
经　　销：新华书店
开　　本：787 × 1092　1/16　印张：13
字　　数：324 千字
版　　次：2016 年 6 月第 1 版　2016 年 6 月第 1 版第 1 次印刷
标准书号：ISBN 978-7-117-22129-0/R · 22130
定　　价：35.00 元

出版说明

随着我国医药卫生事业和卫生职业教育事业的不断发展,高等卫生职业教育步入了“十三五”规划的谋划布局之年,“十三五”规划的发展理念成为了高等卫生职业教育改革发展的新指针。江苏省地处长三角重要战略位置,是我国经济社会发展和改革开放、创新发展最具代表性的区域之一。为了认真贯彻十八届三中、四中、五中全会精神,进一步推进“加快发展现代职业教育”的战略决策,积极落实“创新、协调、绿色、开放、共享”的新时期发展理念,按照教育部《高等职业教育创新发展行动计划(2015-2018年)》文件精神,人民卫生出版社经过前期充分的调研论证,启动了护理、助产专业江苏省高等卫生职业教育规划教材编写工作。

在本系列教材的调研、论证、组织、编写中,严格坚持人民卫生出版社规划教材建设的“三基五性三特定”基本原则,以规划教材质量控制体系作为教材编写质量保障的基石,将“创新”与“共享”作为编写工作的基本共识,把增强学生的创新精神和实践能力作为教材编写工作的重点,汇聚全省专家智慧与院校力量,在教材体系设计、内容构建与形式上做了一些尝试,成果有待检验。

为了在护理专业教育中落实创新人才培养的理念,本系列教材中设置《护理实践创新与科研》,以期在院校教育阶段就把“大众创业,万众创新”的理念根植于学生心中。同时,突出强化学生实践能力的培养,在设置《多站式护理综合实训》的基础上,护理核心课程教材均配套了相应的实训指导,全方位服务学生实践能力的培养。此外,在编写形式及配套网络增值服务资源体验方式上积极创新,在章节中设置了二维码,对应的重点、难点、考点、习题及PPT、视频等网络增值服务资源,可以通过扫描二维码在移动终端上共享,习题更是可以实现移动终端同步答题、评测与解析,为学生理解、巩固所学知识提供了全新的途径与独特的体验,“以学生为中心”的教材开发与建设理念得到了体现。

本系列教材首批组织编写34种,供高等卫生职业教育护理、助产学专业学生使用,将于2016年6月前陆续出版。

江苏省高等卫生职业教育规划教材目录

序号	教材名称	主审	主编	所供专业
1	医用化学	曹晓群	张　威	供护理、助产专业用
2	护理伦理与法律法规	乔学斌	郝军燕	供护理、助产专业用
3	护理美学与礼仪	崔　焱	王晓莉	供护理、助产专业用
4	人际沟通	汤琪春	王英姿	供护理、助产专业用
5	护理心理	徐　成	邱　萌	供护理、助产专业用
6	正常人体结构	方　敏	米　健	供护理、助产专业用
7	正常人体功能	常唐喜	于有江　王　卉	供护理、助产专业用
8	病原生物与免疫学基础	季晓辉	杨朝晔　姜　俊	供护理、助产专业用
9	病理与病理生理学	李跃华	丁凤云	供护理、助产专业用
10	护理药理学	徐　红	叶宝华　秦红兵	供护理、助产专业用
11	护理学导论	崔　焱	吕广梅	供护理、助产专业用
12	基础护理	丁亚萍	陆小兵　朱春梅	供护理、助产专业用
13	基础护理实训指导	丁亚萍	朱春梅　陆小兵	供护理、助产专业用
14	健康评估	许　勤	罗惠媛	供护理、助产专业用
15	健康评估实训指导	林　征	王春桃	供护理、助产专业用
16	内科护理	陈湘玉	陈丽云　陆红梅	供护理、助产专业用
17	内科护理实训指导	陆一春	王小娟　李锦萍	供护理、助产专业用
18	外科护理	熊　彦	刘兴勇　方明明	供护理、助产专业用
19	外科护理实训指导	汤琪春	高　薇　刘兴勇	供护理、助产专业用
20	妇产科护理	孙丽洲	马常兰　许　红	供护理专业用
21	妇产科护理实训指导	张徐宁	高晓阳　马常兰	供护理专业用
22	儿科护理	蔡　盈	王苏平	供护理、助产专业用

续表

序号	教材名称	主审	主编	所供专业
23	儿科护理实训指导	雷　洁	徐利云	供护理、助产专业用
24	眼耳鼻咽喉口腔科护理	—	陈国富　高健铭	供护理、助产专业用
25	急危重症护理	郑瑞强	熊　彦　魏志明	供护理、助产专业用
26	多站式护理综合实训	陈　雁	夏立平　朱唯一	供护理、助产专业用
27	老年护理	刘世晴	许家仁	供护理、助产专业用
28	中医护理	曾庆琪	周少林	供护理、助产专业用
29	护理管理	顾则娟	何曙芝	供护理、助产专业用
30	社区护理	封苏琴	郁　沁	供护理、助产专业用
31	传染病护理	缪文玲	张万秋　严友德	供护理、助产专业用
32	营养与膳食	封苏琴	陈明远	供护理、助产专业用
33	康复护理	王蓓蓓	瞿礼华	供护理、助产专业用
34	护理实践创新与科研	霍孝蓉	吴　玲	供护理、助产专业用

网络增值服务(数字配套教材)编者名单

主　编　瞿礼华

副主编　卞龙艳　廖长艳

编　者（以姓氏笔画为序）

卞龙艳（盐城卫生职业技术学院）
朱　杰（江苏建康职业学院）
邹　颖（江苏护理职业学院）
赵　露（江苏建康职业学院）
路　惠（江苏省仪征市人民医院）
廖长艳（泰州职业技术学院医学技术学院）
瞿礼华（江苏建康职业学院）

前言

康复护理是随着康复医学的迅速发展而发展起来的临床护理新成员，其目的是改善患者的功能，最大限度地恢复其生活自理能力，提高其生活质量。与一般的临床护理相比，康复护理将功能训练和康复治疗融于日常的护理工作当中，更着眼于患者的整体护理，因此，作为一个护理工作者，学习和掌握康复护理的基本知识和技能是非常必要的。高职护理专业肩负着培养实用性高级护理人才的重任，为了贯彻《国家中长期教育改革和发展纲要(2010—2020)》精神，适应康复护理教学在全国范围的蓬勃开展的需要，结合护理临床和教学要求，我们编写了本教材。

本教材编写原则是:以现代医学模式为出发点，充分体现整体护理理念，重点突出康复护理评定技术和康复护理治疗技术，与临床护理接轨。教材定位于为临床培养实用型康复护理专业人才，内容上坚持“必需、实用”的原则，使学生通过学习，能够对康复医学和康复护理学的基本知识、基础理论和基本技能有初步的认识，学会康复护理的评定方法和常见疾病的康复护理措施，掌握康复护理的操作技能，为护生拓展知识面，提升职业内涵夯实基础。

本教材内容包括绪论、康复护理评定、常见功能障碍的康复护理、常见疾病的康复护理共四章；教材内容结构为学习目标，“扫一扫，知考(重)点”，正文，“扫一扫，测一测”，穿插情景导入、知识窗，将临床与教学有机融合，编写力求简明扼要，通俗易懂，文字准确流畅，图文并茂。

参加本书编写的有江苏建康职业学院、盐城卫生职业技术学院、泰州职业技术学院、江苏护理职业学院、仪征市人民医院的专业教师和临床康复专家，编写大纲经参编人员讨论后确定，并按编写要求分工撰写，在此过程中，参考了有关教材或专著的图表和资料，主审王蓓蓓教授仔细审阅并提出了大量宝贵的修改意见，在此一并表示衷心的感谢。

康复护理的理论和实践还在探索和完善之中，由于时间紧迫和学识水平的限制，教材内容难免存在各种疏漏和不足，恳请各位同仁指正，以便我们及时改正和完善。

瞿礼华

2015年12月

目 录

第一章 绪论

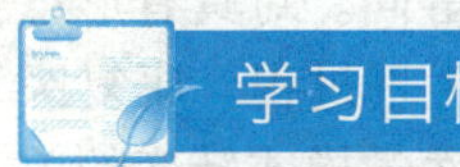

学习目标

掌握：康复、康复医学、康复护理学的概念。

熟悉：康复医学的内容、康复治疗的基本原则、康复护理的原则、康复护理人员的角色。

了解：康复的服务方式、康复医学的对象、康复护理程序、康复护理人员应该具备的职业素养。

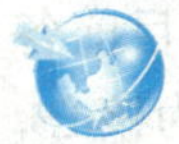

导入情景

张大爷因车祸致颅脑外伤急诊入院，术后转入康复科。现生命体征稳定，右侧偏瘫，二便失禁，骶部出现压疮。张大爷的家属刘奶奶心情极糟糕，护士小李是张大爷的责任护士。

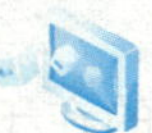

工作任务

1. 向刘奶奶介绍患者的康复计划。

2. 认识康复护理的原则。

第一节 康复及康复医学

一、康复的概念

康复（rehabilitation）一词直译是复原，原意是恢复原来的良好状态，用在现代医学领域主要是指身心功能、职业功能和社会生活能力的复原。1969 年世界卫生组织（WHO）医疗康复专家委员会对康复的定义是“综合和协同地将医学、社会、教育和职业措施应用于残疾者，对他们进行训练和再训练，以恢复其功能至最高可能的水平”。1981 年其概念又修改为“康复是应用所有措施，旨在减轻残疾和残障状况，并使他们有可能不受歧视地成为社会的整体”。1994 年著名康复专家 Hellendar 对 1981 年康复的概念作了进一步补充。他说：康复应包括所有措施，以减少残疾的影响，使残疾者达到自立，成为社会的整体（回归社会），有较好的生活质量，能实现其抱负。

综上所述，康复的主要含义可以理解为以下几个方面：

1. 应采取能减轻残疾的所有措施，包括医学、工程、教育、社会、职业等一切手段在内。

2. 以遭受严重病情、创伤和先天性疾病患者的功能障碍为核心，强调功能训练、再训练，使患者身体功能完全恢复独立自主或尽可能恢复身体部分功能。

3. 不仅在功能上，也要在心理上和就业能力上使患者得到全面恢复。

4. 要保障各项权利，达到平等参与、不受歧视，最终目标是回归社会。

二、康复医学的概念

康复医学是医学的一个重要分支，是促进病、伤、残者康复的医学，具有独立的理论基础、功能测评方法、治疗技能和规范的医学应用学科。康复医学也是康复学的一个重要组成部分，目标是加速人体伤病后的恢复进程，预防和(或)减轻其后遗功能障碍程度，为重返社会准备条件。而康复学则包括了使患者重返社会的一切努力。二者不能等同。对具有形态及功能残缺的残疾者，康复医学的重点在于促进发展代偿功能所必需的生理过程。康复医学的核心思想是全面和整体康复，是体现医学模式向生物 - 心理 - 社会新医学模式转变的关键环节。鉴于康复医学对人类卫生保健的重要性和其具有的显著特征，可以认为它是一个新兴的独立于预防医学和临床医学以外的医学体系。

从广义的康复医学概念来看，康复医学与临床医学有着不可分割的联系。因为各种临床疾病在治疗后都有一个康复过程，特别是一些组织破坏较大的疾病，如截肢、烧伤、脏器或关节置换等以及各种慢性病，都不同程度地导致各种精神和功能上的障碍。从这一意义来说，整个临床医学的后期都可以认为是康复医学的治疗范围，但缺乏操作性。因此，目前各国康复医学的主要内容均为狭义的康复医学概念，主要对象限定在以人体运动障碍为核心，以及与之密切相关的各种功能障碍，如神经功能障碍、骨关节功能障碍、言语障碍、循环功能障碍、呼吸功能障碍等的一项或数项，这充分说明康复医学和临床各学科之间有着极为密切的联系。

当然，康复医学和临床医学间确实存在着很大的不同。例如临床医学的主要目的在于挽救患者的生命，逆转疾病的病理过程并创造机体康复的必要条件，如各种药物及包括手术在内的各种医疗处理都是围绕这一目的进行的，但它却不回答机体如何康复以及如何加速康复，只是被动地等待机体的自己康复。康复医学则关注如何主动恢复，重点放在预防继发性残损，发展体力以及激发潜在的管理能力上，通过训练患者利用残余功能以达到最有利状态或应用各种辅助装置指导患者及其家属适应新的生活。临床医学与康复医学着眼点不同，却相辅相成。临床医学治疗愈合理，愈有利于康复过程，康复治疗愈在早期进行，愈可促进整体恢复。

三、康复医学的组成人员和工作方式

康复医学是一门涉及多个学科的应用学科，要靠多个相关学科的配合和协作才能完成，因此在患者康复过程中，常采用多学科多专业合作的康复团队工作模式(team work)。其基本方式是通过多学科内和多学科间的密切交流与协作来进行工作。学科内团队的成员主要包括：各科相关医师及康复医师、物理治疗师(士)、作业治疗师(士)、言语治疗师(士)、支具治疗师(士)、心理治疗师(士)、社会工作者、各科相关护师及康复护师(士)、职业鉴定师、其他人员如各种特教人员、医学工程人员、假肢制作人员等，团队一般在组长的领导下，在共同对患者进行评定，并提出各自对策，由组长统一归纳出一个完整的、分阶段的治疗计划，然后分别执行。在治疗中期和治疗结束时再召开团队会议，分别进行计划的再次评定和修改，进行疗效总结，同时提出下一步的康复治疗意见。

四、康复医学的对象

康复医学的服务对象为各种长期功能障碍者，包括残疾人、各种慢性病患者、老年人和急性病恢复期（有可能发生长期功能障碍）的患者。这些患者的功能障碍可以是潜在的或现存的，可逆的或不可逆的，部分的或完全的，可以与疾病并存或为后遗症。

1. 残疾者　据 WHO 统计，全世界目前约有占总人口 15% 的各种残疾者，每年以新增加 1500 万人的速度递增。根据第六次全国人口普查我国总人口数及第二次全国残疾人抽样调查结果显示，2010 年中国残疾人总数为 8502 万人，其中重度残疾 2518 万人。因此，残疾人是康复医学的首要对象。

2. 老年人　老年人由于存在不同程度的各种退行性改变和功能障碍，行动上常有不同程度的限制，这些功能障碍需要通过康复治疗得到改善。中国 2010 年有 1.74 亿年龄在 60 岁以上的老人，2015 年部分和完全失能的老年人已达 4000 万，因此，这个群体也是康复医学的重要工作对象。

3. 慢性病患者　慢性病是使身体结构及功能改变，无法彻底治愈需要长期治疗护理康复的疾病，包括心脑血管疾病、恶性肿瘤、代谢性异常、慢性职业病等，据中国卫生部 2012 年公布的数据显示，中国确诊的慢性病患者已超过 2.6 亿人，并且每年以 1600 万的速度增长，因慢性病导致的死亡人数占年总死亡人数的 85%。这些慢性病患者由于长期处于“患病状态”，不仅功能有不同程度的受限，同时心理也将产生创伤，再加上社会环境和家庭的不谅解，更进一步加重了创伤程度。因此，他们也已成为康复医学的重要对象之一。

4. 急性期及恢复早期的患者　许多疾病进行早期康复介入有利于预防残疾，减轻残疾。

五、康复医学的服务方式

世界卫生组织提出的康复医学的服务方式有三种：

1. 机构康复（IBR）　包括综合医院中的康复科（中心）、康复门诊、专科康复门诊、康复医院（中心）、专科康复医院（中心）等。机构康复有较完善的康复设备，有经过正规训练的各类专业人员，有较高专业技术水平，能全面解决各种康复问题，但病、伤、残者必须到康复机构中才能接受康复服务。

2. 上门康复服务（ORS）　是派遣具有一定水平的康复人员到病、伤、残者家庭以及社区进行康复服务，但服务的内容受到一定限制。

3. 社区康复（CBR）　也称基层康复，是指依靠社区内资源为本社区病、伤、残者提供就地服务，强调发动社区，动员伤残者本人和家庭参与，以全面康复为目标，有固定的转诊系统以解决社区康复无法解决的问题。

三种服务方式各有其优缺点，是相辅相成的。机构康复拥有良好的康复技术，但康复医疗资源无法大范围覆盖，且价格昂贵。上门康复服务使得一些因各种原因无法到机构进行康复的病、伤、残者可以方便地接受到部分康复项目的服务，但其缺点是康复不全面且效率较低。WHO 大力推荐的是社区康复，认为有着小投入广覆盖特点的社区康复方式是解决大多数患者功能障碍问题的根本途径。

六、康复医学的内容

康复医学的主要内容包括康复医学基础、康复评定、康复治疗、临床康复学和社区康复。

1. 康复医学基础　康复医学基础是与主动功能训练有关的运动学和神经生理学，以及与患者生活和社会活动密切相关的环境改造学。①运动学：包括运动生理、运动生化、生物力学等；②神经生理学：包括神经发育学、运动控制的神经学基础等；③环境改造学：涉及康复工程、建筑、生活环境设计等。

2. 康复评定　康复评定包括器官和系统功能的评定、个体生活自理和生活质量的评定以及职业和社会活动能力的评定。内容包括：①运动学评定；②电生理学评定；③心肺功能评定；④有氧活动能力评定；⑤平衡能力评定；⑥医学心理学评定；⑦言语和吞咽功能评定；⑧日常生活能力和就业能力评定。

3. 康复治疗学　康复治疗学包括物理治疗、作业治疗、言语治疗、心理治疗、康复医学工程、中国传统康复等。

①物理治疗：包括运动疗法和其他物理因子治疗方法。前者主要应用各种运动、有氧训练方法来增强肌力和耐力、改善关节活动范围；后者主要利用各种电、光、声、磁、冷热等各种物理因子来缓解疼痛、促进局部血液循环等，其中运动疗法是核心。②作业治疗：通过选择一些有目的性有针对性的日常生活活动、职业性劳动、文娱治疗对患者进行训练，以促进其功能康复的治疗方法。日常生活活动如衣食住行、卫生等的基本技能；职业性劳动如修理钟表、木工、金工、编织，缝纫、车床劳动等；文娱治疗如园艺、陶土、各种娱乐和琴棋书画等。③言语训练：对因听觉障碍所造成的言语障碍，构音器官的异常，脑血管意外或颅脑外伤所致的失语症，口吃等进行治疗，尽可能恢复其听、说、理解能力。④康复心理治疗。⑤康复医学工程：某些残疾或瘫痪的患者通过借助假肢来补偿功能的不足，或靠某些支具或辅助具来弥补其生活能力的不足，包括假肢、矫形支具、助听器、导盲杖等各种特殊用具以及轮椅等。⑥中国传统康复治疗方法：包括按摩、针灸、气功、中药调理、外敷和熏洗药、食疗以及各种传统体育项目如各种拳、功、操等。

4. 康复临床学　是指对各类伤残、病残的患者根据功能障碍的特点进行针对性强的综合康复治疗。近年来，随着康复医学的发展，康复临床学已经形成多个临床康复亚专业，包括神经康复、骨科康复、肿瘤康复、老年康复、儿童康复、脏器康复、代谢性疾病康复等。

5. 社区康复　社区康复已经成为康复医学的重要组分。1981 年社区康复的概念是“在社区的层次上所采取的康复措施，这些措施利用和依靠本社区的资源进行，作为一个整体这一过程应包括残疾者自身，他们的家庭和社会”。社区康复的优点是服务面广、方便快捷、费用低廉、简单易行，非常有利于残疾人回归家庭和社会，有四种模式即社区服务模式、卫生服务模式、家庭病床模式和社会化模式。其目标是：①残疾的预防和残疾人的康复。在社区做好残疾的预防，帮助残疾人提升精神状态、纾解心理压力，改善身体功能，使他们尽可能地达到生活自理，能够在家和社区周围走动，能够与别人交流沟通。②让社区内的残疾儿童能进入普通学校受教育。③使社区内的青壮年残疾人能有工作机会，经济独立，重返社会。

七、康复治疗基本原则

1. 因人而异　强调在康复评估和治疗时根据各个患者和残疾者的具体情况进行分析，切忌简单地套用程序或公式。

2. 循序渐进　强调康复治疗的强度和时间要逐步增加，这是因为患者对治疗需要有逐步适应的过程，其功能改善也是从量变到质变的过程。

3. 持之以恒　因为很多情况下康复治疗需要长期甚至终生进行，才能有持续效果并取得满意的结果。

4. 全面康复　康复强调综合改善，涉及人体的躯体、生理、心理、职业、教育等诸方面，应避免只关注生理功能的偏向。

5. 主观能动　多数康复治疗措施是患者必须主动参与的过程，因此应该注意调动患者的主观能动性，这也是康复治疗和临床治疗的重要区别。治疗应该体现趣味性，且能够量化并反馈给患者，使患者能够安全地完成并看到进步，以激励患者的主动参与。

第二节 康复护理

一、康复护理学的概念

康复护理学（rehabilitation nursing）是护理学的一个重要分支，是研究伤病、先天性残疾者的生理、心理康复的护理理论、护理知识、护理技能的一门学科，它是根据总的康复治疗计划，利用康复护理特有的知识、技能对服务对象进行护理，减轻残疾所带来的不利影响，最终使他们重返社会。

二、康复护理的原则

1. 高度重视心理护理　现代医学模式认为患者是生物 - 心理 - 社会的人，心理健康直接影响生理的健康。当患者突然面对因伤病致残所造成的工作、生活以及活动能力的障碍时，往往会产生悲观、急躁甚至绝望等负面情绪，这就要求康复护理人员与患者建立良好的沟通，鼓励患者配合治疗工作，树立生活的信心。由于很多康复治疗和护理工作要通过患者主动参与才能完成，因此为充分发挥患者的主观能动性，对其进行心理护理就显得尤为重要。

2. 倡导自我护理　康复护理主要服务对象是各种原因引起的功能障碍者，这些功能障碍很多是长期的，有的甚至会伴随终生。康复护理突出倡导自我护理，康复护理人员不但要护理好患者的日常生活，还要帮助、指导和训练患者尽可能地进行自我生活护理，充分发挥患者的健全肢体和器官的作用，引导和鼓励患者尽量自己做力所能及的日常生活活动，才能最大限度地改善患者的功能，使患者生活最终达到部分或完全独立，为重返社会创造条件。当患者由于病情的缘故，不能进行自我护理时，护理人员对其进行协同护理。协同护理是在患者已经尽力的前提下，护理人员帮助其完成相应的活动。它和临床护理采取的替代护理区别在于协同护理依然需要充分发挥患者的主观能动性。

3. 早期介入，注重实用　康复护理介入应该将重点放在患者的急性期和恢复早期，这是功能恢复的关键，也是康复效益最大化的最佳时期。功能训练应与患者的日常生活活动相结合，与患者的家庭、工作和社区环境相结合，注重实用原则，以促进患者生活自理能力的提升。

4. 注重团队协作　康复治疗方式是团队治疗，康复护理是在总的康复治疗计划下进行的，要取得良好的效果，康复护理人员就应该与康复治疗团队的其他成员一起密切合作，应用康复护理程序,及时修改治疗计划,共同对患者实施康复指导。

5. 功能锻炼贯穿始终　康复护理的目的是改善患者的各种功能障碍,最终使患者重返社会。早期的功能锻炼可以预防残疾的发展和继发性残疾发生;后期的功能锻炼可最大限度地保存和恢复机体功能。康复护理人员应了解患者的功能障碍性质、程度、范围,在总体康复治疗护理计划下,对患者进行正确评估,并与患者及其家属一起坚持不懈地将功能锻炼贯穿始终,最终达到康复的目的。

三、康复护理与一般护理的异同点

(一) 康复护理与一般护理的相同点

1. 基础护理　康复护理前首先应完成生活上的护理和相关的基础医疗措施,即完成基础护理的内容。

2. 执行医嘱　准确执行康复医嘱,是完成康复治疗计划的根本保证。

3. 观察病情　严密观察患者病情和残疾的动态变化,了解康复治疗的效果,并及时反映给康复医师。

(二) 康复护理与一般护理的区别

1. 护理对象　康复护理的主要对象是残疾和慢性病等患者,他们存在着各种各样的功能障碍,这就给护理工作者提出了特殊的要求。要尊重患者的人格,不论其残疾程度如何,不能有歧视,要为患者提供多方面的服务。

2. 护理目的　康复护理与一般护理的基础目的都是使患者减轻病痛并促进健康,同时康复护理还要预防和减轻患者功能障碍的程度,最大限度地恢复其生活和活动能力,使之尽早回归社会。

3. 护理内容　除一般护理内容外尚有:①观察患者的功能障碍及康复训练过程中残疾程度的变化,做好记录,向有关人员提供信息。②训练患者进行"自我护理",通过耐心的引导和鼓励,使患者掌握自护技巧。③学习和掌握各种有关功能训练技术,配合康复医师及其他康复治疗技术人员对患者进行功能评定和功能训练。④残疾人和慢性病患者有其特殊的、复杂的心理活动,甚至精神、心理障碍和行为异常。康复医护人员应理解、同情患者,时刻掌握康复对象的心理动态,及时耐心地做好心理护理工作,尤其不允许有嘲笑和讽刺的言行。⑤预防继发性残疾和并发症。

4. 病房管理　康复病房是治疗疾病的地方,同时也是进行某些功能训练的场所,对设施和环境的要求稍有别于一般病房。如为适应残疾者的需要对各种设施进行的无障碍改造;如应尽可能鼓励和指导患者多活动,缩短卧床时间。

5. 不同时期康复护理的重点　康复护理是以功能障碍为核心,帮助解决功能维持、重组,代偿、替代、适应、能力重建的有关问题,在伤、病、残的各个不同阶段,工作重点各有侧重:①急性期和早期:应仔细观察残疾情况,及时发现潜在的问题,预防感染,压疮、挛缩、畸形、萎缩;②功能恢复期:着重在潜在能力的激发;残余功能的保持并强化;日常生活活动能力的训练;康复辅助用具的使用指导等。

四、康复护理的程序

康复护理程序是康复护理中一个完整的工作过程,是一种有计划的、系统实施的康复护理的程序,而且是综合的、动态的、具有决策和反馈功能的过程,该过程是以促进或恢复患者的健康为目标而进行的一系列护理活动。护理人员应着重从病、伤、残者的整体需要出发，按照五个步骤（收集资料 - 评估康复功能 - 制订康复护理计划 - 实施康复护理措施 - 评价康复效果）的康复护理基本程序解决患者的健康及康复问题。

1. 收集资料　是康复护理工作的首要任务。患者入院时，康复护理人员应先进行有关信息采集，包括一般情况、致残状况、现有功能、体检情况、生活习俗、家庭情况以及康复目的等。收集资料有助于康复护理人员全面了解患者在接受康复前的基础信息，为制订康复护理计划提供准确的依据。

2. 评估康复功能　主要指对患者日常生活能力的评定，如饮食、移动、排泄、更衣、清洁、交流等评定。通过康复护理人员实际观察或测定获得结果，客观评定，统一标准，定期进行评估，讨论确定结果，为制订康复护理计划提供客观依据。

3. 制订康复护理计划　遵循总康复医疗计划，在入院时、住院中期、出院前康复护理人员应根据收集的资料和评定结果，针对存在的护理问题，确定不同阶段目标，其中长期目标是出院时可以达到的、短期目标是每周设定的，并据此制订出具体的康复护理计划。

4. 实施康复护理措施　康复护理需要用独特的康复护理技术进行护理实践，如设置安全的康复训练环境、体位摆放与体位转移、排泄训练、穿脱衣服、个人清洁、营养与饮食、日常生活活动及就业前训练、各种康复体操，以及用药指导、心理疏导、康复教育等。在康复护理过程中，康复护理人员应及时对患者的身体状况、精神状况、训练项目、训练效果等进行记录，记录应细致准确、全面完整，为修订计划和调整方案提供依据。

5. 评价康复效果　康复护理人员应该在康复护理过程中定期和不定期的评估患者训练治疗效果，并通过评估结果的分析，找到影响康复效果的关键因素，及时准确地对康复治疗方案进行调整并实施，这样就构成了康复护理程序的往复循环。

五、康复护理人员的角色

康复护理人员在康复治疗护理活动中扮演着不可替代的重要角色，他们既是康复护理的实施者、康复治疗的协调者、监督者，也是患者及其家属的健康教育者、心理护理者、出院咨询者。

1. 病情观察者　在康复治疗小组中，康复护理人员与患者接触时间是最长的，他们明了患者的心理变化，对影响康复治疗效果的各种因素最清楚。护理人员对患者的病情观察结果将为评定功能、制订计划、实施康复护理措施提供非常重要的直接依据。

2. 护理实施者　康复护理人员围绕总的康复目标，提供给患者一系列符合康复要求的日常生活活动照顾和执行医疗、护理计划（如身体的康复活动，生活护理，饮食护理，治疗护理等）的各种康复护理措施，并发现护理问题，制订护理计划，实施护理措施（如关节的活动和翻身，预防垂手、垂足、压疮、关节僵直；提供安全的环境等），预防并发症，实行预防性康复照顾。康复护理人员可以指导患者进行各种训练，发挥患者功能上的潜能，由被动地接受他人的护理变为自行照顾自己的主动护理，减少对他人或对辅助的依赖性。

3. 健康教育者　身体伤残的发生通常是非常突然的，患者在无任何心理准备的情况下遭受伤残，大部分人的表现是惊慌失措，沮丧痛苦，迫切希望获得一些有关伤残指点，如能不能康复？会不会遗留残疾？需住院多久？还要做哪些检查？性能力是否有影响？是否还可以工作等？护理人员答疑解惑或转介给有关人员处理，这就是康复护理人员履行健康教育者的职责，教育对象包括患者、患者家属和亲友。

4. 心理护理者 高度重视心理护理是康复护理的一个重要原则。实践证明患者康复过程中的积极情绪可以帮助其取得更好的训练效果。在康复治疗护理体系中,康复护理人员与患者接触机会是最多的,对患者的功能障碍的康复进展、心理状况、个性特征以及各种可能影响康复治疗进程的因素都易于掌握,康复护理人员应具备心理护理的基本知识,有针对性地实施康复护理措施。

5. 治疗协调者 康复治疗强调的是整体康复,它是由康复治疗小组应用多种治疗措施包括运动治疗、物理治疗、作业治疗等进行康复治疗。而康复护理人员作为康复治疗小组的重要的一员,24 小时均与患者接触密切,她(他)必须把观察到的信息如患者康复练习中出现焦虑、睡眠欠佳、各种治疗的反应等,与其他团队成员进行沟通、协调,才能积极推动康复治疗计划的准确执行。如果患者有社会、心理、家庭、经济、职业等方面的问题,康复护理人员还应该联系患者单位、社区以及心理治疗师解决。

6. 出院咨询者 出院时患者及家属有许多疑问需要向护理人员提出咨询,如何时返院检查,药物的服用方法,社区康复的流程,性生活正常化,饮食起居及何时工作等。康复护理人员从方便患者的角度出发对患者进行细心、准确的回答,指导和安排患者回归家庭和社会后的康复护理,帮助他们适应环境,进一步提高日常生活活动能力等,使患者和家属能舒心回家,安排好出院后的生活与康复。

六、康复护理人员应该具备的职业素养

康复护理人员要将康复护理和预防为主的康复理念贯穿到患者治疗的全过程,提高整体护理的服务质量,减少并发症,促进患者全面康复。康复的观念和基本技术应成为护理工作的一部分,如果患者的功能不能很好地发挥,不能正常地生活和工作,这就意味着护理工作还没有结束。作为当代护理高职院的学生,在学习期间应该熟悉和掌握康复护理学的基本知识及基本技能。面对愈来愈多残疾对象和伤病、慢性和老年病患者,他们提出的诉求不仅仅是要生存,还要较高地生活质量,这就对康复护理人员的综合素质提出了更高的要求。因此,一名合格的康复护理人员必须具备以下几个方面的职业素养:

(一) 具有高度的爱岗敬业精神

患者本身受到疾病或残疾的侵袭,功能出现障碍甚至丧失,有的严重影响日常生活,还有的肢体缺失,初次看到常使人触目惊心,同时由于康复时间跨度大,康复效果与期望值之间存在差异,大多数的患者往往存在心理障碍,表现为对护理人员态度恶劣,不配合治疗等等。解决问题的关键是要求康复护理人员具有高度的爱心,想其所想,急其所急,取得他们的信任和合作,在心中牢固树立关心患者,视患者如亲人,全心全意为患者着想的爱岗敬业精神。

(二) 具有良好的人际沟通能力和团队意识

康复护理人员必须具有良好的人际沟通能力和团队意识。患者的康复治疗尽管是康复工作小组完成,小组的每一名成员都承担着重要角色,但患者自己积极主动地配合治疗是保证治疗效果的关键,医生和治疗师与患者接触时间有限,而康复护理人员整天都与患者密切接触,因此康复护理人员与患者之间进行良好的沟通显得尤为重要;良好的护患沟通能大大促进康复治疗的效果,患者对康复治疗的满意度也大部分取决于护患沟通的水平。同时康复护理人员也是康复小组的成员之一,要有团队意识,治疗方案是团队每一名成员努力的结果,不存在谁轻谁重,对患者康复治疗工作中的问题,要团结其他成员一起商量,进行

有效处理。

（三）具备全面的业务素质

康复护理人员必须刻苦学习康复护理学的知识，具备丰富的基础理论、细致的观察能力、熟练的操作技能，要学会运用康复护理程序鉴别和解决问题。所有康复护理人员都应该成为患者康复过程中的积极而有效的实践者。康复护理人员的工作不仅是铺床叠被、打针发药，还应熟悉患者在功能方面的现有问题以及在心理、身体、社会等方面的问题，同时也要对残疾人及其家庭所面临的社会、经济、职业和个人的困难与影响，提出护理措施，协助其解决困难或尽量降低影响。康复护理进行得愈早，取得的效果愈好，同时可以节省患者以后许多精力和金钱，为此，护生必须全面掌握康复护理的知识和技能，为在今后工作中解决问题积累自己的知识与能力。

随着社会经济和科学水平的发展、康复护理技术的提高、设备的更新以及现代医学观念的转变，未来将迎来康复护理步入快车道发展的时代，康复护理学作为康复医学中不可缺少的重要学科，已经得到了社会的承认和支持。1997 年中华康复护理学会成立，标志着我国康复护理事业迈上了新台阶，康复护理理论、技术和科研也取得了十分显著的成绩。康复护理学的发展呼唤着有更多具有良好职业素养、良好科研能力、开拓创新精神的护理人才涌现，他们将站在我们国家康复护理发展的前沿，为促进人类健康事业的发展做出更大成绩。

（瞿礼华）

第二章 康复护理评定

第一节 概 述

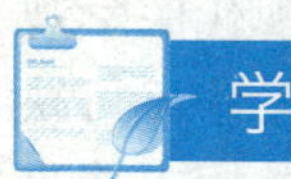

掌握：康复评定、残损、失能及残障的关系、残疾人的定义。

熟悉：康复评定的目的，残疾的分类，康复评定注意事项。

了解：康复评定的内容、原发性残疾及继发性残疾的定义。

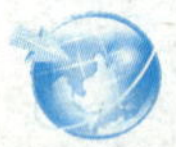

导入情景

今天康复科来了一名女性患者，因车祸致全身多处损伤，急诊入当地医院，手术顺利，术后予抗感染，对症支持治疗。为了进一步进行康复治疗，该患者来到康复科，康复治疗师将对该患者进行康复评定。

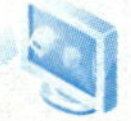

工作任务

1. 康复评定包括哪些内容？
2. 该患者可能存在哪些功能障碍？

一、康复护理功能概述

（一）基本概念

康复医学与临床医学、保健医学、预防医学共同构成了全面医学，是一个比较新的医学领域，对护理有更高和更特殊的要求，康复护理有别于一般的临床护理，而康复护理评定是康复护理的重要组成部分。康复评定，又称功能评定。所谓功能是指为达到一定目标而进行的可以调控的活动能力，这种能力是维持日常生活、学习、工作，以及社会活动所必需的最基本能力。

康复评定（rehabilitation evaluation，RE）是指对残疾者的功能状态进行评估，对各方面情况的收集、量化和分析，并与正常标准进行比较的全过程。

（二）评定内容

1. 躯体方面　包括肌力评定、关节活动度评定、肌张力评定、步态分析、平衡和协调功能评定、感觉评定、日常生活活动能力评定等。

2. 精神方面　包括智力测验、性格测验、情绪评定、神经心理测验等。

3. 言语方面　包括失语症检查、构音障碍检查、言语失用检查、言语错乱检查、痴呆性失语检查等。

4. 社会方面　包括社会活动能力、就业能力、生活质量评定等。

(三) 康复评定的目的

1. 了解残疾的状态　对患者的身体功能、家庭情况和社会环境等进行资料的收集，确定患者主要的功能障碍，发现和确定障碍的部位、层面、范围、种类和程度，寻找和确定障碍发生的原因。

2. 为制定治疗计划提供客观依据　根据患者的功能障碍程度，以及患者残存的能力，结合患者的主观康复愿望，设定康复目标，并根据康复目标制定合适的康复治疗方案。

3. 动态地观察残疾的发展变化。

4. 评定治疗效果　通过对前一阶段康复治疗后康复目标的实现情况进行评估，为康复疗效提供客观的评价指标。

5. 判定预后　通过对患者各种情况的评价，了解患者的预后及转归，为进一步制订治疗方案提供基础。

(四) 评定分期

1. 初期评定　在患者入院初期完成。目的是全面了解患者的功能状况和障碍程度，从而确定康复目标，制订康复治疗方案。

2. 中期评定　在康复治疗中期进行，又称为疗效评定。目的是经过康复治疗后，评定患者总的功能状况和评估治疗效果，分析原因，并根据评估结果调整康复治疗方案，中期评定在治疗过程中可进行多次。

3. 末期评定　在康复治疗结束时进行。目的是经过康复治疗后，评价治疗效果，为患者回归家庭或做进一步康复治疗提出建议。

(五) 康复评定的注意事项

1. 既要全面，又要有针对性。

2. 选择适当的评定方法　康复评定的量表和仪器较多，不同量表的侧重点不同，因此在具体的评定中应根据患者的需要，选择适当的评定方法。

3. 评定前要向患者及家属说明评定目的和方法，消除他们的顾虑，取得患者的配合，可以给患者进行示范。

4. 评定时间要尽量短，动作迅速，不引起患者疲劳，以免影响评定结果。

5. 对某一患者的多次评定应尽可能由一人负责，以确保准确性。

6. 评定时健侧与患侧同时进行对照，一般先健侧后患侧。

7. 患者若出现明显不适，应及时终止并查找原因，及时作相应处理。

8. 选择标准化评定方案时，必须对评定者进行严格标准的培训。

二、残疾概述

(一) 基本概念

1. 残疾　由于先天、后天(疾病、损伤、躯体、精神、心理等)原因，所导致的解剖结构、生理功能的异常或丧失，不同程度地影响患者的日常生活、工作、学习和社会交往活动能力。

2. 原发性残疾　指由于各类疾病、损伤、先天性异常直接引起的功能障碍，其中以疾病致残为主，导致残疾常见原因有传染性疾病、营养不良、先天性发育缺陷、意外和交通事故、慢性病和老年病等。

3. 继发性残疾 是指原发性残疾后引起的并发症所引起的功能障碍，即各种原发性残疾后，因为肢体活动受限，出现肌肉、骨骼以及心肺功能的失用性改变，导致系统功能减退，甚至丧失，例如脑出血后偏瘫患者，由于长期卧床，会导致压疮、关节挛缩、肌肉萎缩等发生，进一步加重了其原发性残疾。

4. 残疾人 指具有不同程度躯体、身心、精神疾病和损伤或先天性异常的人群的总称。

5. 残疾学 是以残疾人及残疾状态为主要研究对象，研究残疾病因、表现特点、流行规律、发展规律、结局以及评定、康复及预防的一门学科。残疾学是以医学为基础，涉及社会学、管理学、教育学及政策法令等各学科的交叉性学科。

（二）残疾分类

1980 年 WHO 公布“国际残损失能与残障分类”（international classification of impairment, disabilities and handicaps, ICIDH），在康复医学科得以广泛使用。

1. 病损或残损（impairment） 指各种原因所导致的身体结构、器官或系统生理功能以及心理功能异常，干扰正常生活活动，如个人卫生、吃饭、家务活动等，是器官或系统水平的功能障碍。评估主要采用器官、系统功能的评估，如肌力评定、关节活动度评定、肌张力评定、平衡功能评定等。康复治疗途径主要是通过功能训练，达到改善或提高功能目的。

2. 失能（disabilities） 指按正常方式独立地进行日常生活活动和工作能力受限或丧失，是个体或整体水平的障碍。失能一般是建立在残损基础上的，但并不是所有的残损都会导致失能。心理因素也可能是导致功能障碍加重的主要因素，康复评定时除考虑患者生理障碍外，还应该充分考虑其心理因素及职业因素，患者的职业不同对器官或系统的功能需求也不同。评估主要采用日常生活活动能力和行为能力进行评估。康复治疗途径主要通过各种方式进行适应、改善和替代。

3. 残障（handicaps） 指社会活动、交往及适应能力的障碍，包括学习、工作、社交等，个体在社会上不能独立，是社会水平的障碍。评估主要通过工作能力、社会参与能力及周边环境进行评估。康复治疗途径主要通过提升患者的工作学习能力、社会参与能力及环境改造来达到帮助其回归家庭、回归社会的目的。

残损、失能和残障之间没有绝对的界限，其程度相互之间可以转化（图 2-1-1）。

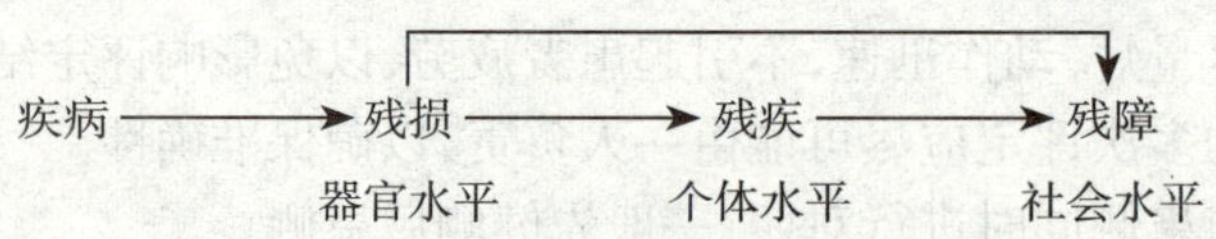

图 2-1-1 残损、失能及残障三者关系

残损若没有进行合适的康复治疗，可能转化为失能，甚至出现残障。而失能或残障进行合适的康复治疗则可以向较轻程度转化，甚至转化为生活完全独立，提高他们的生活质量，从而减轻残疾的程度。通常情况下残疾的发展是按照残损、失能、残障顺序进行，但也有可能出现跳跃。脑血管意外后的偏瘫患者，偏瘫侧上下肢功能丧失后，失去了活动能力，日常生活不能自理，在生活上需要他人的帮助，处于失能状态，但经过积极的康复治疗，患者可以从失能转化为残损。如果患者得不到积极康复治疗，患者瘫痪可以使其终身乘坐轮椅或长期卧床，丧失了工作能力及与社会交往的能力，发展为残障。残损、失能和残障三者之间没

有绝对界限，残疾在三个层次上表现出各自特征、评估方法和治疗途径(表 2-1-1)。

表 2-1-1 残疾分类特征、表现以及相应的康复评估和治疗途径

分类	特征	表现	评估	康复途径	康复方法
残损	器官水平	器官或系统功能障碍或丧失	ROM、MMT、肌张力等评估	改善	功能锻炼
失能	个体水平	生活自理能力障碍或丧失	日常生活活动能力评估	代偿	ADL 训练
残障	社会水平	社交或工作能力障碍或丧失	生活质量、社交和工作能力评估	替代	环境改造

知识窗

国际功能分类标准

ICIDH 经过 20 年的临床应用，获得了丰富的经验。随着康复医学的发展，世界卫生组织推出了“国际功能、残疾和健康分类”(international classification of functioning, disability and health，ICF)标准。ICF 提出了一个多因素的综合性残疾发生及其相关因素的模型(图 2-1-2)，设定了一个新的理论框架，该框架从身体健康状态、个体活动和社会功能上进行阐述，根据该框架，将残疾理解为健康状态和情境性因素(即环境因素和个人因素)之间互相作用的结果，这是各因素之间的动态交互作用，这种交互作用有其独特的方式，因为相互之间不是一对一的联系，所以很难预测。这些变化与个体因素或环境因素相关，在某一水平上进行相应的康复治疗干预可以发生相互转化。

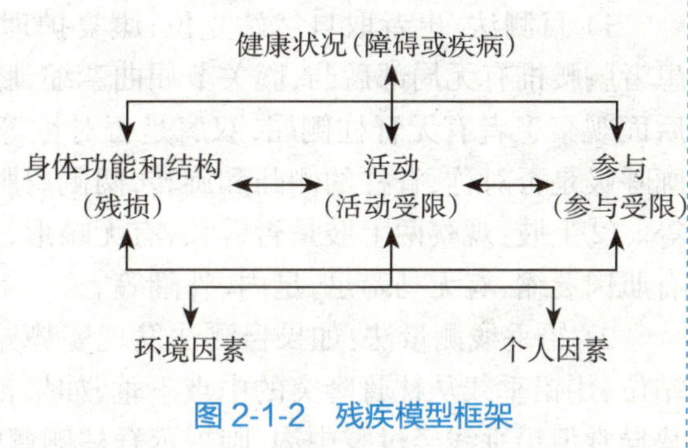

图 2-1-2 残疾模型框架

(廖长艳)

第二节 运动功能评定

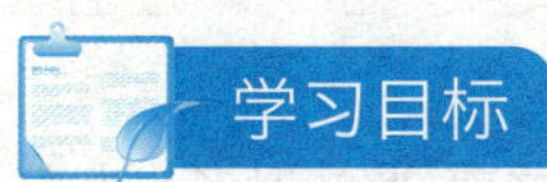
学习目标

掌握：肌力、肌张力、关节活动度、平衡及协调的定义，肌力的影响因素，关节活动度测量方法、MMT 分级标准、改良的 Ashworth 分级法、步行参数。

熟悉：肌力评定的适应证和禁忌证、量角器的位置摆放、关节活动度评定注意事项、平衡的分类、人体形态评定方法、肌力评定方法、关节活动度测量方法、协调的评定方法、MMT 优缺点、步行周期、心肺功能评定方法。

了解：肌力评定的目的、器械肌力测试。

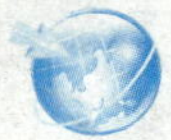

导入情景

今天康复科来了一位王大妈，公务员，已婚，平时喜欢运动（羽毛球）。6周前因为煤气泄漏烧伤，烧伤面积为全身33%，主要烧伤部位：右侧面部和颈部、右上肢、部分躯干、右侧大腿。为了进一步进行康复治疗，该患者来到康复科，治疗师对该患者进行运动功能评定。

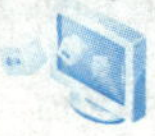

工作任务

1. 该患者的运动功能评定包括哪些内容？
2. 该患者主要的功能障碍有哪些？

一、人体形态评定

（一）姿势评定

1. 正常姿势

（1）概述：正常人脊柱有四个生理弯曲，称为生理性弯曲，即稍向前的颈曲、稍向后的胸曲、较明显向前的腰曲和较大向后的骶曲。

（2）姿势评定的方法

1）目测法：患者取自然站立位，康复护理人员分别从不同的方向观察患者。侧面观察患者胸腰椎有无局部后凸，髋关节屈曲挛缩，膝关节屈曲挛缩或过伸，有无足弓消失等。前、后面观察患者有无脊柱侧屈，双肩是否对称等。①躯干：观察头的位置是否屈曲或倾斜，胸廓呼吸是否对称，脊柱的侧凸和旋转，两侧肩胛骨是否不等高，是否翼状肩，胸壁是否有突出等。②上肢：观察两上肢是否等长，有无畸形，是否出现肌肉萎缩等。③下肢：观察下肢是否有肌肉萎缩，有无马蹄足，足内、外翻等。

2）铅垂线测量法：如果目测法发现姿势异常后，可以采取铅垂线测量。具体方法：患者站位，用铅垂线从枕骨隆突的中点下垂，如果铅垂线不经过臀中沟，则提示脊柱侧弯；如果姿势异常但铅垂线经过臀中沟，则提示脊柱侧弯的代偿完全。

3）放射学评定：对疑有脊柱侧弯的患者（孕妇除外）建议其做X线检查。拍摄直立位第1胸椎到第1骶椎的正、侧位片，在X线片上测量脊柱侧凸的角度。

（3）注意事项

1）熟悉人体脊柱的生理弯曲和人体的标准姿势。

2）评定时采取自然姿态或动作，脱去鞋袜，在征得受检者同意后，尽量裸露身体。

3）如果评定女性时，须有女医护人员在场或家属陪同。

2. 常见异常姿势

（1）脊柱后凸（驼背）：是胸椎后凸增加的表现，其中心线位于椎体之前，此情况多与患者长期过度疲劳、过度强调屈肌锻炼等因素有关。

（2）膝反曲：是膝关节过伸的表现，踝关节表现为跖屈位，膝关节处于重心线的后方。

（3）爪形趾：也称为仰趾畸形，它是跖趾关节过伸、近侧指间关节过屈的一种畸形。通常情况下，第二趾发生率较高，可能与穿鞋习惯及踇外翻等因素有关。

（4）平足：平足主要表现为足的内侧纵弓变低，跟骨向下或旋前，伸趾肌和腓骨长短肌缩短，趾长屈肌和胫后肌拉长。

（5）脊柱侧弯：脊柱的一个或多个节段在额状面上偏离身体中线向侧方弯曲，形成一个带有弧度的脊柱畸形,脊柱侧弯常发生于颈椎、胸椎,也可单独发生于腰背部。侧弯若出现在脊柱一侧,呈"C"形;若在双侧出现,呈"S"形。

(6) 膝内翻、外翻:膝内翻是指膝关节以下向内侧翻转,双侧踝关节靠拢后,两膝关节内侧留有间隙,又称为"O 形腿"。膝外翻是指膝关节以下向外翻转,双侧膝关节靠拢后,两踝关节之间留有间隙,又称为"X 形腿"。

(二)人体测量

1. 身高与体重

(1) 概述:身高是骨骼发育情况的主要指标,身高因时间不同而有差别,一般在清晨较高,傍晚较低。体重容易受年龄、饮食、生活条件等因素的影响,通过体重的变化掌握身体的发育、营养及萎缩等状态。

(2) 测量方法

1) 身高:患者自然站立,不穿鞋,用皮尺或身高测量仪测量从头顶到足跟的垂直距离,结果以厘米(cm)表示。

2) 体重:患者不穿鞋,自然站立在体重秤上,尽量除去大部分衣物,读出体重数,结果以公斤(kg)表示。成年人与儿童的标准体重计算公式如下:

① 成年男女:

男性:[身高(cm)-80]×70%

女性:[身高(cm)-70]×60%

体重在标准体重的 ±10% 范围内为正常;10%~20% 为体重过重或过轻;±20% 以上为肥胖或体重不足。体重超过标准体重 21%~30% 为轻度肥胖,超过标准体重 31%~50% 为中度肥胖,超过标准体重 50% 以上为重度肥胖。

② 儿童:7~12 岁:标准体重(kg)= 年龄 ×2+8;13~16 岁:标准体重(kg)=[身高(cm)-100]×0.9。可参考以上公式推断,如果超过标准体重 20% 即为肥胖。

③ 体质指数(BMI):

$$体质指数 = 体重(kg)/[身高(m)]^2$$

BMI<18.5 提示体重过轻;18.5≤BMI<25 提示正常;25≤BMI<30 提示轻度肥胖;30≤BMI<35 提示中度肥胖;BMI≥35 提示重度肥胖。

2. 肢体长度

(1) 测量标志点:为了使测量更加准确,测量时体表的突起或凹陷作为标志点。上肢主要有肩峰、肱骨内上髁和外上髁、尺骨鹰嘴、桡骨茎突、尺骨茎突等,下肢主要有髂前上棘、股骨大转子、腓骨小头、胫骨内侧髁、膝关节间隙、内踝、外踝等。①肩峰:肩胛冈外侧端,是肩部的最高点。②肱骨内、外上髁:屈肘时,在肘关节后鹰嘴上方触摸的两骨隆起。伸肘时,尺骨鹰嘴、肱骨内外上髁处于同一水平线上,而屈肘呈 90°时,三者成等腰三角形。③尺骨鹰嘴:屈肘,肘关节后方最凸的隆起。④股骨大转子:人体站立时,臀部外上 1/4 凹陷处可触及。⑤腓骨头:髌骨下缘与外缘相交处,向外 3 横指再向下 1 横指的骨隆起。

(2) 测量方法

1) 上肢长度:患者取坐位或站立位,上肢自然体侧下垂,肘关节伸展,前臂旋后,测量从肩峰至中指尖的距离;上臂测量为肩峰到肱骨外上髁的距离;前臂测量从尺骨鹰嘴到尺骨茎突或从桡骨小头到桡骨茎突的距离。

2) 下肢长度:患者仰卧位,骨盆摆正,测量从髂前上棘到内踝尖的距离;大腿测量从股骨大转子顶点到膝关节间隙的距离;小腿测量从胫骨平台内侧上缘到内踝的距离,或腓骨小头到外踝下缘的距离。

3) 残肢断端的长度:上臂残端长度测量从腋窝前缘到残肢末端的距离;上前臂残端长度测量从尺骨鹰嘴到残肢末端的距离;大腿残端长度测量从坐骨结节(沿大腿后面)到残肢末端的距离;小腿残端长度测量从膝关节外侧间隙到残肢末端的距离。

3. 躯干周径

(1) 胸围:患者取坐位或站立位,上肢在体侧自然下垂。用皮尺测量三个部位的周径,即腋窝高、乳头高、剑突高。

(2) 腹围:测量时取站立位,上肢在体侧自然下垂,双脚分开,测量第十二肋骨下缘与髂前上棘连线的中点即最细的部位,测量时将皮尺紧贴软组织,但不能压迫。男性腰围大于85cm为肥胖,而女性腰围大于80cm提示肥胖。

(3) 臀围:取站立位,双侧上肢自然在体侧下垂,测量大转子与髂前上棘连线中间臀部最粗的部位。

4. 四肢周径

(1) 上臂最大周径:上肢体侧自然下垂,肘伸展,测量上臂中部的肱二头肌最大膨隆的周径。

(2) 前臂最大周径:前臂在体侧自然下垂,测量前臂近侧端最大膨隆处的周径。

(3) 前臂最小周径:前臂在体侧自然下垂,测量前臂远端最细部位的周径。

(4) 大腿周径:仰卧位,测量大腿中央部、髌骨上缘及上方5、10处的周径。

(5) 小腿最大周径:仰卧位,测量小腿最粗部位的周径。

(6) 小腿最小周径:仰卧位,测量内外踝上方最细部位的周径。

二、肌力评定

(一) 概述

肌力是指肌肉随意收缩产生的最大力量,分为静态肌力和动态肌力,广义的肌力包括肌肉爆发力和耐力。肌力的评定是在肌力明显减弱或功能活动受到影响时检测相关肌群或肌肉的最大收缩力量。

1. 评定目的　判断有无肌力低下,确定肌力减弱的部位与程度;分析导致肌力下降的原因;为制定康复治疗方案提供依据;评价肌力增强训练的效果。

2. 适应证和禁忌证　①适应证:各种原因导致的肌力下降,包括失用性、神经源性、肌源性和关节源性等。②禁忌证:急性扭伤、关节不稳、严重疼痛、骨折未愈合、关节脱位、急性渗出性滑膜炎及各种原因导致的骨关节破坏等。

3. 影响肌力的因素　包括肌肉生理横断面、运动单位参与的数量(运动单位的募集)、质量(神经冲动发放的频率)及各运动单位兴奋时间的一致性、肌纤维类型、肌肉收缩速度和肌肉收缩形式等。

(二) 徒手肌力检查

徒手肌力检查(manual muscle testing,MMT)是根据受检肌肉或肌群的解剖及功能,让患者在减重、抗重及抗阻情况下做全关节活动范围的动作,依据肌肉的活动情况及抗阻力的情况,按肌力的分级标准来评定级别的方法(表2-2-1)。

1. 特点　优点:①不需要特殊的检查仪器,因此不受检查场所的限制。②以自身各肢

表 2-2-1 MMT 肌力分级标准

级别	名称	标准	级别	相当正常肌力的 %
0	零(Zero,O)	无可测知的肌肉收缩	0	0
1	微缩(Trace,T)	可触及肌肉收缩,但不能引起关节运动	1	10
2	差(Poor,P)	在减重状态下,能作关节全范围运动	2	25
3	尚可(Fair,F)	能抗重力作关节全范围运动,不能抗阻力	3	50
4	良好(Good,G)	能抗重力、抗中等阻力运动,作关节全范围运动	4	75
5	正常(normal,N)	能抗重力、抗最大阻力运动,作关节全范围运动	5	100

体重量作为评价基准,能够表示与个人体格相对应的力量,比用测力计等方法测得的肌力绝对值更具有实用价值。缺点:①定量分级标准比较粗略。②难以排除测试者主观评价的误差。③手法检查只能表明肌力的大小,不能表明肌肉收缩的耐力。④一般不适合用于上运动神经元损伤引起的痉挛的患者。

2. 注意事项 ①检查前向患者解释检查目的和方法,必要时要进行示范,让患者能了解正确的动作,取得患者的配合,同时应先测量被动关节活动范围。②选择合适的测试时间,患者疲劳时或运动后不宜立即进行肌力测试。③固定体位时不要压迫到患者的肌腱和肌肉,以免妨碍患者的正常活动,同时防止邻近关节的代偿运动。④观察患者的主动运动情况。⑤测试时所加阻力为同一强度,在患者主动运动相反的方向施加阻力,阻力的施加部位为肌肉附着处的远端部位。

3. 评定方法 具体评定方法见表 2-2-2。

表 2-2-2 主要肌肉的 MMT

关节	功能	肌肉	1 级、2 级	3、4、5 级
肩关节	屈曲	三角肌前部、喙肱肌	侧卧,尝试做肩关节屈曲时可触及肌肉收缩,或主动完成肩关节屈曲	坐位,肩关节内旋,肘关节屈曲,前臂旋前,肩屈曲,阻力加于上臂远端
	伸展	三角肌后部、背阔肌、大圆肌	俯卧,尝试做肩关节后伸时,可触及肌肉收缩,或主动完成肩关节伸展	俯卧,肩关节伸展,阻力加于上臂远端
	外展	三角肌中部、冈上肌	仰卧,上肢用桌子支撑,肩关节位于中立位,肘关节屈曲,尝试做肩关节外展可触及肌肉收缩,或主动完成肩关节外展	坐位,肩关节取中立位,肘关节屈曲,阻力加于上臂远端
	外旋	冈下肌 小圆肌	俯卧位,肩关节外展,前臂在床缘自然下垂,尝试做肩关节外旋时可触及肌肉收缩,或主动完成肩关节外旋	俯卧,肩外展,屈肘,前臂在床缘外下垂,肩外展,阻力加于前臂远端
	内旋	肩胛下肌	俯卧,前臂在床缘外下垂,尝试做肩关节内旋时可触及肌肉收缩,或主动完成肩关节内旋	俯卧,肩外展,屈肘,前臂在床缘外下垂,肩内旋,阻力加于前臂远端

续表

关节	功能	肌肉	1级、2级	3、4、5级
肘关节	屈曲	肱二头肌 肱肌 肱桡肌	坐位，肩外展，上肢置于滑板上，肘关节伸展，尝试做肘关节屈曲时可触及肌肉收缩，或主动完成肘关节屈曲	坐位，肩关节自然下垂，屈曲肘关节，阻力加于腕关节近端。（测肱二头肌旋后位、测肱桡肌中立位、测肱肌旋前位）
	伸展	肱三头肌 肘肌	坐位，肩外展，屈肘，前臂取中立位，上肢置于滑板上，尝试做伸肘时可触及肌肉收缩，或主动完成肘关节伸展	仰卧位，肩关节前屈90°，肘关节完全屈曲，伸肘关节，阻力加于腕关节近端
前臂	旋后	旋后肌 肱二头肌	俯卧位，肩关节外展90°，肘关节屈曲90°，前臂于床缘自然下垂，尝试做前臂旋后时可触及肌肉收缩，或主动完成前臂旋后	坐位，屈肘90°，前臂旋前位，做旋后动作，阻力加于腕关节近端使前臂旋前的阻力
	旋前	旋前圆肌 旋前方肌	俯卧位，肩关节外展90°，肘关节屈曲90°，前臂于床缘自然下垂，尝试做前臂旋前时可触及肌肉收缩，或主动完成前臂旋前	坐位，屈肘90°，前臂旋后位，做旋前动作，阻力加于腕关节近端使前臂旋后的阻力
腕关节	掌屈及尺偏	尺侧腕屈肌	坐位，前臂取中立位置于桌面，手指微屈，尝试做腕关节掌屈及尺偏时可触及肌腱活动，或主动完成腕关节掌屈及尺偏	坐位，前臂旋后放置于桌面，手指微屈，做腕关节掌屈及尺偏，阻力加于小鱼际
	掌屈及桡偏	桡侧腕屈肌	体位同上，尝试做腕关节掌屈及桡偏时可触及肌腱活动，或主动完成腕关节掌屈及桡偏	坐位，前臂旋后放置于桌面，手指微屈，做腕关节掌屈及桡偏，阻力加于大鱼际
	掌屈	掌长肌	坐位，前臂取中立位置于桌面，手指放松，尝试做腕关节掌屈时可触及肌腱活动，或主动完成腕关节掌屈	坐位，前臂旋后放置于桌面，手指放松，做腕关节掌屈，在手掌施加使腕关节伸展的阻力
	背伸及尺偏	尺侧腕伸肌	坐位，前臂取中立位置于桌面，手指放松，尝试做腕关节背伸及尺偏时可触及肌腱活动，或主动完成腕关节背伸及尺偏	坐位，前臂旋前放置于桌面，手指放松，做腕关节背伸及尺偏，在手背施加使腕关节屈曲及桡偏的阻力
	背伸及桡偏	桡侧腕长、短伸肌	坐位，前臂取中立位置于桌面，手指放松，尝试做腕关节背伸及桡偏时可触及肌腱活动，或主动完成腕关节背伸及桡偏	坐位，前臂旋前放置于桌面，手指放松，做腕关节背伸及桡偏，在手背施加使腕关节屈曲及尺偏的阻力
	背伸	桡侧腕短伸肌	坐位，前臂取中立位置于桌面，手指放松，尝试做腕关节背伸时可触及肌腱活动，或主动完成腕关节背伸	坐位，前臂旋前放置于桌面，手指放松，做腕关节背伸，阻力施加于手背

续表

关节	功能	肌肉	1级、2级	3、4、5级
髋关节	屈曲	髂腰肌	侧卧位，被测下肢放置在滑动板上，尝试做髋关节屈曲时可触及肌肉收缩，或主动完成髋关节屈曲	坐位，膝关节屈曲，骨盆维持后倾，双手握住治疗床缘，做髋关节屈曲，阻力加于大腿远端前面
	伸展	臀大肌	侧卧位，被测下肢放置在滑动板上，尝试做髋关节伸展时可触及肌肉收缩，或主动完成髋关节伸展	俯卧，膝关节屈曲，做髋关节伸展，阻力加于大腿远端后面
	内收	内收大、长、短肌股薄肌	仰卧位，分腿30°，尝试做髋关节内收时可触及肌肉收缩，或主动完成髋关节内收	向同侧侧卧，两下肢伸展，托住对侧下肢，做髋关节内收，阻力加于大腿远端内侧
	外展	臀中、小肌	仰卧，尝试做髋外展时可触及肌肉收缩，或主动完成髋关节外展	向对侧侧卧，对侧下肢半屈，做髋关节外展，阻力加于大腿远端外侧
	外旋	股方肌、梨状肌臀大肌闭孔内、外肌	仰卧或坐位，被测膝关节伸展，髋关节内旋，尝试做髋关节外旋时可触及肌肉收缩，或主动完成髋关节外旋	仰卧或坐位，小腿在床缘自然下垂，做髋关节外旋，阻力加于小腿下端内侧
	内旋	臀中、小肌（替代检查）	仰卧或坐位，被测膝关节伸展，髋关节外旋，尝试做髋关节内旋时可触及肌肉收缩，或主动完成髋关节内旋	仰卧或坐位，小腿在床缘自然下垂，做髋关节内旋，阻力加于小腿下端外侧
膝关节	屈曲	腘绳肌	侧卧位，被测下肢置于滑板上，髋关节微屈，尝试做膝关节屈曲时可触及肌肉收缩，或主动完成膝关节屈曲	俯卧位，做膝关节屈曲，阻力加于小腿下端后面
	伸展	股四头肌	侧卧位，被测下肢置于滑板上，髋关节屈曲45°，膝关节屈曲90°，尝试做膝关节伸展时可触及肌肉收缩，或主动完成膝关节伸展	半坐位，髋关节屈曲45°，小腿在床缘自然下垂，做膝关节伸展，阻力加于小腿下端前面
踝关节	跖屈	腓肠肌比目鱼肌	侧卧，尝试做踝关节跖屈时可触及肌肉收缩，或主动完成踝关节跖屈	立位，膝关节伸展，对侧足离开地面，踝关节跖屈，做提踵动作，阻力施加于双肩
	背屈及内翻	胫前肌	侧卧位，被测下肢置于滑板上，尝试做踝背屈及足内翻时可触及肌肉收缩，或主动完成踝背屈及足内翻	坐位或仰卧位，小腿在床缘自然下垂，做踝背屈及足内翻，阻力加于足背内缘
	内翻	胫后肌	仰卧位，足部垂出床缘，被检侧足取中立位，尝试做外翻时可触及肌肉收缩，或主动完成内翻	侧卧位，被测侧在下，托住上方肢体，被检侧足中立位，做踝关节内翻，阻力加于足外缘

续表

关节	功能	肌肉	1级、2级	3、4、5级
踝关节	外翻	腓骨长、短肌	仰卧位，足部垂出床缘，被检侧足取中立位，尝试做外翻时可触及肌肉收缩，或主动完成外翻	侧卧位，被测侧在上，被检侧足中立位，做踝关节外翻，阻力加于足外缘
颈椎	前屈	胸锁乳突肌	侧卧位，托住患者头部，尝试做颈部屈曲时可触及肌肉收缩，或主动完成颈椎屈曲	仰卧位，做颈屈曲，阻力加于前额
	后伸	头夹肌和颈夹肌	侧卧位，托住患者头部，尝试做颈部伸展时可触及肌肉收缩，或主动完成伸展	仰卧位，做颈伸展，阻力加于枕骨

(三) 等长肌力测试

等长肌力测试，适合3级以上肌力的检查，可以进行比较准确的定量评定，常用的有握力和捏力测试、背伸力测试。

1. 握力和捏力测试　通常使用握力计和捏力计测定3次，取其平均值。测试时将把手调至适当的宽度，上肢自然下垂，肘关节伸直，拇指和其他手指相对捏压握力计或捏力计，握力参考值为体重的50%。捏力测参考值约为握力的30%。

$$握力指数 = 握力(kg) / 体重 \times 100$$

2. 测定四肢肌力　使用手提测力计，患者用力牵拉测力计的一端，另一端固定。测3次，取平均值。

3. 测定背伸力　用背拉力计测定，测试时患者双脚自然分开，双膝关节伸直，将把手调到膝高，然后用力伸腰向上拉把手。可测3次，取平均值。男性正常值为体重的105%~200%，女性为体重的100%~150%。背拉力测定容易引起腰痛，因此不适合用于腰痛患者以及老年人，可用背肌等长耐力试验代替。

$$拉力指数 = 拉力(kg) / 体重(kg) \times 100$$

(四) 等张肌力测试

此法用于测定肌肉等张收缩使关节作全范围活动时，能克服的最大的阻力，它只适用于3级以上的肌力，测定肌肉抗阻能力的水平。只能完成1次运动的阻力称1次最大阻力(1RM)，能完成10次连续运动的阻力称10次最大阻力(10RM)。此法适用于大强度肌力训练。

(五) 等速肌力测试

等速测试采用等速测力装置测定肌肉作等速运动时肌力大小和肌肉功能，测定并记录、分析各种力学的参数。等速运动又称为恒定角速度运动，在设定角速度的前提下，利用专门设备，根据关节活动范围中的肌力大小变化进行阻力的相应调整，使阻力和肌力保持相等，整个关节活动按照已设定的角速度运动，而不改变运动时角速度的大小。

三、关节活动度的评定

关节活动度(range of joint motion, ROM)是指关节运动时所通过的最大角度或弧度，常用度数来表示。

（一）概述

1. 分类　由于关节活动有主动和被动之分，因此关节活动度可分为主动关节活动度和被动关节活动度。

(1) 主动关节活动度：主动关节活动度（active range of motion，AROM）是指肌肉随意收缩时关节所通过的活动范围，AROM 可评价患者肌肉收缩力对关节活动的影响。

(2) 被动关节活动度：被动关节活动度（passive range of motion，PROM）是指肌肉无收缩，在外力作用下关节所通过的范围。正常情况下 PROM 较 AROM 略大些。

2. 影响关节活动度的因素

(1) 关节的解剖结构：构成关节的两个关节面的面积比例以及关节面的吻合程度决定了弧度差的大小，两个关节面的弧度差越大，该关节的关节活动度就越大。

(2) 肌肉力量：主动肌的收缩力量和拮抗肌的伸展力量越大，关节活动度也就越大。

(3) 关节周围软组织的性质：关节囊厚、紧，韧带及筋膜多、强，肌肉的伸展性及弹性差、肌肉长度越短，关节活动度也越小。

3. 测定目的

(1) 确定有无关节活动受限及其原因，并确定活动受限的关节部位。

(2) 确定关节受限的程度，客观地评价关节的活动性能。

(3) 为确定治疗目标和选择适当的治疗方案提供客观依据。

(4) 保持连续记录，动态测量关节活动度，以便判定治疗效果。

4. 关节活动度测定的应用范围

(1) 关节、软组织、骨骼病损所致的疼痛与肌肉痉挛。

(2) 制动、长期保护性痉挛、肌力不平衡及长期不良姿势等所致的软组织缩短与挛缩。

(3) 关节周围软组织瘢痕与粘连。

(4) 关节内损伤与积液、关节周围水肿、关节内游离体、关节结构异常。

(5) 各种病损所致的肌肉瘫痪或无力。

(6) 运动控制障碍等。

（二）关节活动度检查方法

1. 测量工具及量角器摆放

(1) 测量工具：用于测定四肢关节活动度的量角器有通用量角器及方盘量角器两种，一般采用通用量角器，通用量角器由一个带有半圆形或圆形角度计的固定臂和一个有普通长度尺的移动臂构成，两臂的交点称为轴心，即量角器中心，具体见图 2-2-1。由于量角器操作简单，方便使用，因此在临床上广泛使用。

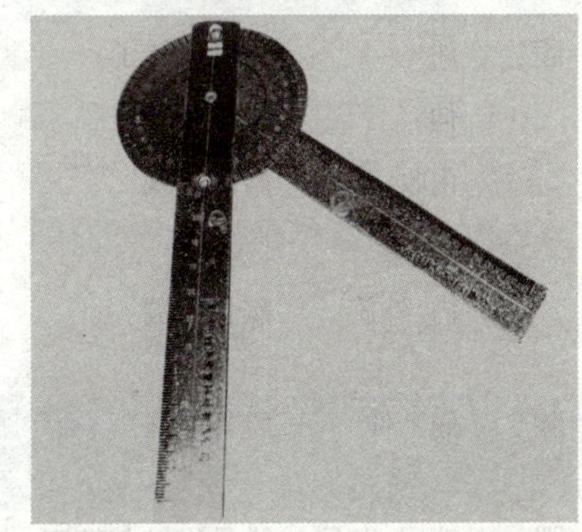

图 2-2-1　通用量角器

(2) 量角器的摆放：测量时，量角器的轴心对准关节的运动轴中心，固定臂与构成关节的近端骨骼的长轴平行，移动臂与构成关节的远端骨骼的长轴平行。例如，测量肘关节屈曲时，量角器轴心对准肱骨外上髁，固定臂与肱骨长轴相平行，移动臂与桡骨长轴相平行（图 2-2-2），而测量腕关节屈曲时量角器摆放如图 2-2-3 所示。操作者应熟练掌握关节活动测量时量角器的轴心、固定臂及移动臂的位置摆放，具体摆放见表 2-2-3。

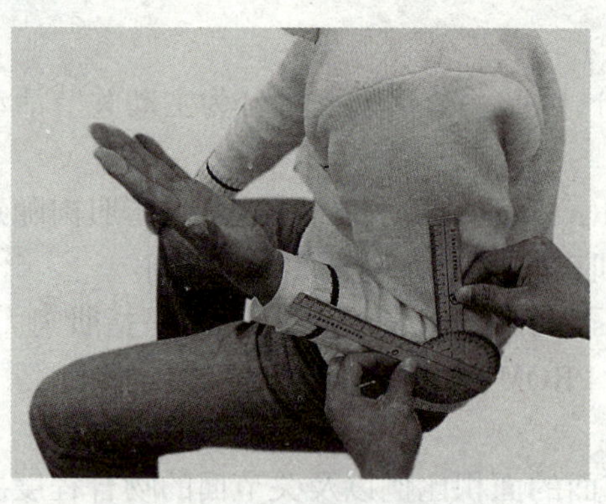

图 2-2-2 肘关节屈曲量角器摆放

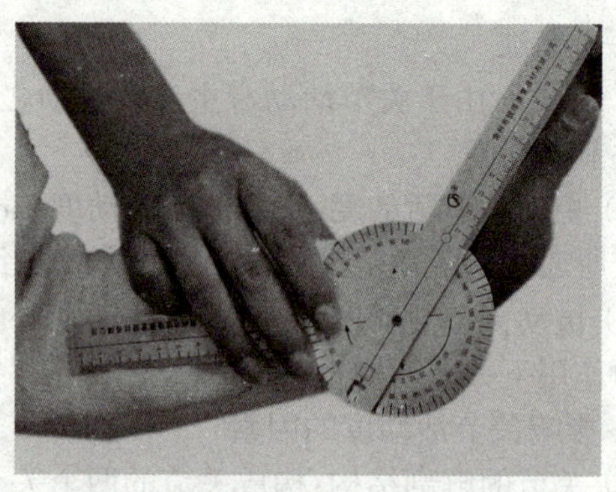

图 2-2-3 腕关节屈曲量角器摆放

表 2-2-3 关节活动度测定通用量角器的摆放

关节	运动	量角器放置的位置			参考值	图示
		轴心	固定臂	移动臂		
肩	屈、伸	肩峰	与腋中线平行	与肱骨纵轴平行	屈 0°~180° 伸 0°~50°	图 2-2-4、 图 2-2-5
	外展	肩峰	与腋中线平行	与肱骨纵轴平行	0°~180°	图 2-2-6
	内旋、外旋	鹰嘴	与腋中线垂直	与前臂纵轴平行	内旋 0°~90° 外旋 0°~90°	图 2-2-7、 图 2-2-8
肘	屈、伸	肱骨外上髁	与肱骨纵轴平行	与桡骨纵轴平行	屈 0°~150° 伸 0°~10°	图 2-2-9
前臂	旋前、旋后	手掌尺侧缘	与地面垂直	腕关节背面(旋前)掌面(测旋后)	旋前 0°~90° 旋后 0°~90°	图 2-2-10、 图 2-2-11
腕	屈、伸	桡骨茎突	与前臂纵轴平行	与第五掌骨纵轴平行	屈 0°~90° 伸 0°~70°	图 2-2-12、 图 2-2-13
	尺、桡偏	腕关节中点	前臂背侧中线	与第三掌骨纵轴平行	桡偏 0°~25° 尺偏 0°~65°	图 2-2-14、 图 2-2-15
髋	屈	股骨大转子	与身体纵轴平行	与股骨纵轴平行	0°~125°	图 2-2-16
	伸	股骨大转子	与身体纵轴平行	与股骨纵轴平行	0°~15°	
	内收、外展	髂前上棘	左右髂前上棘连线的垂直线	髂前上棘至髌骨中心的连线	内收 0°~30° 外展 0°~45°	图 2-2-17
	内、外旋	髌骨下端	与地面垂直	与胫骨纵轴平行	内旋 0°~45° 外旋 0°~45°	图 2-2-18
膝	屈、伸	股骨外髁	与股骨纵轴平行	与胫骨纵轴平行	屈 0°~150° 伸 0°~10°	图 2-2-19
踝	背屈、跖屈	腓骨纵轴与第五跖骨长轴交叉处	与腓骨纵轴平行	与第五跖骨纵轴平行	背屈 0°~20° 跖屈 0°~45°	图 2-2-20
	内、外翻	踝后方两踝中点	小腿后纵轴	轴心与足跟中点连线	内翻 0°~35° 外翻 0°~15°	图 2-2-21

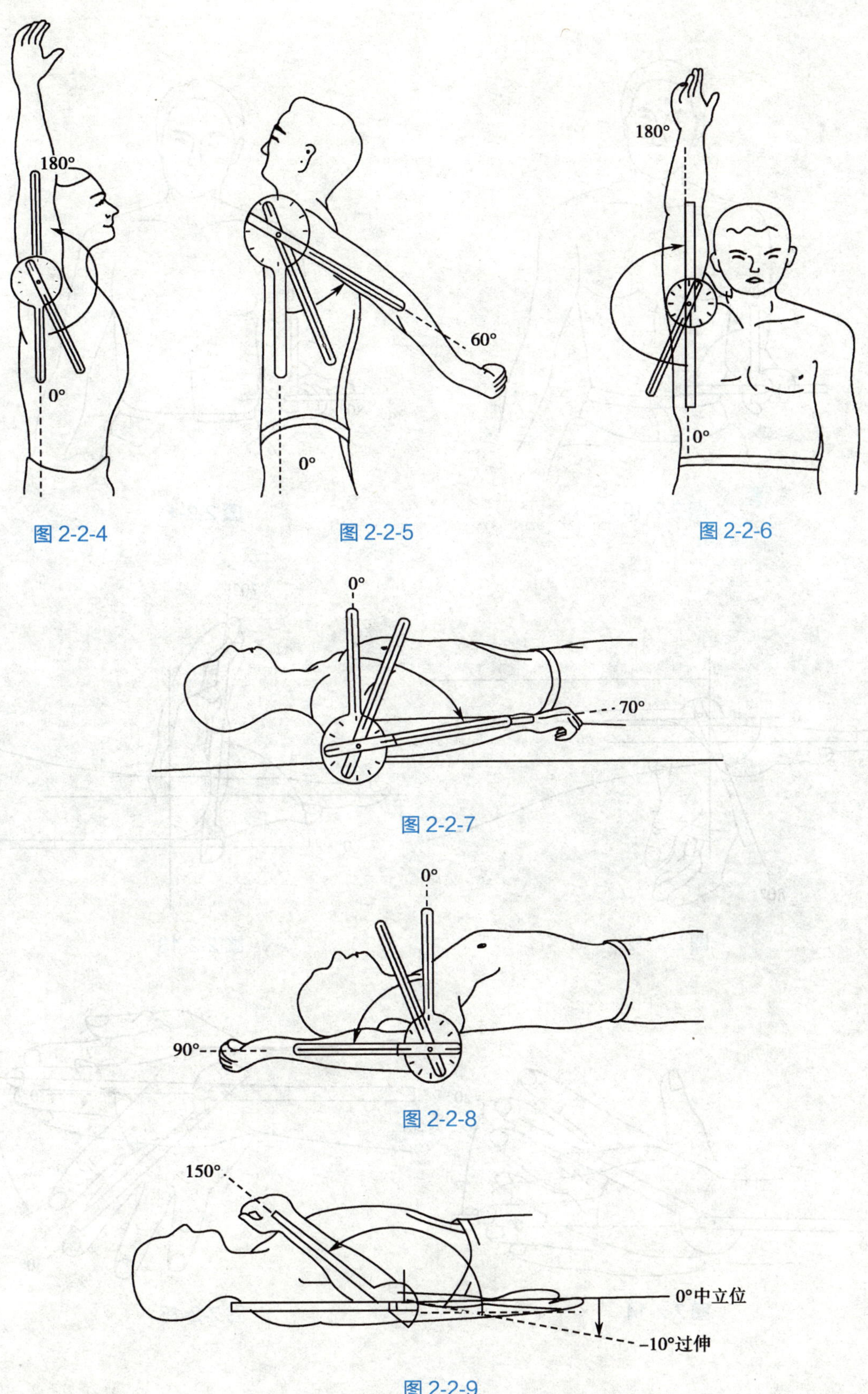

图 2-2-4

图 2-2-5

图 2-2-6

图 2-2-7

图 2-2-8

图 2-2-9

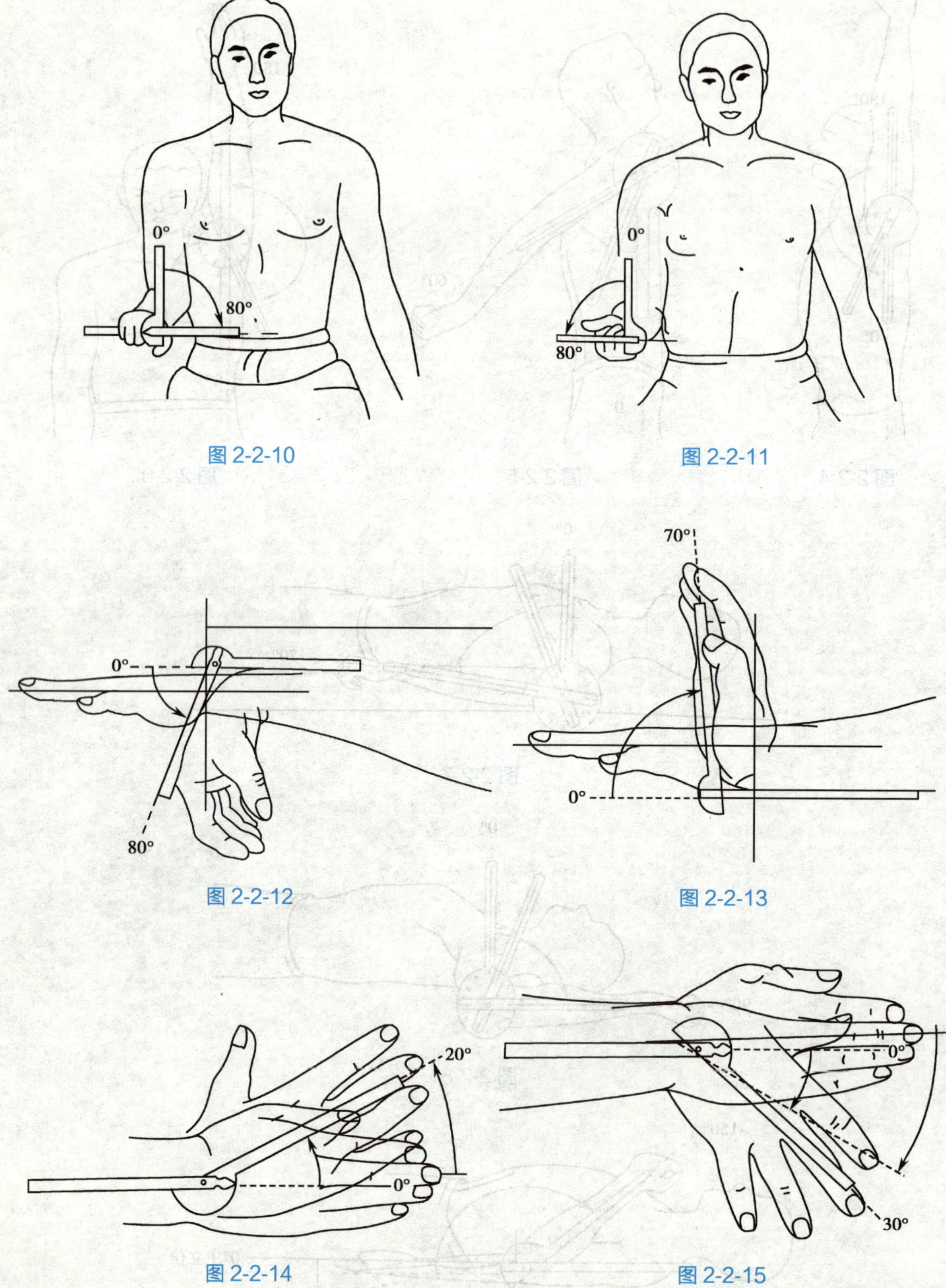

图 2-2-10

图 2-2-11

图 2-2-12

图 2-2-13

图 2-2-14

图 2-2-15

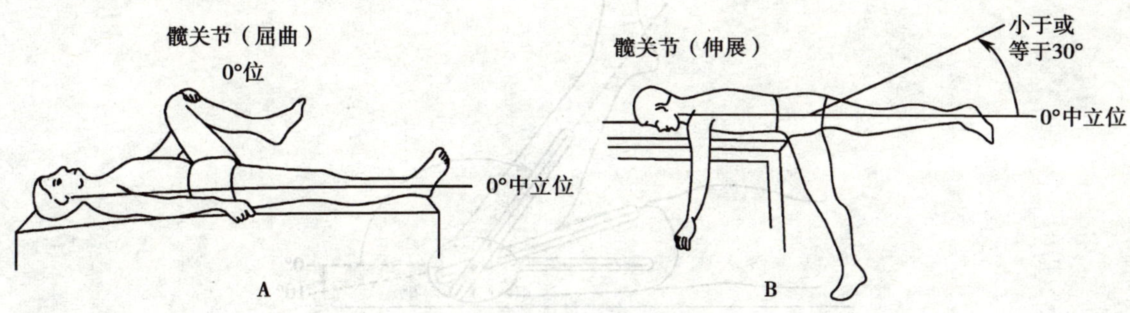

图 2-2-16

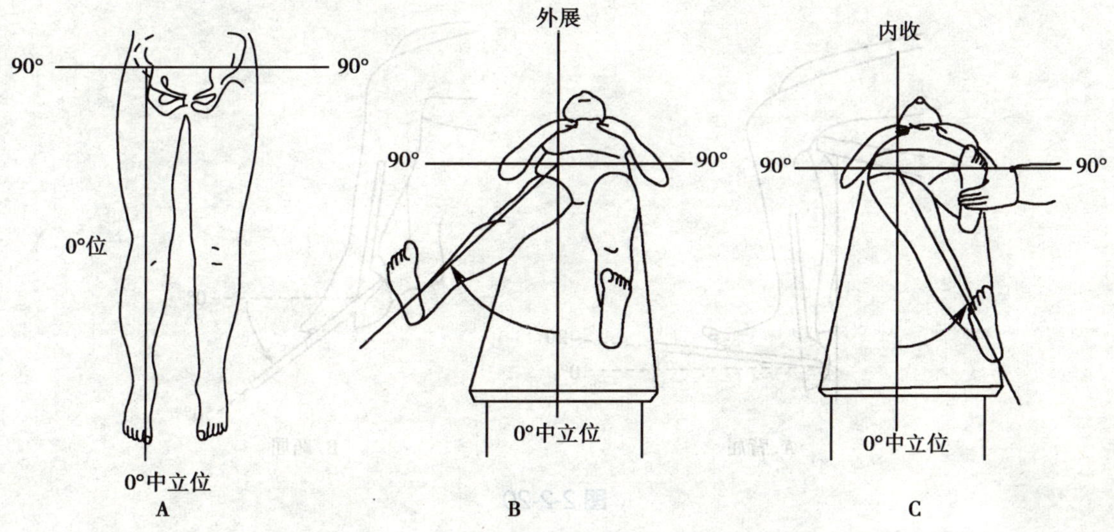

图 2-2-17

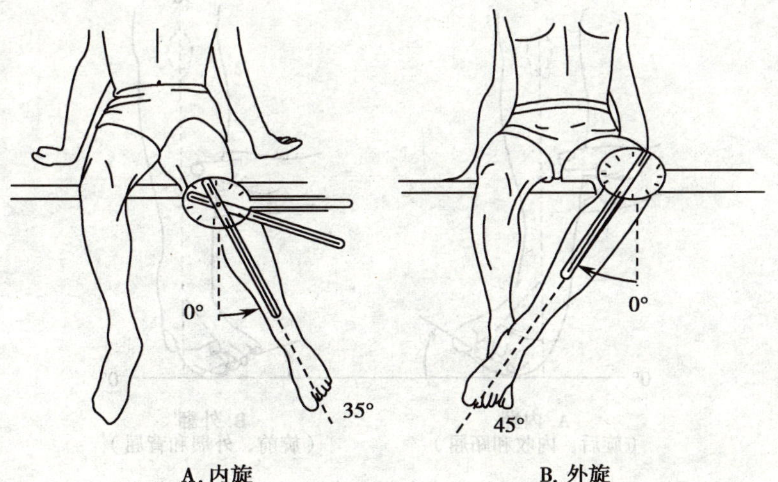

图 2-2-18

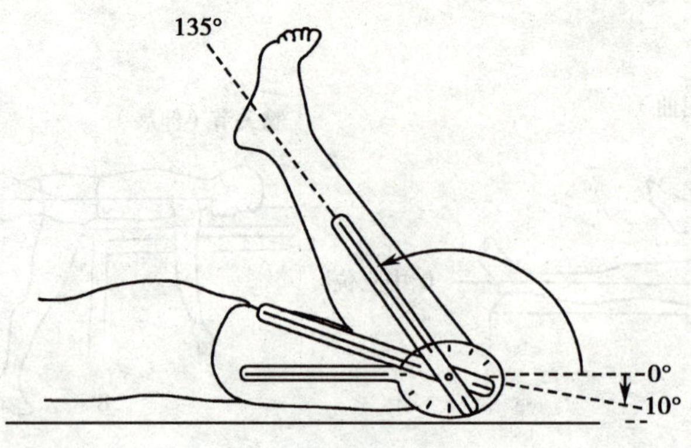

图 2-2-19

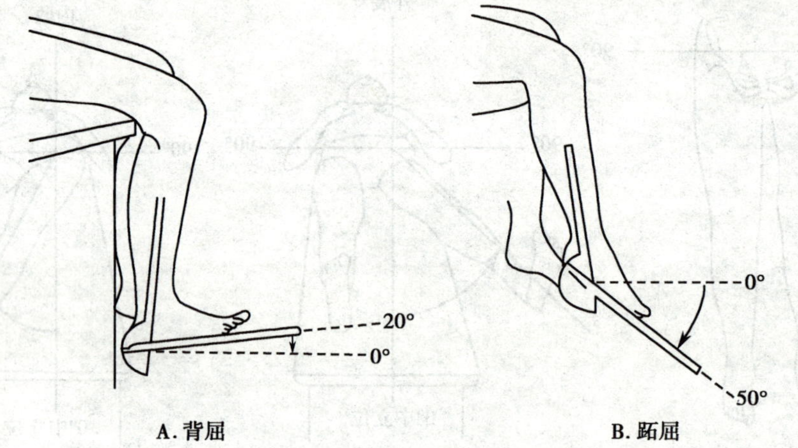

图 2-2-20

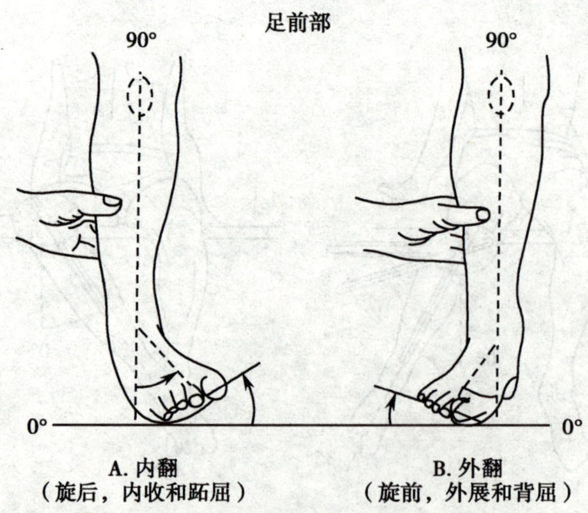

图 2-2-21

2. 关节活动度测定注意事项

(1) 测量前应向患者解释测量方法和测量目的，取得患者的配合。

(2) 在正确的体位下操作，并注意两侧对比。患者体位的摆放要按照规定的体位，量角器的轴心要与关节的活动轴心相一致，两臂要与关节的两端肢体的长轴平行。

(3) 检查时应尽量暴露检测部位，以免服装影响关节的ROM。

(4) 同一患者由专人检测、使用同一量角器，以免产生更大的误差。

(5) 读取量角器刻度盘上的刻度时，刻度应与视线同高，被动运动关节时手法要柔和。

(6) 不宜在疲劳以及关节活动锻炼后立即进行关节活动度测定。

四、肌张力评定

(一) 概述

1. 肌张力定义　肌张力是指在静息状态下，肌肉保持一定紧张状态的能力。肌张力是维持身体各种姿势和正常活动的基础。

2. 正常肌张力分类　根据身体所处的不同状态，正常的肌张力分为静止性肌张力、姿势性肌张力和运动性肌张力。

(1) 静止性肌张力：在安静状态下观察肌肉的外观、触摸肌肉的硬度、根据被动牵拉肌肉时的阻力及关节活动受限的程度来判断，如卧位、坐位、站位等安静状态下的肌张力特征。

(2) 姿势性肌张力：在患者变换各种体位的过程中，通过观察肌肉的阻抗以及肌肉的调整状态来判断，如翻身、从仰卧位到坐位、从坐位到站位时的肌张力。

(3) 运动性肌张力：通过患者完成某一动作过程中检查相应关节被动运动阻抗来进行判断。

正常肌张力的特征

(1) 具有完全抵抗肢体自身重力和外来阻力的运动能力。

(2) 近端关节的肌肉可以进行有效的同时收缩。

(3) 将肢体被动放置于某一位置上，有保持肢位不变的能力。

(4) 能够维持主动肌和拮抗肌之间的平衡。

(5) 具有随意使肢体由固定状态到运动状态和在运动过程中转变为固定状态的能力。

(6) 可根据实际需要完成某肌群的协同运动，或某块肌肉独立完成运动功能的能力。

(7) 被动运动时有一定的弹性和轻度抵抗感。

(二) 肌张力分级

肌张力临床分级是根据关节被运动时所感受的阻力来进行分级评估。常用的评估方法有神经科分级和Ashworth分级，其他方法还有Penn分级法和Clonus分级法，后两种方法临床上不常用，临床上进行痉挛评定时，多采用，分级标准是改良Ashworth分级标准。见表2-2-4。

表 2-2-4 改良 Ashworth 分级标准

分级	标准
0 级	无肌张力的增高
1 级	肌张力略微增加:受累部分被动屈伸时,在关节活动范围末端时呈现最小的阻力或突然卡住和释放
1+ 级	肌张力轻度增加:在关节活动范围后 50% 范围内出现突然卡住,然后在关节活动范围的后 50% 均呈现较小的阻力
2 级	肌张力较明显增加:通过关节活动范围的大部分时,肌张力均较明显地增加,但受累部分较容易地移动
3 级	肌张力严重增高:被动运动困难
4 级	僵直:受累部分被动屈伸时呈现僵直状态,不能活动

五、平衡和协调评定

(一) 平衡功能评定

1. 定义 平衡是指人体重心偏离稳定位置时,通过自发的、无意识的或反射性活动,以达到恢复重心稳定的能力。稳定极限(limit of stability,LOS)指人在站立时身体能够倾斜的最大角度,它是判断平衡功能的重要指标之一。平衡主要包括静态平衡、自动态和他动态平衡,静态平衡是指人体在无外力的作用下维持某种姿势的稳定;自动态平衡是指人体在无外力的作用下身体向各个方向转移重心的能力;他动态平衡是指人体在外力推动的作用下调整姿势并维持身体直立的能力。

2. 评定目的 了解患者有无平衡功能障碍,评价平衡障碍的程度,疾病的经过、治疗效果及平衡训练结果。

3. 评定方法 包括主观评定和客观评定两方面,主观评定包括观察法和量表法,客观评定主要进行平衡测试仪测试。重心摆动检查利用生物力学原理与临床相结合,将重心平台与计算机联机,记录分析人体重心在平面的连续变化图形及轨迹并进行参数分析,为人体平衡的综合判定提供了有价值的临床资料。

(1) 观察法:通过观察患者在不同条件下的平衡表现,进行平衡功能评定。

1) 双膝立位平衡反应:患者取跪位,检查者将患者上肢向一侧牵拉,使之倾斜。阳性反应为头部和躯干上部出现向中线的调整,被牵拉一侧出现保护性反应,对侧上、下肢伸展并外展;阴性反应为头部和躯干上部不出现向中线的调整,被牵拉一侧和另一侧下肢不出现上述反应或仅身体的某一部分出现相应的阳性反应(图 2-2-22)。

2) 坐位平衡反应:患者坐在椅子上,检查者将患者上肢向一侧牵拉。阳性反应为头部和躯干上部出现向中线的调整,被牵拉的一侧出现保护性反应;阴性反应为头部和躯干上部未出现向中线的调整,被牵拉一侧和另一侧上、下肢未出现上述反应或仅身体的某一部分出现相应的阳性反应(图 2-2-23)。

3) 站位平衡反应:

① Romberg 征:患者双足并拢站立,观察患者在睁眼、闭眼情况下身体摇摆的情况,又称"闭目直立检查法"。

② 单腿直立检查法:患者单腿站立,观察患者在睁眼、闭眼情况下维持平衡时间的长

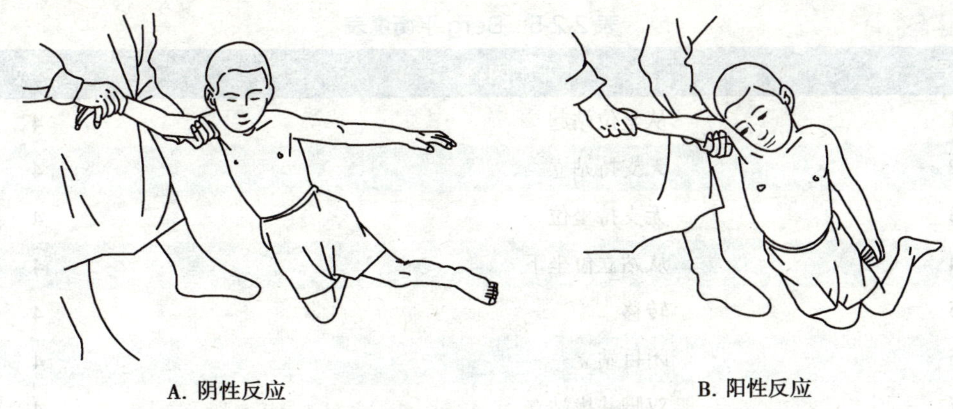

图 2-2-22 双膝立位平衡反应

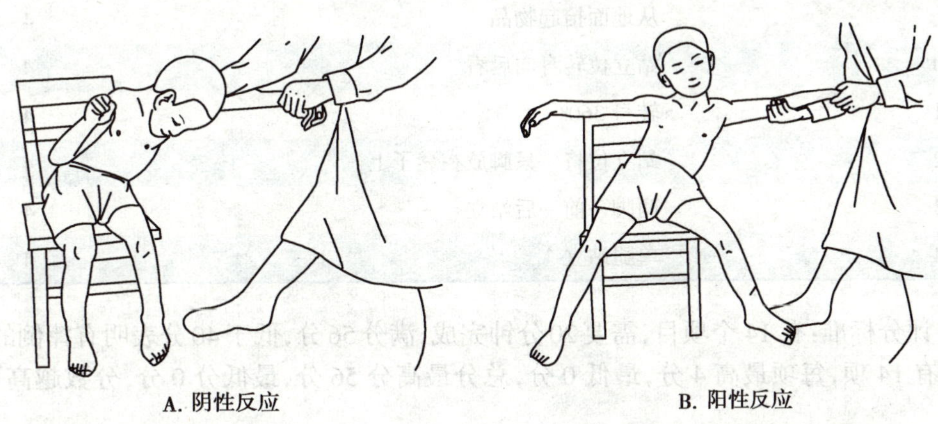

图 2-2-23 坐位平衡反应

短，最长维持时间为 30 秒。

③ 强化 Romberg 检查法：患者两足一前一后、足尖接足跟站立，观察患者在睁眼、闭眼时身体的摇摆情况，最长维持时间为 60 秒。

4) 跨步反应：患者站位，检查者向左右前后各方向推动患者身体。阳性反应为脚快速向侧方、前方、后方跨出一步，头部和躯干出现调整；阴性反应为不能维持平衡而快速跨出一步，头部和躯干也不出现调整。

(2) 平衡测试仪：平衡测试仪由传感器、计算机及软件组成。压力传感器能感受人体重心的移动情况，传感信号经计算机处理得到与平衡相关的平衡参数。检查时患者脱鞋，双足并拢站于检测平台上，平视前方。两上肢自然下垂，先睁眼、后闭眼各测试 60 秒。测试时通过测定外周面积(重心摆动轨迹所包绕的面积)，可以反映患者平衡障碍的程度。外周面积对平衡训练疗效的评估以及在判断因平衡功能障碍所导致的日常生活障碍程度方面具有重要的作用。

(3) Berg 平衡量表：该平衡量表为综合功能评定量表，对患者坐、站位的静态平衡进行全面评定，广泛应用于临床各种疾病。既可以评定患者在静态和动态下的平衡功能，也可以预测正常情况下摔倒的可能性。

1) 评定内容：见表 2-2-5。

表 2-2-5 Berg 平衡量表

序号	评定内容	分数
1	从坐位站起	4
2	无支持站立	4
3	无支持坐位	4
4	从站立位坐下	4
5	转移	4
6	闭目站立	4
7	双脚并拢站立	4
8	站立位上肢向前伸展并向前移动	4
9	从地面拾起物品	4
10	站立位转身向后看	4
11	转身 360°	4
12	站立位将一只脚放在凳子上	4
13	两脚一前一后站立	4
14	单腿站立	4

2）评分标准：有 14 个项目，需要 20 分钟完成，满分 56 分，低于 40 分表明有摔倒的危险。评分共有 14 项，每项最高 4 分，最低 0 分，总分最高分 56 分，最低分 0 分，分数越高平衡能力越强。

① 从坐位站起

4 分　不用手扶可以独立稳定地站起

3 分　用手扶持能够独立地站起

2 分　经过几次尝试后用手扶着站起

1 分　需要他人少量的帮助才能够站起

0 分　需要他人中等或最大的帮助能够站起

② 无支持站立

4 分　能够安全独立地站立 2 分钟

3 分　在外人监护下站立 2 分钟

2 分　在扶持下能够站立 30 秒

1 分　经过多次尝试后无支持站立 30 秒

0 分　无扶持时不能站立 30 秒

③ 无靠背坐位，但双脚着地

4 分　能够安全保持坐位 2 分钟

3 分　在外人监护下能够坐位 2 分钟

2 分　可以坐 30 秒

1 分　可以坐 10 秒

0 分　没有扶持不能坐 10 秒

④ 从站立位坐下

4分　最小量用手帮助安全地坐下

3分　用双手能够控制身体的下降

2分　用小腿后部顶住椅子来控制身体下降

1分　独立地坐，但不能控制身体下降

0分　需要他人帮助才能坐下

⑤ 转移

4分　少量帮助就能够安全地转移

3分　大量用手扶着才能安全转移

2分　在口头提示或监护下才能够转移

1分　需要一个人的帮助完成转移

0分　需要两个人的帮助或监护才能完成转移

⑥ 无支持闭目站立

4分　能够安全站立10秒

3分　在监视下安全站立10秒

2分　可以站3秒

1分　闭眼不能达3秒钟，但站立比较稳定

0分　为了避免摔倒需要两个人帮助

⑦ 双脚并拢无支持站立

4分　能够独自双脚并拢安全站立1分钟

3分　能够双脚并拢并在监护下站立1分钟

2分　能够双脚并拢站立，但不能保持30秒

1分　在别人帮助下，双脚并拢站立15秒

0分　在别人帮助下双脚并拢站立不能保持15秒

⑧ 站立位时上肢向前伸展并向前移动

4分　能够向前伸出超过25cm

3分　能够安全地向前伸出超过12cm

2分　能够安全地向前伸出超过5cm

1分　能够在监护下能够向前伸出双手

0分　在向前伸展时失去平衡或需要外部支持

⑨ 站立位时从地面捡起物品

4分　能够轻松安全地将物品捡起

3分　能够将物品捡起，但需要别人监视

2分　伸手向下达3~5cm，不能将鞋捡起，但能独立地保持平衡

1分　尝试向下捡物品时需要监视，但仍不能捡起

0分　为了避免摔倒，不能尝试或需要帮助维持平衡

⑩ 站立位转身向后看

4分　看到左右两侧后方，重心转移良好

3分　只能从一侧向后看，另一侧重心转移较差

2分　只能转向侧面，但身体的平衡可以维持

1分 需要监护可尝试侧身

0分 需要帮助尝试侧身

⑪ 转身360度

4分 在4秒内安全转身360°

3分 在4秒内仅能从一个方向安全转身360°

2分 能够安全转身360°但速度缓慢

1分 需要监护或口头提示才能转身

0分 转身时需要别人帮助

⑫ 无支持站立时将一只脚放在台阶或凳子上

4分 能够独立安全地站立,在20秒内完成8步

3分 能够独立地站位,完成8步时间超过20秒

2分 没有监视的情况下能够完成4步

1分 需要少量帮助可以完成2步以上

0分 帮助下以防止摔倒或完全不能尝试

⑬ 两脚一前一后站立

4分 双脚一前一后独立地站位并保持30秒

3分 双脚一前一后(有间距)独立地站位并保持30秒

2分 能够迈一小步并独立保持30秒

1分 向前迈步需要别人帮助,但能够保持15秒

0分 站立或迈步时失去平衡

⑭ 单腿站立

4分 能够单腿站立超过10秒

3分 能够单腿站立并保持5~10秒

2分 能够单腿站立并保持3秒及以上

1分 尝试抬腿但不能保持3秒,可以维持独立站立

0分 不能尝试抬腿或需要帮助以防止摔倒

3）结果分析:0~20分提示平衡功能差,患者需要乘坐轮椅;21~40分表示有一定平衡能力,患者可在辅助下步行;41~56分者表示平衡功能较好,患者可独立步行。<40分提示患者有跌倒的危险。

(二)协调功能评定

1. 定义 协调是指产生平滑、准确、有控制的运动能力,它要求有适当的速度、距离、方向、节奏和肌力。

2. 评定目的 评定肌肉或肌群完成某作业或功能活动的能力;为治疗计划的制定提供依据;帮助患者确定一些适合的活动方法。

3. 评定方法

(1) 指鼻试验:让患者肩关节外展90°,肘伸展,用食指指尖指鼻尖。

(2) 指指试验:让患者两肩关节外展90°,两肘伸展,将两食指在中线相触。

(3) 交替指鼻和手指试验:让患者用食指交替指鼻尖和检查者的手指。

(4) 对指试验:让患者用拇指连续触及该手的其他指尖,可加快速度。

(5) 粗大抓握试验:从完全屈曲到完全伸直的握拳和开拳之间的变换,逐渐加快速度。

(6) 跟膝胫试验:患者仰卧位,用一侧足跟沿对侧胫骨前缘由近端向远端滑动。

六、步态分析

(一) 步态的基本组成

1. 步行周期　步行周期是指从一侧足跟着地起到该侧足跟再次着地所经历的时间。在一个步行周期中,每一侧下肢都要经历支撑相和摆动相。步行周期和时相与步行速度关系密切,在分析时应加以考虑。

(1) 支撑相:指足接触地面和承重的时相,支撑相约占整个步行周期的60%,单侧下肢站立时称“单支撑期”,双侧下肢同时站立时称为“双支撑期”。此外,支撑相分期又根据经历过程分为若干个时期。包括:

1) 足跟着地:又称首次着地,指足跟接触地面的瞬间。

2) 全足底着地:又称承重反应期,指足跟着地后整个脚掌着地的瞬间。

3) 支撑相中期:支撑足全部着地,对侧下肢处于摆动相。

4) 支撑相末期:支撑腿足跟离地的瞬间,下肢足主动蹬离的阶段,开始于足跟抬起,结束于足离地。

(2) 摆动相:下肢在空中向前摆动的时相,占步行周期的40%,包括:

1) 早期:足廓清地面和屈髋带动屈膝,加速肢体向前摆动。

2) 中期:足廓清仍然是主要任务。参与的肌肉主要为胫前肌,保持踝关节背伸。

3) 末期:下肢前向运动减速,准备足着地的过程。

2. 步态分析的适应证和禁忌证

(1) 适应证:神经系统和运动系统等病变影响步行的患者,包括脑卒中、脑外伤、脊髓损伤等。

(2) 禁忌证:下肢骨折未愈合者,站立平衡功能障碍者,严重心肺功能障碍者,各种原因所致的关节不稳。

(二) 步态评定方法

简易方式可以使用评定量表,步态系统观察表,行走通道、秒表、皮尺、滑石粉,临床步态分析一般采用目测分析和定量分析两种方法。

1. 目测分析　观察患者站立姿势、步行节奏、对称性、流畅性、身体重心的偏移等。

2. 定量分析　足印法是步态分析最简单的方法。足底涂上墨汁或滑石粉,在步行通道上铺上白纸,患者走过留下足迹,便可测量相关的步行参数。近年来,步态分析技术不断提高,现代实验室可采用数字化三维步态分析系统进行步态分析。

(三) 临床常见异常步态

(1) 偏瘫步态:患侧膝关节因摆动相时活动范围减小、足下垂内翻;患侧上肢跨篮样屈曲,下肢为了向前迈步,摆动相时骨盆代偿性抬高、髋关节外展外旋,使患侧下肢划一个半圆弧将患下肢向前迈出,又称为划圈步态。

(2) 剪刀步态:剪刀步态是痉挛型脑性瘫痪的典型步态。由于髋内收肌痉挛,行走时双膝相互摩擦碰撞,足尖着地,呈剪刀步。

(3) 臀中肌步态:一侧臀中肌无力时,表现为患侧腿处于支撑相时,躯干向患侧侧屈来维持身体的平衡。两侧臀中肌同时受损时,其步行时躯干左右交替摇摆,状如鸭子,又称鸭步。

七、心肺功能评定

（一）心功能评定

1. 病史 应详细了解患者心脏病的发病经过、诊疗过程及目前情况。重点询问患者有无合并糖尿病、高血压、高脂血症等。

2. 体格检查 重点是心血管方面的检查，如有无心脏扩大、活动受限、肺部啰音、胸腔积液及肝大等。

3. 纽约心脏病学会心功能分级（NYHA）

(1) 美国纽约心脏病学会（NYHA）在1928年提出的分级方法，主要是根据患者的自觉活动能力分为四级。

Ⅰ级：患者的活动量不受限制，平时一般体力活动不引起疲乏、心悸、呼吸困难或心绞痛。

Ⅱ级：患者的体力活动受到轻度的限制，休息时无自觉症状，但平时一般体力活动便出现疲乏、心悸、呼吸困难或心绞痛。

Ⅲ级：患者的体力活动明显受限，小于平时一般活动便引起上述的症状。

Ⅳ级：患者不能从事任何体力活动。休息状态下也会出现心衰的症状，体力活动后加重。

(2) 1994年美国心脏病学会（AHA）对NYHA的心功能分级方案进行了再次修订，分为A、B、C、D四级：

A级：无心血管疾病的客观依据。

B级：客观检查显示有轻度的心血管疾病。

C级：客观检查显示有中度的心血管疾病。

D级：客观检查显示有严重的心血管疾病。

4. 简易运动试验 可采用徒步运动方式来评定患者的心血管功能和运动能力。通常有计时和计距离两种方式。检查前应向患者解释试验方法，取得患者的配合，若出现劳累及胸痛等不适症状时应随时告知，同时了解患者的病史及康复训练情况，排除禁忌证。

(1) 计时方式：让患者在主观安全和无症状的前提下，要求患者在走廊里尽力行走400m，计算步行时间。运动前后测定血压和心率，并进行前后比较。

(2) 计距离方式（6分钟步行试验）：让患者在主观安全和无症状的前提下，要求患者在走廊里尽力行走6分钟，测定行走的距离。6分钟内，若步行距离<150m，提示心衰程度严重，150~425m之间提示中度心衰，426~550m之间提示轻度心衰。

心功能评定方法除上述外，还可借助于仪器、设备的测定和检查，如心电图、心脏超声及心电运动试验等方法，从不同角度和不同侧面得到的资料进行补充并加以综合，从而对心功能进行全面评定。

（二）肺功能评定

1. 病史 了解患者的相关病史，在病史中往往有咳、痰、喘及胸痛等相关症状，应注意了解咳嗽的性质、持续时间、程度、频率等，同时还要了解患者呼吸困难的程度、发病的时间规律、咳嗽与气候变化的关系及与体位的关系等。还要了解既往史，如吸烟史、过敏史等，有无伴随疾病如冠心病、脑血管意外后遗症、高血压等，这些可能对康复治疗有一定的影响。

2. 体格检查

(1) 视诊：观察患者的呼吸节律、频率、有无呼吸困难，胸廓的外形、口唇是否发绀等。

(2) 触诊:胸腹部的活动度、胸廓的扩张性、气管的位置等。

(3) 叩诊:肺部叩诊是清音、浊音、实音,肺下界等。

(4) 听诊:呼吸音是否正常、异常呼吸音的分布部位及强度、有无啰音、有无胸膜摩擦感等。

3. 呼吸功能的徒手评定　让患者做一些简单的动作或短距离行走,即可根据患者的临床表现对呼吸功能做出评定,主要以有无出现气短、气促症状为标准。采用六级方法(南京医科大学),即按日常生活中出现的气短及气促症状,分成六级:

0 级:虽存在不同程度的呼吸功能减退,但活动如常人。对日常生活能力无影响,即和常人一样。

1 级:一般劳动时出现气短。

2 级:平地步行不气短,但速度较快或上楼、上坡时,同行的同龄健康人不出现气短而自己有气短。

3 级:慢走不及百步就出现气短。

4 级:穿衣或讲话等轻微动作时有气短。

5 级:安静时感觉气短,无法平卧。

4. 肺功能测定　肺功能测定应用多年,是评定呼吸功能最常用的方法。

(1) 肺容量:肺容量是指肺内容纳的气体量。在呼吸周期中,肺容量随进出肺的气体量而变化。肺容量为动态呼吸功能如换气和通气提供了基础。

(2) 肺通气功能:肺通气功能测定用于了解患者的基础肺功能情况,常用的分析指标有每分通气量、肺泡通气量、最大通气量及时间肺活量等指标,可用于判断患者的通气功能障碍类型及程度,协助临床疾病的诊断。

(3) 最大通气量:指肺功能测定时,单位时间内以最深最快所能呼吸的最大气量。测试时让患者取站位,先平静呼吸几次,取得平稳的潮气基线,然后让患者做最深最快的呼吸,连续 15 秒,计算出每分钟最大通气量,最大通气量的大小与性别、年龄、体表面积、呼吸肌和肺组织是否健全等因素有关。

(4) 时间肺活量:是指深吸气到肺总量位,然后用力快速呼气到残气位,所测得的肺活量为用力肺活量,同时测定 1、2、3 秒时间内所呼出的气量与时间肺活量的比值,正常值为 83%、96% 和 99%。

5. 其他测定方法　除使用上述方法外,临床上还可以进行动脉血气分析、呼吸气分析及呼吸肌功能测定,通过相应检查,不仅可以定性诊断,还可以得出定量的数据,对确定患者呼吸功能不全的严重程度、鉴别通气障碍的类型、评估康复治疗的效果提供了关键性的参考,有利于患者的康复治疗。

(廖长艳)

第三节　感 觉 评 定

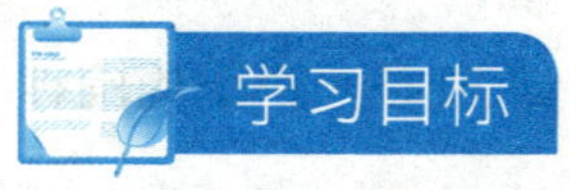

掌握:感觉评定的基本方法。

熟悉：感觉障碍的分类和感觉评定的注意事项。
了解：感觉的概念和分类。

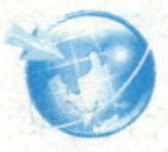

导入情景

王爷爷，有高血压病史，在搬运重物时突然发生脑出血，出现昏迷，被家人送入神经内科治疗。经过一段时间的治疗后，王爷爷的病情稳定，转到康复科作进一步康复治疗，你是他的责任护士。

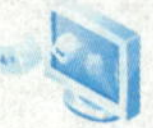

工作任务

1. 你如何对王爷爷进行感觉评定？
2. 对王爷爷感觉评定时有哪些注意事项？

一、概述

感觉是人脑对直接作用感觉器官的客观事物的个别属性的反映，个别属性包括颜色、形状、大小、坚实度、温度、气味、声音等。

感觉评定是用客观的、量化的方法准确和有效地评定患者感觉功能障碍的种类、性质、程度以及预后。感觉评定结果能帮助医护人员判断引起患者感觉变化的原因，以及感觉障碍对其日常生活、功能活动及使用辅助具的影响，同时也为患者制定合理、科学的作业治疗方案以及预防再次受伤提供指导。

（一）感觉分类

人体感觉分为一般感觉和特殊感觉。

1. 一般感觉　包括浅感觉、深感觉和复合感觉。

(1) 浅感觉：包括触觉、压觉、痛觉、温度觉等，是皮肤和黏膜的感觉。

(2) 深感觉：包括关节觉、振动觉，是肌肉、肌腱、关节和骨膜的本体感受器受刺激产生的感觉，故又称为本体感觉。

(3) 复合感觉：包括实体觉、定位觉、图形觉、重量觉、两点辨别觉等，是大脑综合分析和判断的结果，故又称为皮质感觉。

2. 特殊感觉　包括视、嗅、味、听觉等。

（二）感觉障碍分类

1. 感觉缺失　患者在清醒状态下对任何刺激均无反应。若是在同一部位各种感觉均消失，称之为完全性感觉缺失；若是在同一部位只有某种感觉消失，称之为分离性感觉障碍。

2. 感觉减退　患者对外界的刺激有反应，但反应较弱，需要有强烈的刺激，才有一般反应。

3. 感觉过敏　患者在轻微的刺激下，即有很强烈的感觉。

4. 感觉倒错　患者将一种感觉误认为另一种感觉。

5. 感觉异常　患者在没有外界刺激的情况下，产生不正常的感觉，往往是由于周围神经受压迫造成的。

6. 感觉过度　患者对外界的刺激的感受阈限提高且反应时间延长，对轻微刺激的辨别能力减弱，只有受到很强的刺激，经过较长的潜伏期，才能产生一种不能定位的强烈的不适感。

二、感觉评定的方法

（一）浅感觉评定

1. 触觉　患者闭眼，检查者用棉花或软毛笔依次轻触患者体表不同部位，询问患者有无感觉，并进行两侧对比，注意不要刺激过频。检查顺序依次为面部、颈部、上肢、躯干、下肢。

2. 压觉　患者闭眼，检查者的大拇指用力挤压患者肌肉或肌腱，并请患者指出按压部位，肢体瘫痪的患者检查应从有障碍部位到正常部位。

3. 痛觉　患者闭眼，检查者用大头针以均匀力量轻轻刺激皮肤，询问患者疼痛部位和感觉。检查顺序依次为面部、上肢、躯干、下肢，注意上下肢体和左右肢体的比较。痛觉减退的患者检查应从有障碍的部位向正常部位，痛觉过敏的患者检查应从正常部位向有障碍的部位。

4. 温度觉　患者闭眼，检查者用装有 5~10℃的冷水试管和装有 40~45℃的温水试管交替接触患者皮肤，询问患者有无冷或热的感觉。接触时间以 2~3 秒为宜，注意两侧对比。

（二）深感觉评定

1. 关节觉　指关节所处的角度和运动方向的感觉，包括位置觉和运动觉。

(1) 位置觉：患者闭眼，检查者将患者某一肢体被动摆放在一个位置上，嘱患者说出肢体所处的位置，或嘱其用另一侧肢体模仿出相同的角度和位置。

(2) 运动觉：患者闭眼，检查者用手指夹住患者手指或足趾两侧做被动屈和伸活动，活动幅度 5°左右，询问患者是否有运动，并嘱患者说出肢体运动的方向。检查时活动幅度由小到大，便于了解患者减退程度，若发现有障碍，可加大幅度。

2. 振动觉　患者闭眼，检查者用每秒震动 128 次或 256 次的音叉置于患者骨隆突处，询问患者有无振动感以及持续时间，并注意肢体两侧和上下对比。检查时常选择骨突位置，包括胸骨，锁骨，肩峰，鹰嘴，桡、尺骨小头，棘突，髂前上棘，股骨粗隆、腓骨小头，内外踝。

（三）复合感觉评定

1. 实体觉　患者闭眼，检查者将日常生活中患者常用的生活用品放于患者手中，如手表、笔、小刀等。询问患者该物品的名称、大小及形状等。注意两侧对比，检查时先检查患侧。

2. 定位觉　患者闭眼，检查者用手指或棉签轻触体表一处皮肤，询问患者受触的部位和位置，测量并记录患者说出的位置与刺激部位的距离。

3. 图形觉　患者闭眼，检查者用火柴棒或铅笔在患者皮肤上写数字或画图形，如方形、圆形、三角形等，询问患者能否感觉并辨认出，注意两侧对比。

4. 重量觉　检查者给患者有一定重量差别的数件物品，患者用单手掂量后，询问患者能否比较各物品的轻重。

5. 两点辨别觉　患者闭眼，检查者用特制的两点辨别尺或分规的双脚，分别轻触患者皮肤两点，询问患者感觉。若患者感到两点时，不断缩小两点间距，直至两接触点被感觉为一点为止，测出此时两点间的距离。两点必须同时刺激，用力相等。正常人全身各部位的灵敏度不同，正常值为：口唇为 2~3mm，指尖为 3~6mm，手掌、足底为 15~20mm，手背、足背为 30mm，胫骨前缘为 40mm，背部为 40~50mm。

(四) 感觉评定的注意事项

1. 检查时患者必须意识清晰,认知状况良好。检查者向患者解释检查的目的和检查的方法,以便取得患者的配合。

2. 检查环境应安静舒适。患者取合适的检查体位,检查部位应松弛,充分暴露,提高检查准确性。

3. 注意检查顺序　由肢体的远端向近心端检查;先检查浅感觉再检查深感觉和复合感觉。检查时注意左右、前后、远近端对比,必要时多次重复检查。

4. 检查者要细致耐心,测试时患者要闭眼。在两个测试之间,请患者睁眼,再告诉新的指令。避免给患者任何提示和暗示性语言,以免得出错误结果。

5. 正确记录　检查者一旦找到感觉障碍的部位,要仔细确定障碍部位的范围,并将检查的结果按感觉的类型、部位、程度、范围和患者主观感觉,分别记录在评定表中或身体感觉分布图上。

6. 为保证结果的可对比性,感觉的首次评定与再次评定应由同一检查者完成。

(卞龙艳)

第四节　认 知 评 定

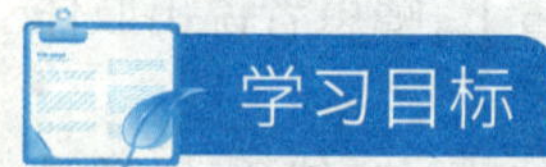

掌握: 认知评定的方法和评分标准。

熟悉: 认知评定的内容和注意事项。

了解: 认知的概念及认知评定的意义。

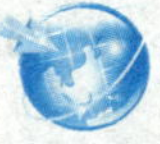

导入情景

王女士,今年42岁,有2年的高血压病史。1周前王女士吃过晚饭后突然不能说话、右侧肢体不能活动,随后昏迷,被家人送往医院。结合CT检查结果,医生诊断王女士为脑梗死。经过治疗,王女士病情稳定转到康复科,你是患者的责任护士。

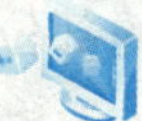

工作任务

1. 你如何对患者进行认知评定?

2. 对患者进行认知评定时有哪些注意事项?

一、概述

认知是指大脑对外界客观事物信息的获取、编码、操作、提取和使用的过程,是一个体现功能和行为的智力过程。认知过程是大脑皮质的高级活动。认知功能是指高级的精神心理功能,包括意识、记忆、言语、智商及综合思维等。

认知功能障碍是指机体的中枢神经损伤导致大脑对外界客观事物信息的处理过程出现了障碍,因此改变了患者对刺激的反应方式。引起认知障碍的原因有脑部损伤、脑性瘫痪、药物中毒、酒精中毒、痴呆、发育障碍、精神障碍等。认知评定主要是对患者的意识状态、智商和记忆能力等功能评定。

二、认知评定的方法

(一) 意识状态评定

意识是人对周围环境和身体状态的知觉状态,是人所特有的反映现实的最高形式。意识障碍可分为:嗜睡、意识模糊、昏睡、昏迷。意识状态的评价主要采用Glasgow昏迷量表,该表简单易操作,是反映患者损伤程度的可靠指标。Glasgow昏迷量表,即评定睁眼、语言及运动反应,用三者得分之和来判断意识状态。最高15分,表示意识清醒,8分以下为昏迷,最低3分,分数越低,表明意识障碍越严重,见第四章第二节。

(二) 智力评定

智力是指人对客观事物的认识、理解以及运用知识、经验等解决问题的能力,它是多种认识能力的综合。智力评定是了解机体大脑皮层的智力水平。

1. 韦氏成人智力量表　韦氏智力量表包括三种不同的量表,分别为《韦氏成人智力量表》(WAIS-RC)、《韦氏儿童智力量表》(C-WISC)和《韦氏幼儿智力量表》(C-WYCSI),适用不同年龄层次的人群。《韦氏成人智力量表》适用于16岁以上成人,评价内容包括一般智能、言语智商和行为智商。韦氏智力量表有助于临床诊断,确定病变部位,如韦氏智力量表测定言语智商下降提示患者左半球损伤,若行为智商降低提示患者右侧大脑半球损伤。要完成该表,患者需要有一定的理解力,因此只适用于智力障碍轻度的患者。

韦氏成人智力量表内容包括两部分即语言量表和操作量表,共11项测试项目。根据测验所得的粗分值对照记录单上的"粗分和等值量表分表"可分别查得其量表分值,再结合相应年龄组的"总量表分的等值IQ表"得出患者的言语智商(VIQ)、操作智商(PIQ)及总智商(FIQ)。

2. 简易精神状态评定法(MMSE)　该量表使用广泛,可以检查患者的智力,尤其是成人智力残疾者。难以完成韦氏成人智力测验的患者,可用本量表对痴呆筛选。量表共有30个检查项目,回答正确或完成1项则记1分,最后计算总得分,见表2-4-2。该量表简单有效,由专业人员操作。评定为痴呆的标准根据患者文化程度而定:中学以上程度<24分,小学程度<20分,文盲<17分。

表2-4-1　简易精神状态检查表(MMSE)

项目	分数	
(1) 今年是哪个年份	1	0
(2) 现在是什么季节	1	0
(3) 今天是几号	1	0
(4) 今天是星期几	1	0
(5) 现在是几月份	1	0
(6) 你现在在哪一个省(市)	1	0
(7) 你现在在哪一个县(区)	1	0
(8) 你现在在哪一个乡(镇、街道)	1	0

续表

项目	分数	
(9) 你现在在哪一层楼上	1	0
(10) 这里是什么地方	1	0
(11) 复述:皮球	1	0
(12) 复述:国旗	1	0
(13) 复述:树木	1	0
(14) 计算:100-7	1	0
(15) 辨认:铅笔	1	0
(16) 复述:说话不要拐弯抹角	1	0
(17) 闭眼睛(按卡片上的指令动作)	1	0
(18) 用右手拿纸	1	0
(19) 将纸对折	1	0
(20) 手放在大腿上	1	0
(21) 说一句完整句子	1	0
(22) 计算:93-7	1	0
(23) 计算:-7	1	0
(24) 计算:-7	1	0
(25) 计算:-7	1	0
(26) 回忆:皮球	1	0
(27) 回忆:树木	1	0
(28) 回忆:国旗	1	0
(29) 辨认:手表	1	0
(30) 按样作图	1	0

(三) 记忆评定

记忆是指人大脑对过去感知过、体验过和做过的事物的识记、保持和再现或再认，是人脑的基本认知功能之一。当患者发生脑损伤、情绪及人格障碍等常会出现记忆功能障碍。一般情况下，患者发生记忆障碍往往合并有其他认知障碍，因此，对患者进行记忆评定前，需了解患者的主要神经心理功能状况，然后根据需要选择合适的记忆量表进行记忆评定。常用的量表有韦氏记忆量表(WMS)，见表 2-4-2 和临床记忆量表和 Rivermead 行为记忆测验，见附录一。

韦氏记忆量表(WMS)此量表是目前全世界公认和普遍使用的记忆测验量表。该量表共有 10 项测验，其中 A 至 C 项检测长时记忆，D 至 I 项检测短时记忆，J 项检测瞬时记忆。将 10 项测验分的粗分分值根据“粗分等值表分表”转换为量表分，各项量表分相加为全量表分。依据全量表分按年龄组对照“全量表分的等值记忆商(MQ)表”，算出患者记忆商值。记忆商值表示记忆的总水平。

表 2-4-2 韦氏记忆量表(WMS)

测验项目	内容	评分方法
A. 经历	5 个与个人经历有关的问题	每回答正确一题记 1 分
B. 定向	5 个有关时间和空间定向的问题	同上
C. 数字顺序关系	(A) 顺数从 1 到 100 (B) 倒数从 100 到 1 (C) 累加从 1 起,每次加 3 至 49 为止	限时记错、记漏或退数,按次数扣分 同上 分别按记分公式算出原始分
D. 再认	每套识记卡片有 8 项内容,呈现给受试者 30 秒后,让受试者再认	根据受试者再认内容与呈现内容的相关性分别记 2、1、0 或 -1 分,最高分 16 分
E. 图片回忆	每套图片中有 20 项内容,呈现 1 分 30 秒后,要求受试者说出呈现内容	正确回忆记 1 分、错误扣 1 分,最高得分为 20 分
F. 视觉再生	每套图片有 3 张,每张上有 1 至 2 个图形,呈现 10 秒后让受试者画出来	按所画图型的准确度记分,最高分为 14 分
G. 联想学习	每套图片上有 10 对词,读给受试者听,然后呈现 2 秒。10 对词显示完毕后,停 5 秒,在读每对词的前一词时,要受试者说出后一词	5 秒内正确回答 1 词记 1 分,3 遍测验的容易联想分相加后除以 2,与困难联想分之和即为测验总分,最高分为 21 分
H. 触觉记忆	使用一副槽板,上有 9 个图形,让受试者蒙眼用利手、非利手和双手分别将 3 个木块放入相应的槽中,再睁眼,将各木块的图形及其位置默画出来	记时并计算正确回忆和位置的数目,根据公式推算出测验原始分
I. 逻辑记忆	3 个故事包含 14、20 和 30 个内容。将故事讲给受试者听,同时让其看着卡片上的故事,念完后要求复述	回忆 1 个内容记 0.5 分。最高分为 25 分和 27 分
J. 背诵数目	要求顺背 3~9 位数、倒背 2~8 位数	以能背诵的最高位数为准,最高分分别为 9 和 8,共计 17 分

(四) 认知评定的注意事项

1. 检查者在认知评定前评估患者的生理、心理状况,选择合适的评定量表。

2. 检查前检查者需让患者了解检查的内容和项目,保证测验的有效性。

3. 检查时患者的注意力应集中,否则将会干扰实际的记忆能力,甚至其他的认知水平。

4. 测试患者的记忆能力前,首先测试其语言能力,因为要完成大部分的标准化测试必须有完好的语言能力。

5. 由于老年人不能长时间集中精力回答问题,因此评定的结果不可简单的只以评分为准,一定要结合临床全面考虑。

(卞龙艳)

第五节 吞咽功能评定

学习目标

掌握：吞咽功能的筛查。

熟悉：吞咽功能的评定方法。

了解：吞咽障碍的辅助检查。

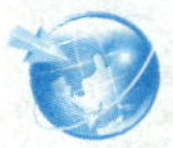

导入情景

上午交班查房，针对昨天新入院的脑卒中患者进行全面的护理专科评定，由康复护理人员小李进行功能描述。家属描述，平卧位给患者喂水时有呛咳。

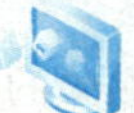

工作任务

1. 该患者是否需要立即进行鼻饲？
2. 应该先进行哪些评定？

一、概述

吞咽障碍(dysphagia)是指由多种原因引起的患者下颌、双唇、舌、软腭、咽喉、食管口括约肌或食管等功能受损，食物从口腔运送到胃的过程中出现障碍的一种表现。相关器官解剖结构异常改变为器质性吞咽障碍；中枢神经系统或周围神经系统损伤、肌病等引起运动功能异常改变为功能性吞咽障碍。吞咽功能障碍可影响摄食及营养吸收，还可导致吸入性肺炎等并发症，严重影响患者生存质量，甚至危及生命(图 2-5-1)。

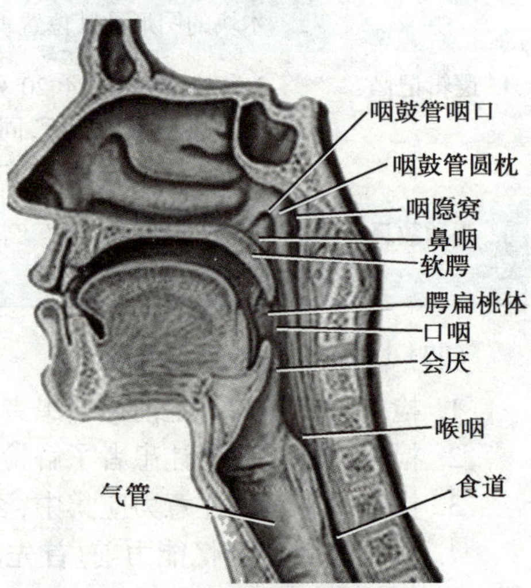

图 2-5-1 吞咽相关器官的正中矢状面

(一) 吞咽障碍的病因

1. 口咽部功能性吞咽障碍的病因　年轻人的口咽部吞咽困难主要是由肌炎引起，对于年龄较大的患者，主要原因是中枢神经系统障碍，包括脑卒中，帕金森病和痴呆。50% 吞咽障碍的患者为脑卒中引起的，晚期的帕金森患者也常常并发严重的吞咽困难。早期康复干预是改善神经性吞咽障碍的必要措施。

2. 食管功能性吞咽障碍的病因

(1) 黏膜病：继发于胃食管反流病的溃疡性狭窄、食管肌炎、食管肿瘤、化学性损伤、放射性损伤、感染性食管炎等疾病，通过炎症、纤维化或增生使管腔变窄。

(2) 纵隔疾病：肿瘤、感染、心血管等疾病通过直接侵犯或淋巴结肿大阻塞血管。

3. 神经肌肉病 如贲门失迟缓症、硬皮病等疾病影响平滑肌及其神经支配，破坏食管蠕动或下端食管括约肌的松弛，或者两者皆受影响。

（二）吞咽障碍的临床表现

1. 口咽部吞咽障碍 又称“高位”吞咽障碍。

①开口、闭唇困难；②流口水、食物从口部洒落；③咀嚼费劲；④食物向口腔后半部推进困难；⑤进食呛咳；⑥食物反流入鼻腔；⑦食物残留。

2. 食管吞咽障碍 又称“低位”吞咽障碍。

①固体和液体都发生吞咽障碍时，通常是存在食管运动障碍。特别是当固体和液体间歇性吞咽障碍伴发胸痛的时候，可能为食管运动障碍。②如果吞咽障碍仅限于固体，提示食管狭窄和机械性梗阻的可能，如果呈进行性加重，则考虑溃疡和肿瘤狭窄的可能。

二、吞咽功能的评定

患者吞咽困难往往是由康复护理人员在进行入院评定时发现，临床康复护理人员在患者的吞咽功能评定中有着重要的作用，特别是患者的一般状况的评定和吞咽功能的筛查可以由康复护理人员完成，如筛查出现异常，通知言语治疗师和康复医生进行下一步评定，选择进行胃肠营养的途径。

（一）评定意义

1. 筛查是否存在吞咽障碍。
2. 提供吞咽障碍病因和解剖生理变化的依据。
3. 确认患者有无误咽的危险因素。
4. 确定是否需要改变提供营养的途径。
5. 为吞咽障碍的诊断和治疗推荐辅助测试的必要程序。

（二）一般评定

1. 基础疾病 询问患者的基础疾病，收集与吞咽有关的既往病史及其相应的检查和治疗情况。特别是神经系统、呼吸系统、消化系统疾病和相关的药物（抗抑郁药、肌松剂、黏膜麻醉剂等）使用史。

2. 全身状态 观察患者有无发热、脱水、低营养，呼吸状态、体力情况、疾病稳定性等方面的问题，确认患者是否处于适合摄食的状态。

3. 意识水平 观察患者的意识水平，确认患者的意识水平是否随时间发生变化，是否可进行清醒进食。

4. 高级脑功能 观察患者语言功能、行为、认知、注意力、记忆力、情感或智力。

5. 口腔功能 仔细观察口部开合、口唇闭锁、舌部运动、有无流涎、软腭上抬、吞咽反射、呕吐反射、牙齿状态、口腔卫生、构音、发声、口腔内知觉、味觉等状态。

（三）吞咽功能筛查

康复护理人员通过评定了解到患者的吞咽情况，可以进行实验性吞咽找出吞咽障碍的高危人群，判断是否进行下一步诊断。

1. 反复唾液吞咽测试 由日本学者才藤荣一在1996年提出，是一种评定吞咽反射诱发功能的方法。①被检查者采取坐位，卧床时采取放松体位。②检查者将手指放在被检查者的喉结及舌骨处，让患者尽量快速反复吞咽，喉结及舌骨随着吞咽运动，越过手指，向前上方移动再复位，确认这种上下运动，下降时刻即为吞咽完成时刻。③观察在30秒内患者吞咽的次数和动度。高龄患者做 3 次即可，如喉上下移动小于 2cm，视为异常。

2. 饮水试验　本方法由日本人洼田俊夫在 1982 年设计后提出，通过饮水来筛查患者有无吞咽障碍及障碍程度。嘱患者取坐位，让患者喝一小勺水，从少量开始，逐渐增加到 3ml、5ml，5ml 的量连续给予 3 次，观察吞咽情况，如无问题，将 30ml 温水一口咽下，记录饮水时间、有无噎呛情况，见表 2-5-1。

表 2-5-1　洼田饮水实验

分值	表现	结果判断
1 级	5 秒内 1 口喝完，无噎呛和停顿	正常
2 级	可 1 口喝完，但超过 5 秒；或 2 次以上喝完，无噎呛	可疑
3 级	能 1 次喝完，有噎呛	异常
4 级	分 2 次以上喝完，有噎呛	异常
5 级	常常噎呛，难以全部喝完	异常

（四）辅助检查

除了吞咽障碍的临床评定，康复护理人员也要了解一些吞咽障碍的仪器检查，协助医生及治疗师做好检查前准备。

1. 吞咽造影检查　即在 X 线透视下，针对口、咽、喉、食管的吞咽运动所进行的特殊造影，被认为是诊断吞咽障碍的“金标准”。为保证造影的顺利进行，康复护理人员应协助做好造影前的准备工作：①协助或指导患者进行口腔清洁，避免口腔内食物残渣误吸后引起的肺部感染。②造影前做好排痰处理。③插鼻饲管者应拔除鼻导管，因为鼻饲管影响吞咽的顺应性和协调性，影响观察。④做好造影前的宣教工作，如有呛咳及时处理。

2. 内镜吞咽检查　在内镜直视下观察鼻、上咽喉、会厌、杓状软骨、声带的功能情况，了解进食时食物聚集的位置及状况。康复护理人员准备工作：①做好检查前的宣教工作和心理疏导。②指导取坐位，头直立，脸向正前方，四肢放松的体位。③鼻腔麻醉：检查前，向鼻腔内喷入血管收缩剂和麻醉剂。

目前，越来越多的技术可以进行吞咽功能评价，其他影像学检查如超声波、磁共振成像检查，肌电图检查，吞咽测压检查等手段用于功能评价，各种评定方法可以根据需要和优势互补原则选择。

知识窗

哪种情况下患者需要进行鼻饲饮食

当患者饮水发生剧烈呛咳时，大多家属会拒绝患者经口进食。遇到这种情况，临床医生害怕增加患者肺部感染机会，可能会选择鼻饲饮食。那么康复护理人员应该从哪些要点判断一个患者是否需要鼻饲饮食，还是继续经口进食呢？怎样综合我们的筛查结果来正确指导患者？

1. 观察患者的呛咳严重程度和伴随症状。如果呛咳不严重，可指导患者改变进食体位、一口量的运用，控制进食的速度、改变食物的黏稠度和指导吞咽技巧等方法，如果吞咽功能改善和呛咳明显减轻，可以考虑继续经口进食，配合康复训练。

2. 通过上述调整，对呛咳无明显改观，且咳嗽频繁、严重，或者一次正常的饮食量在半小时内不能进食50%，或是进食时间在30分钟以上、疲劳感明显，则可考虑鼻饲进食。

3. 如果1~2个月内仍不能去掉鼻饲管的患者，可以考虑经皮内镜下胃造瘘术。

（路 惠）

第六节 日常生活活动能力评定

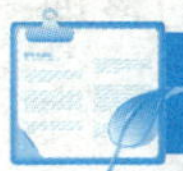

学习目标

掌握：日常生活活动能力的概念、内容、评定方法。

熟悉：日常生活活动能力的分类。

了解：ADL评定的目的。

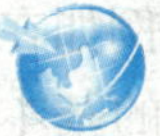

导入情景

今天康复科来了一位病人张大爷，有高血压病史，前段时间因脑出血入院。术后，张大爷神志清醒，但仍有右侧肢体活动不利。为了获得进一步康复治疗，张大爷来到我们康复科。为了了解张大爷的功能独立情况，护士小李准备对他做日常生活活动能力评估。

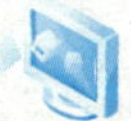

工作任务

1. 日常生活活动包含哪些方面？
2. 与患者正确的交流以及动作观察评价患者日常生活活动能力。

一、概述

（一）定义

日常生活活动能力（activities of daily living，ADL）是指人们为了维持生存及适应生存环境而进行的一系列最基本的、最具有共性的活动。包括：进食、穿衣、洗澡、大小便控制、行走，即衣、食、住、行、个人卫生。它是个人生活独立的基础，也是一个人履行角色任务最基本的准备性活动。随着康复的发展，这种狭义的ADL被广义的ADL所替代，它反映的是一个人在家庭、工作机构及社区里自己管理自己的能力。除了包括最基本的生活自理能力之外，还包括与他人交往的能力，以及在经济上、社会上和职业上合理安排自己生活方式的能力。

（二）ADL内容

1. 运动方面

(1) 床上运动：包括床上良好体位的摆放、床上体位转换等。

(2) 轮椅上运动和转移：包括乘坐轮椅、床与轮椅之间或轮椅与座椅之间的相互转移；熟练使用轮椅。

(3) 室内、室外行走:包括借助助行器或单独室内外行走;上下楼梯等。

(4) 公共或私人交通工具的使用:包括骑自行车、摩托车,上下汽车,驾驶汽车等。

2. 自理方面

(1) 更衣:包括穿脱内衣、内裤、套头衫、开衫、鞋袜,穿脱假肢、支具,扣纽扣,拉拉链,系腰带、鞋带,打领带等。

(2) 进食:主要包括餐具的使用以及咀嚼、吞咽能力等。如持筷夹取食物,用调羹舀取食物,用刀切开食物,用叉叉取食物,用吸管、杯或碗饮水、喝汤等。

(3) 个人清洁:包括洗漱(刷牙、洗脸、漱口、洗发、洗澡、洗手)和修饰(梳头、刮脸、修指甲、化妆等)。

(4) 上厕所:包括使用尿壶、便盆或进入厕所大小便及便后会阴部的清洁、衣物的整理、排泄物的冲洗等。

3. 交流方面 包括打电话、阅读、书写,使用计算机、录音机,识别环境标记等。

4. 家务劳动方面 包括购物、备餐,保管和清洗衣物,清洁家居,照顾孩子,安全使用生活用品、家用电器及收支预算等。

(三) ADL 分类

1. 基本或躯体性日常生活活动能力(basic or physical ADL,BADL or PADL) 用于康复医学评定时,主要是了解患者应用最基本的、粗大的、无需利用工具的日常生活动作,例如在每日生活中与穿衣、进食、保持个人卫生等自理活动和坐、站、行走等身体活动有关的基本活动。

2. 工具性 ADL(instrumental ADL,IADL) 是指人们在社区中独立生活所需的关键性的较高技能,如做家务、采购、开车、处理个人事物等。由于大多需借助各式各样的工具,因此称工具性 ADL。

二、日常生活活动能力的评定

(一) 评定目的

1. 确定在 ADL 方面是否独立。
2. 确定在 ADL 方面的独立程度,分析不能独立的原因。
3. 拟定合适的康复治疗目标,确定针对性康复治疗方案。
4. 评价治疗效果,判断预后。
5. 比较治疗方案的优劣。
6. 安排回归家庭、重返工作岗位。

(二) 评定方法

1. 基本性或躯体性 ADL 评定方法 常用的基本或躯体性 ADL 评定方法有 Barthel 指数评定、PULSES 评定、Katz 指数评定等。其中 Barthel 指数是由美国 Florence Mahoney 和 Dorothy Barthel 设计并应用于临床。Barthel 指数评定简单,可信度高,灵敏度也高,是目前临床应用最广、研究最多的一种 ADL 能力的评定方法。Barthel 指数评定包括大便控制、小便控制、修饰、如厕、进食、转移、步行、穿衣、上楼梯、洗澡共 10 项内容,总分为 100 分,得分越高,独立性越强,依赖性越小(表 2-6-1)。

表 2-6-1　改良 Barthel 指数

项目	分类和评分
1. 大便	0= 失禁或无失禁，但有昏迷 5= 偶尔失禁（每周 <1 次） 10= 能控制
2. 小便	0= 失禁或无失禁，但有昏迷或需由他人导尿 5= 偶尔失禁（每 24 小时 <1 次，每周 >1 次） 10= 能控制
3. 修饰	0= 需帮助 5= 独立　洗脸、梳头、刷牙、剃须
4. 如厕	0= 依赖别人 5= 需部分帮助 10= 自理（能独立进出厕所，无他人辅助能穿脱裤和完成便后处理）
5. 吃饭	0= 依赖 5= 需部分帮助（切面包、抹黄油、夹菜、盛饭）或较长时间完成 10= 全面自理（能独立进食各种食物，但不包括做饭）
6. 转移（床椅转换）	0= 完全依赖他人，不能坐 5= 需大量帮助（2 人），能坐 10= 需少量帮助（1 人）或指导 15= 自理
7. 步行	0= 依赖，不能平地行走 5= 使用轮椅独立行走 45m 以上，并能向各方向移动以及进出厕所 10= 需 1 人帮助步行（体力和语言指导）或能使用轮椅独立行走 45m 以上，并能拐弯 15= 独自步行（可用辅助器，但不包括带胶助行器在家及其附近走 45m）
8. 穿衣	0= 依赖 5= 需一半帮助 10= 自理（自己系开纽扣，关开拉锁和穿鞋）
9. 上楼梯	0= 不能 5= 需要帮助，在体力和语言指导、监督下上下一层楼 10= 自理（用手杖等辅助具为能独立）
10. 洗澡	0= 依赖 5= 自理（无指导能进出浴池并自理洗澡）

注：20 分以下为极重度功能缺陷；20~40 分为生活需要很大帮助；40~60 分为生活需要帮助；60 分以上为生活基本自理，100 分为生活完全自理

2. 功能独立性评定　功能独立性评定（functional independence measure，FIM）是 1983 年美国物理医学与康复学会提出的医学康复统一数据系统中的重要内容，他不仅评定躯体功

能，还包括交流和认知功能，是一种能更为全面、客观地反映残疾者 ADL 能力的评定方法。

(1) FIM 评定的内容：FIM 评定包括六个方面共 18 项功能，即自我照料 6 项、括约肌控制 2 项、转移 3 项、行走 2 项、交流 2 项和社会认知 3 项(表 2-6-2)。每项分七级，最高得 7 分，最低得 1 分，总积分最高 126 分，最低 18 分，得分越高，独立水平越好，反之越差。得分的高低以患者是否独立和是否需要他人帮助或使用辅助设备的程度来决定。

表 2-6-2 功能独立性评定量表

评定项目	入院	出院	随访
Ⅰ. 自我照料			
1. 进食			
2. 梳洗			
3. 洗澡			
4. 上身穿脱			
5. 下身穿脱			
6. 如厕			
Ⅱ. 括约肌控制			
7. 排尿			
8. 排便			
Ⅲ. 转移			
9. 床、椅、轮椅间			
10. 如厕			
11. 盆浴或淋浴			
Ⅳ. 行走			
12. 步行 / 轮椅			
13. 上下楼梯			
躯体功能类评分(Ⅰ~Ⅳ)			
Ⅴ. 交流			
14. 理解			
15. 表达			
Ⅵ. 社会认知			
16. 社会交往			
17. 解决问题			
18. 记忆			
认知类评分(Ⅴ~Ⅵ)			
总分			

注：FIM 的最高分为 126 分(运动功能评分 91 分，认知功能评分 35 分)，最低分 18 分。126 分 = 完全独立；108 分 ~125 分 = 基本独立；90~107 分 = 有条件的独立或极轻度依赖；72~89 分轻度依赖；54~71 分中度依赖；36~53 分 = 重度依赖；19~35 分 = 极重度依赖；18 分 = 完全依赖

(2) FIM 评分标准:7 分:完全独立。能独立完成所有活动,活动完成规范,无需矫正,不用辅助设备和帮助,并在合理的时间内完成。6 分:有条件的独立。能独立完成所有活动,但活动中需要辅助设备,或者需要比正常长的时间,或有安全方面的顾虑。5 分:监护或示范。患者在没有身体接触性帮助的前提下,能完成活动,但需要他人监护、提示或规劝;或者需要他人准备或传递必要的用品。4 分:需小量身体接触性的帮助。给患者的帮助限于辅助,或患者在活动中用力程度大于 75%。3 分:中等帮助。需稍多的辅助,患者在活动中的用力程度达到 50%~75%。2 分:大量帮助。患者在活动中的用力程度为 25%~50%。1 分:完全依赖。患者在活动中的用力程度为 0%~25%。

(朱 杰)

第七节 生活质量评定

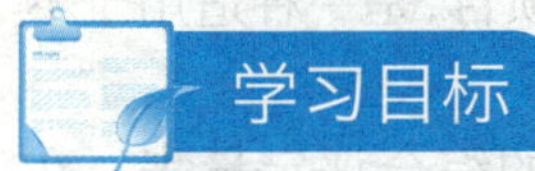

学习目标

掌握:生活质量的概念、评定方法。

熟悉:生活质量的分类。

了解:生活质量评定量表。

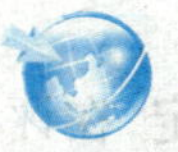

导入情景

患者,男性,40 岁,因高空坠落致 C_5 完全损伤,经临床抢救后,生命体征平稳,入康复科治疗。患者现能屈肘,下肢无活动,大小便不能自理。

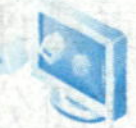

工作任务

1. 针对这样的患者如何评定他的生活质量。
2. 康复护理人员如何展开评定。

一、概述

(一) 定义

生活质量(quality of life,QOL),又称生存质量、生命素质。指一个人在其生活的不同文化和价值系统中,对所处的地位和状况的感觉。与个人的目标、期望、标准和所关心的事物有关。是一个人的机体健康、心理状态、独立生活水平、社会关系、个人信念以及与明显环境特征有关的复杂内容的集合。大体分为疾病相关生存质量(disease-specific quality of life)和健康相关生存质量(health-related quality of life)。提高生存质量是康复治疗的最终目的。

(二) 分类

生活质量分为主观生活质量(subjective quality of life,SQOL)和客观生活质量(objective quality of life,OQOL)两类。前者是指患者对其整个生活满意的程度及评价;后者是从疾病、病损、失能和残障等几个方面对患者的生活满意度的影响进行客观的评价。

（三）适应证和禁忌证

1. 适应证 适用于健康人群和意识清醒、能自己完成或在调查人员的帮助下完成量表填写的非健康人群。

2. 禁忌证 任何原因引起的不能配合调查者。

二、生活质量的评定

（一）评定内容

QOL 有多种评定方法，其各有不同的生活质量侧重。涉及主客观两方面，主观生存质量评定主要是生活满意度，客观生存质量评定主要包括独立性、职业、家庭、社会支持等方面。

（二）评定方法

由于 QOL 有多种评定方法，本节仅列举具有代表性的评价方法。

1. 世界卫生组织生存质量测定简表（WHO/QOL-BREF） 由世界卫生组织召集 22 个国家共同参与制定，包括 5 个领域（躯体、心理、社会、环境及综合）、26 个项目，是一种适用于不同文化背景、具有多种文字的评定量表。

2. 健康状况调查问卷（SF-36） 此表是国际上以健康作为重点的综合评定量表。在 1988 年 Stewartse 研制的医学结局研究量表（MOS-SF）的基础上，由美国波士顿健康研究所研制开发，包括 8 个领域，36 个项目，评定分为 5 个等级。每个维度最大可能评分为 100 分，最小分为 0 分，8 个维度评分之和为综合分数，得分越高代表功能损害越轻，QOL 越好。SF-36 是目前世界公认的具有较高的信度和效度的普适性生存质量评价量表之一，但是不同领域的信度和效度略有差异。

3. 生活满意指数量表 A（life satisfaction index A，LSIA） 其为主观生存质量评定，在评定前，让患者仔细阅读表中的 20 个项目，根据自己的意见，在每项后方的“同意”、“不同意”和“其他”三个栏中对应的分数上做标记。

4. 生存质量指数（quality of life index，QOL I） 生存质量数属于相对客观的生存质量评定，因其部分内容是有医务人员进行评定。在活动、日常生活、健康、支持和前景 5 个方面分别选项，将每项的分数相加，正常分为 9 分，分数越高，生存质量越好。根据 QOL I 和 LSIA 的评定，基本上能了解患者的生存质量和对生活的满意程度。

（邹　颖）

第八节 环境评定

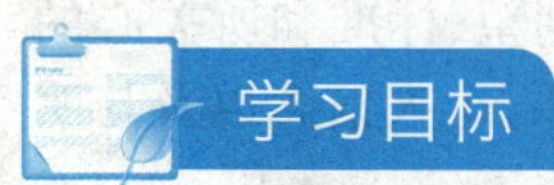

掌握：无障碍环境的概念、评定方法。

熟悉：环境评定的分级。

了解：无障碍环境发展史。

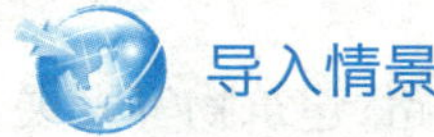

患者，男，42岁，C_6完全性脊髓损伤，经过近1年的康复治疗，目前已可独立驱动轮椅，出入病房，在病人帮助下可以实现轮椅与床之间的转移，二便控制良好，精神状态良好。家庭情况如下：平房2楼，有楼梯，厕所为坐便器，浴室为淋浴，居住面积$100m^2$，患者康复愿望：患者希望可以回家后独立生活，实现基本自理。

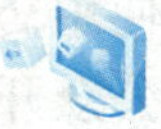
工作任务

1. 针对这样的患者如何评定他的家居环境。
2. 康复护理人员如何展开评定。

一、概述

2001年WHO发布了《国际功能、残疾和健康分类》（简称ICF）。根据ICF观点：残疾人所遇到的活动受限和参与限制是由于残疾人功能或结构的损伤和环境障碍交互作用的结果。强调环境因素对身体功能、身体结构、活动和参与这三方面均有影响。

（一）定义

1. 环境（environment） 是指人类生活的周围空间与有关事物。环境包括物质环境（自然环境和人造环境）和社会环境（人文、态度、政策环境等）。人类的所有活动都发生在他们所处的环境当中，人类与环境的关系极为密切，他们可相互影响。人类有适应和改造环境的能力，环境因素也可影响人的各种活动。

ICF的术语注解为："环境因素是ICF的一个成分，它是指形成个体生活背景的外部或外在世界的所有方面，并对个人功能发生影响"。

2. 障碍（barriers） ICF的术语注解为："是个人环境中限制功能发挥并形成残疾的各种因素。它包括许多方面，例如有障碍的物质环境、缺乏相关的辅助技术、人们对残疾的消极态度，以及既存在、又妨碍所有健康人全部生活领域里的服务、体制和政策"。

3. 无障碍（barrier-free或no barrier） 是相对障碍而言，即没有障碍。

4. 无障碍环境（accessibility） 是指使残疾人在任何环境里进行任何活动都没有障碍。为了实现残疾人平等参与社会活动，就是要让残疾人在任何环境里进行任何活动都没有障碍。但事实上，完全无障碍环境只是理想环境，许多社会障碍对任何人都是不可避免的。如语言、文字、风俗习惯等，健康人和残疾人一样都遇到了沟通障碍。

（二）无障碍环境的基本内容

1. 国内外无障碍环境的发展状况 国际上对于物质环境无障碍的研究可以追溯到20世纪30年代初，瑞典、丹麦等国家就建有专供残疾人使用的设施。1961年美国颁布了国际上第一部无障碍设计规范。此后，英国、加拿大、日本等几十个国家和地区相继制定了有关法规；2006年12月第61届联合国大会通过了《残疾人权利公约》。

在中国，香港1976年颁布《香港残疾人通道守则》。台湾1980年颁布"残障福利法"。内地1984年3月，中国残疾人福利基金会成立。1989年4月1日颁布实施：《方便残疾人使用的城市道路和建筑物设计规范》。于1990年12月，全国人大常委会颁布《中华人民共和国残疾人保障法》。2001年建设部、民政部和中残联联合批准并发布了中华人民共和国行业标准《城市道路和建筑物无障碍设计规范》。进一步推动了我国无障碍建设。

随着人们物质文明和精神文明的提高，无障碍环境的范畴从最初的道路、建筑物等发展到信息交流，从而提出了信息无障碍的概念，目前世界各国都非常重视无障碍环境建设。联合国大会在1997年12月12日通过的第52/82号决议中，确定无障碍环境是进一步提高残疾人机会均等的优先工作。

2. 基本内容

(1) 无障碍措施：确保残疾人在与其他人平等的基础上，无障碍地进出物质环境，使用交通工具，利用信息和通信，包括信息、通信技术和系统，以及享用在城市和农村地区向公众开放或提供的其他设施和服务。

(2) 确保各种无障碍措施向公众开放，使残疾人能够独立生活和充分参与生活的各个方面。

(三) 无障碍环境的作用

无障碍环境是城市建设现代化的重要特征。创造平等、全面、安全和无障碍环境，是发展人类社会和谐与文明的重要内容。无障碍环境建设消除的不仅仅是阻碍残障人士参与社会生活的障碍，更是为社会所有成员创造一个在人生不同生命阶段都能自由活动、交流的社会环境和生存空间。体现在以下几个方面。

1. 帮助功能障碍者融入社会。
2. 提高功能障碍者的生活质量。
3. 发挥功能障碍者的潜能，为社会多做贡献。
4. 健康人也受益。

(四) 人造物质环境分类

在ICF一级分类“环境因素”下的二级分类“产品和技术”属于人造环境，其包括一类是涉及残疾人活动的7个环境：生活环境、移动环境、交流环境、教育环境、就业环境、文体环境、宗教环境；另一类是2个建筑环境：居家环境和公共环境。

二、环境评定的方法

环境评定是指对功能障碍者活动和参与局限的环境进行评定。其目的是找出环境障碍后，通过增加人造环境的辅助器具来创建无障碍环境，从而提高残疾人的生活质量。根据ICF中，由于环境包括物质环境、社会环境和态度环境，物质环境又包含了自然环境和人造环境。而自然环境、社会环境和态度环境都无需评定，故而我们只评定人造环境。其评定内容也仅包括评定环境因素对功能障碍者活动和参与困难的影响，而不包括评定对身体功能和结构的影响。

(一) 环境评定分级

参照ICF和ICF量表，可用“障碍”或“帮助”来判断。每项环境因素都按5级来评定，采用0~4尺度来表示。对环境的评定若根据环境的障碍程度来判断时，则分值从无障碍的0到完全障碍的4；若根据在该环境下需要帮助的程度来判断时，则在分值前要冠以+号，从无需帮助的0到完全帮助的+4，如表2-8-1中的环境评定报告均统一采用障碍程度来判断。

表 2-8-1　环境评定分级

级别	障碍		需要帮助		百分比
	障碍状况	障碍分值	帮助状况	帮助分值	
0 级	无障碍(没有,可忽略)	0	无需帮助	0	0~4%
1 级	轻障碍(一点点,低)	1	轻度帮助	+1	5%~24%
2 级	中障碍(中度,一般)	2	中度帮助	+2	25%~49%
3 级	重障碍(高,很高)	3	大量帮助	+3	50%~95%
4 级	全障碍(全部……)	4	完全帮助	+4	96%~100%

(二) 环境评定内容

根据 ICF 的环境因素归纳出需要评定的环境有上述 9 个,但在实际工作中,遇到最多的是居家环境障碍的评定。居家活动除了包括人类基础性的日常生活活动外,还包括了工具性的日常生活活动。因此针对居家环境的评定应包括生活环境、行动环境、交流环境、居家环境和公共环境。评定的内容就是功能障碍者在这些真实环境中活动和参与时,什么地方有困难需要辅助,需要什么样的辅助工具来改造,及创建无障碍环境。下面介绍这 5 个环境评定的内容。

1. 生活环境评定　生活环境是人类日常生活活动的基本环境,通俗来讲就是吃、喝、拉、撒、睡和洗澡、穿衣、搞卫生等活动,俗称 ADL。参照 ICF"活动和参与"第 5 章自理的 d510~d570,主要有以下 7 大类共 18 项生活活动的环境评定:自己清洗和擦干身体(部分身体、全身)的环境;护理身体各部(皮肤、牙齿、毛发、手指甲、脚趾甲)的环境;如厕(控制小便、控制大便)的环境;穿脱(衣裤、鞋袜)的环境;进食(进餐、使用餐具)的环境;喝水(用杯子、用吸管)的环境;照顾个人健康(确保身体舒适、控制饮食)的环境。

2. 移动环境评定　移动环境是人类生存的必要环境,主要是下肢的运动,包括卧、坐、站的三个姿势及其间转换。参照 ICF"活动和参与"第 4 章移动的 d410~d475,主要有以下 11 大类共 42 项移动环境的评定:维持和改变身体姿势(卧姿、蹲姿、跪姿、坐姿、站姿、体位变换)的环境;移动自身(坐姿移动自身、卧姿移动自身)的环境;举起和搬运物体(举起、用手搬运、用手臂搬运、用肩和背搬运、放下物体)的环境;用下肢移动物体(用下肢推动、踢)的环境;精巧手的使用(拾起、抓握、操纵、释放)环境;手和手臂的使用(拉、推、伸、转动或扭动手或手臂、投掷、接住)环境。

3. 交流环境评定　互相交流的环境是人类生活的重要环境,具备交流能力使我们感觉到自己是一个正常人。无交流能力的人会被截断其与社会的联系及受教育的机会,从而可能导致情绪障碍。交流环境的评定:口语交流的环境;非口语交流的环境,包括理解肢体语言(面部表情、手势或手语、身体姿势等)、理解信号和符号及图标、理解图画和图表及相片、理解正式手语、书面信息交流;讲话的环境;生成非语言信息(肢体语言、信号和符号、绘画和照相、正式手语、书面信息)的环境;交谈(与一人、与多人)的环境;使用交流器具和技术(通信器具如电话或手机或传真机、书写器具如打字机或电脑或盲文书写器等、使用交流技术如盲文软件和因特网等)的环境。

4. 居家环境评定　居家环境是从事家务活动的环境,包括居家生活的环境和居家建筑物环境两方面。居家环境的评定主要有获得商品和服务(购物、收集日用品)的环境;准备膳食(简单食物、复杂食物)的环境;料理家务(清洗和晾干衣服、清洁餐厅和餐具、清洁生活区、使用家用电器、贮藏日用品、处理垃圾)的环境;照管居室物品(缝补衣服、维修住处和家具、维修室内用具、保养车辆、保养辅助器具、照管室内外植物、照管宠物)的环境。

住宅设计、建设及建造的产品和技术如公寓出入口、门开启、走廊、客厅设施(沙发和茶几)、饭厅设施(饭桌和椅子)、浴室设施(热水器、浴缸、扶手)、厕所设施(坐便器、小便池、洗手盆、镜子、扶手)、卧室设施(床和床头柜)、厨房设施(冰箱、灶具、炊具、通风机、洗碗机、洗手池、微波炉、消毒柜、碗柜)、书房设施(书桌、书架、电脑桌)、交流设施(电话、电视机、影碟机、音响设备、因特网)、橱柜(衣柜、鞋柜)、温度控制(空调机)、地面铺设和紧急疏散等。居家环境对各类残疾人都有不同程度的障碍。

5. 公共环境评定　公共环境是从事公共活动的环境,包括参加公共活动的环境和公共建筑物环境两方面。参加公共活动(非正式社团活动、正式社团活动、典礼)的环境;公共建筑物设计、建设及建造的产品和技术如建筑物出入口(坡道在 1:12 以下)、门开启(自动门、推拉门、平开门)、室内公共场所(商场、饭店、旅店、剧场、影院、音乐厅、博物馆、图书馆、会议厅、体育馆)、室外公共场所(运动场、公园、游乐园)、电话亭、公交车、公交车站、上下楼梯及扶手、电梯设施、公共厕所(坐便器、小便池、洗手盆、厕所内移动、无障碍厕位、扶手及各类开关)、过马路(包括过街天桥和地道)、人行道、广场、停车场和各种指示牌等。公共环境对各类残疾人都有不同程度的障碍。

(邹　颖)

第三章 常见功能障碍的康复护理

第一节　体位转移的康复护理

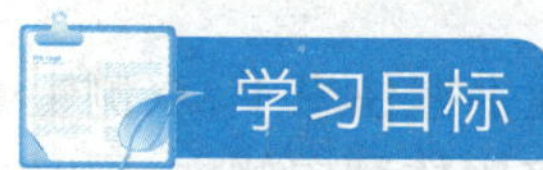

掌握：体位转移训练的基本原则；体位转移训练的训练方法及分类。

熟悉：体位转移训练的适应证和禁忌证。

了解：常用的被动转移方法。

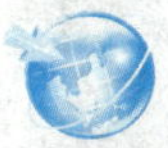

导入情景

患者李某，78岁，1年前因脑卒中导致左侧肢体偏瘫，左侧肢体感觉障碍，日常生活活动能力部分受限，现乘坐轮椅。

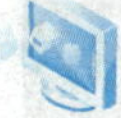

工作任务

该患者希望能独立完成轮椅到床的转移，应如何给予训练？

一、概念

（一）定义

1. 体位　一般指人的身体位置，应用在临床上通常指的是根据治疗、护理和康复的需要所采取并能保持的身体姿势和位置。

2. 体位转移　是指通过一定的方式改变人体姿势和位置的过程。

（二）分类

1. 主动转移　指患者独自完成、不需他人帮助的转移方法。

2. 辅助转移　指由治疗师或护理人员协助的转移方法。

3. 被动转移　即搬运，是指患者因瘫痪程度较重而不能对抗重力完成独立转移及辅助转移时，完全由外力将患者整个抬起从一个地方转移到另一个地方。分为人工搬运和机械搬运。

（三）适应证及禁忌证

1. 适应证　脊髓损伤、脑血管意外、脑外伤、小儿麻痹后遗症等运动神经元损伤后肢体部分或完全瘫痪，完成转移动作相关的主要关键肌的肌力达到2~3级，要求恢复独立转移能力和提高生活自理能力的患者。

2. 禁忌证 认知障碍或不能配合训练者；病情不稳定，包括骨折未愈合、关节不稳或脱位、骨关节肿瘤、重要脏器衰竭、严重感染和其他危重情况等；严重骨质疏松者辅助转移时要慎重对待，避免发生病理性骨折。

二、转移训练的护理指导

（一）床上转移

1. 侧向转移

（1）偏瘫患者：先用健腿插在患腿下方，托起患腿移向床的健侧，再移动臀部，最后依靠健侧上肢将上身转移到该侧。

（2）截瘫患者：先坐起，然后用手将下肢移向一侧，再用手撑床面，将臀部移动到该侧。

2. 仰卧转向侧卧

（1）偏瘫患者：训练时先用健腿插在患腿下方，托起患腿，再用健手握住患手，双侧上肢肘伸展，在头的上方做水平摆动，然后突然摆动向健侧，利用惯性将躯体翻向侧方，同时用健腿托在患腿下方，帮助患腿完成转移，必要时康复护理人员协助骨盆旋转完成翻身动作（图 3-1-1）。

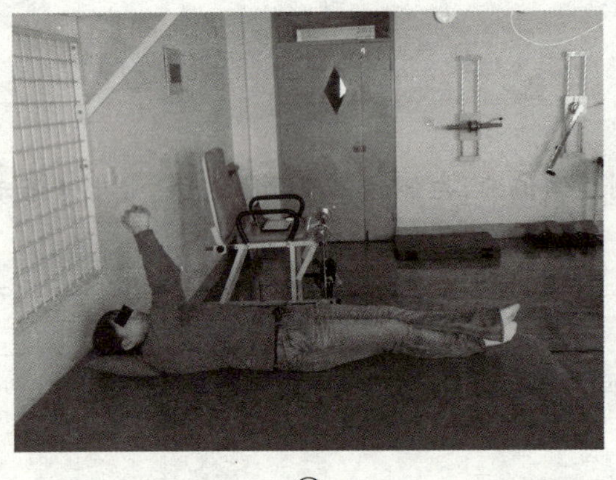

①

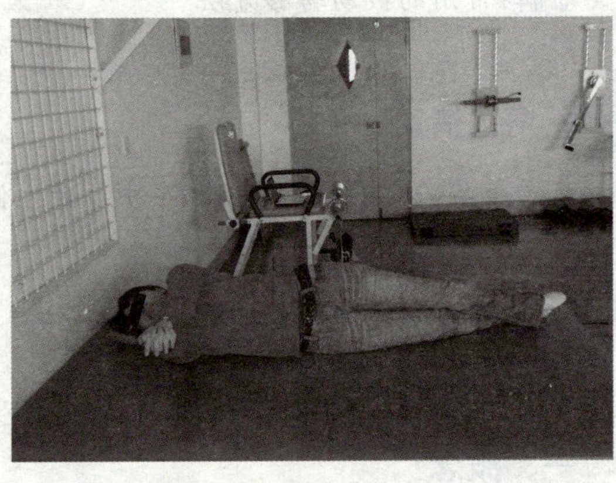

②

图 3-1-1 偏瘫患者向健侧翻身的方法

（2）截瘫患者：患者仰卧位，头、肩屈曲，双上肢伸展上举，利用向左右甩动的惯性，先举向转移侧的相反方向，然后利用突然向转移的方向摆动，将头颈、肩胛带的旋转力通过躯干、骨盆传到下肢完成翻身动作。患者也可借助系于床栏或床架上的布带，利用屈肘肌收缩及腕部钩住布带，带动身体产生旋转（图 3-1-2）。

（二）卧 - 坐转移

1. 偏瘫患者 先向健侧翻身至健侧卧位，患腿跨过健腿，健侧前臂支撑自己的体重，头、颈和躯干向上方侧屈，用健腿将患腿移到床缘下，改用健手支撑，使躯干直立（图 3-1-3）。

2. 截瘫患者 在腹肌肌力不足时，可以采用手拉悬吊带或缚在床尾的牵拉带，使上身抬高坐起（图 3-1-4）。也可以先侧身，用一手支撑上身，从侧面坐起；另一手扶持床面，保持稳定和平衡。

（三）坐 - 站转移

1. 偏瘫患者 靠坐能保持 20~30 分钟，无双手支撑的情况下，能维持坐位 5 分钟，即可

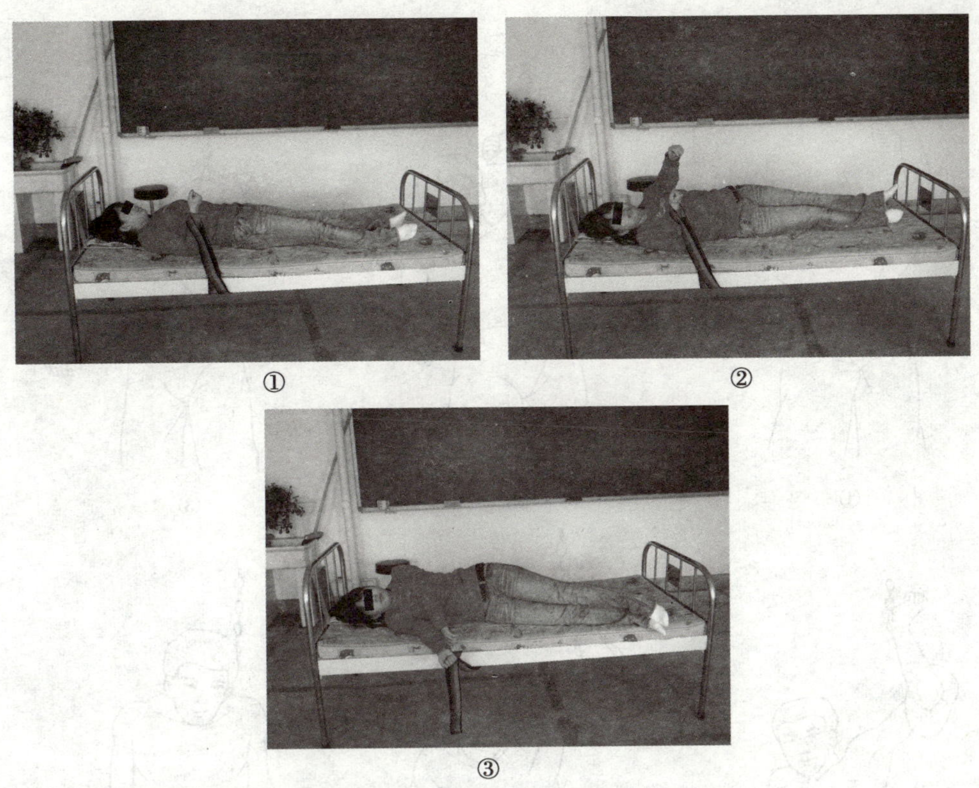

图 3-1-2　截瘫患者利用布带进行翻身

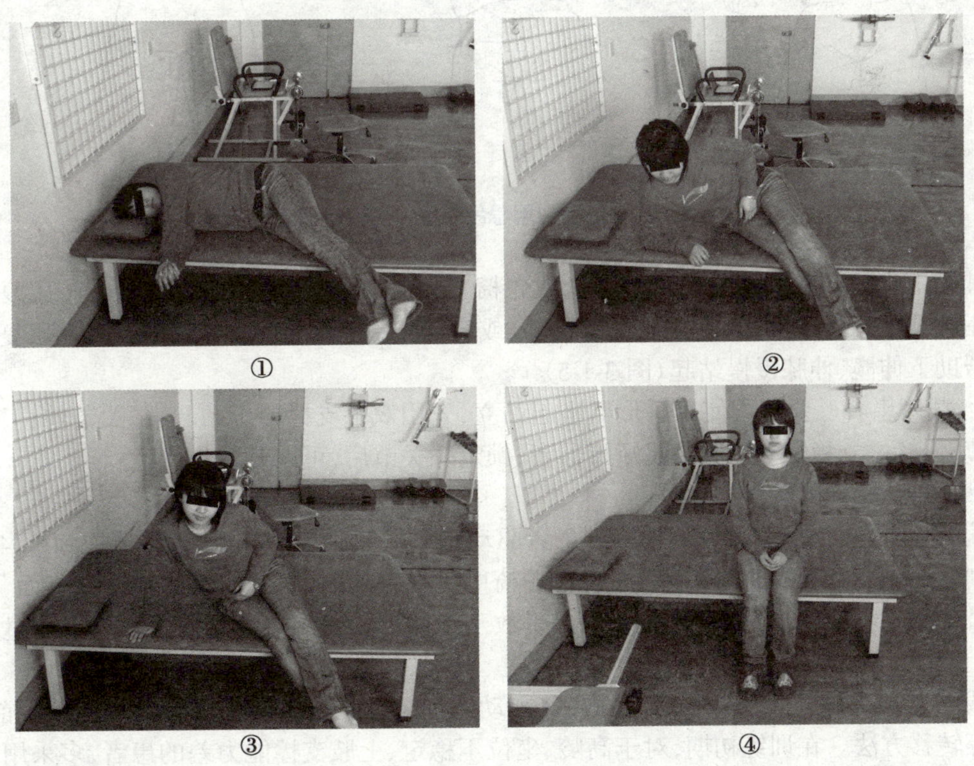

图 3-1-3　偏瘫患者卧 - 坐转移训练的方法

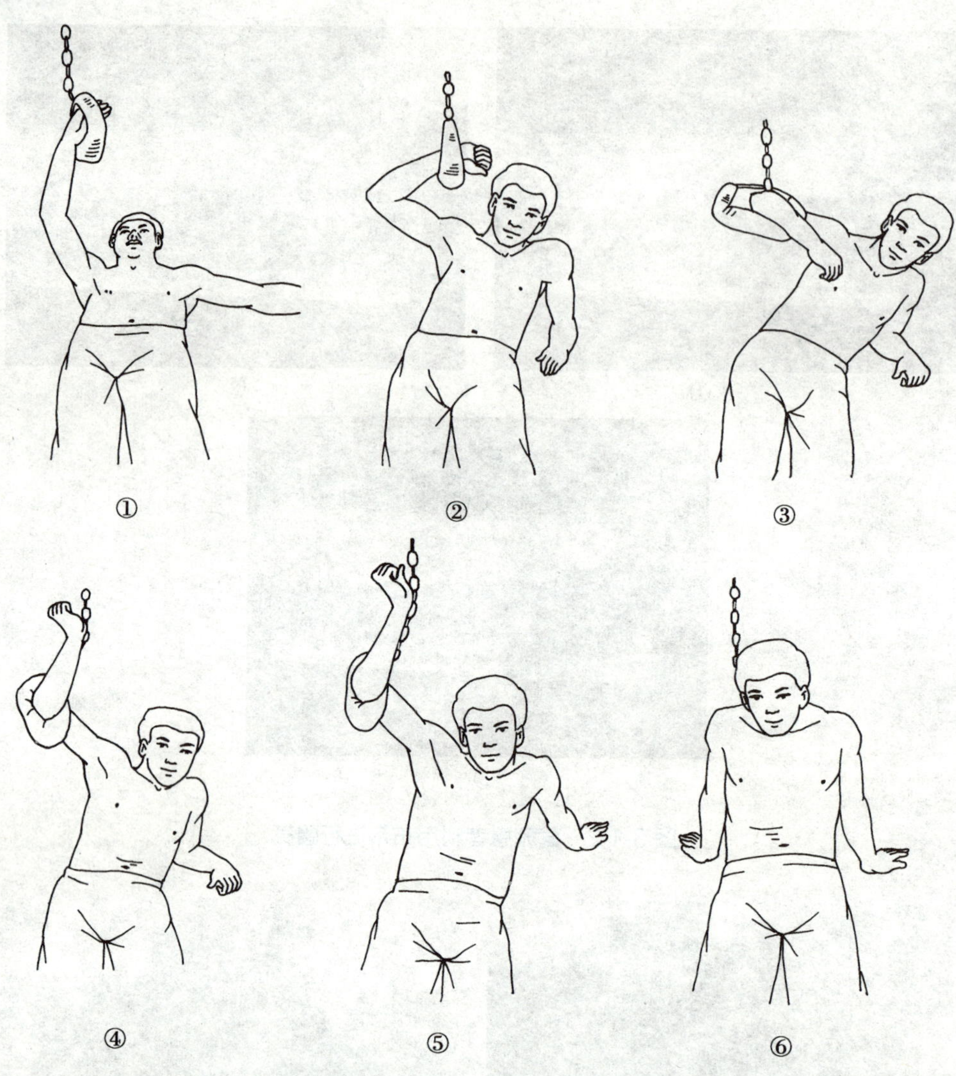

图 3-1-4 截瘫患者利用悬吊带卧 - 坐转移训练的方法

进行辅助下坐站转移训练。患者坐在床或轮椅上，双足平放于地面，患足略在前；康复护理人员用膝顶住患者膝部，双手抓住患者腰部（或肩部）；患者躯干前倾，重心前移；在康复护理人员帮助下伸髋、伸膝慢慢站起（图 3-1-5）。

2. 截瘫患者 要练习使用矫形器坐起站立，先用双手支撑椅子站起，膝关节伸直，锁定膝关节，保持站立稳定。用膝踝足矫形器者，锁定膝关节后，可以开始步行。

（四）床 - 轮椅间转移

偏瘫患者：遵循健侧靠近的原则。患者驱动轮椅从健侧尽量靠近床，与床成 30° ~45° 夹角。刹住车闸，移开健侧脚踏板。患者在轮椅中先将臀部向前移动，健侧手支撑床面，以健侧下肢为轴，身体旋转，坐在床面上，双足平放于地面上。床转移至轮椅过程与上述过程相反（图 3-1-6）。

截瘫患者：根据脊髓损伤部位不同，移乘动作训练要求也不同。训练方法包括了前方、侧方等转移方法。在训练初期，对于高龄、坐位不稳定、上肢支撑能力差的患者，多采用前方移乘的方法。

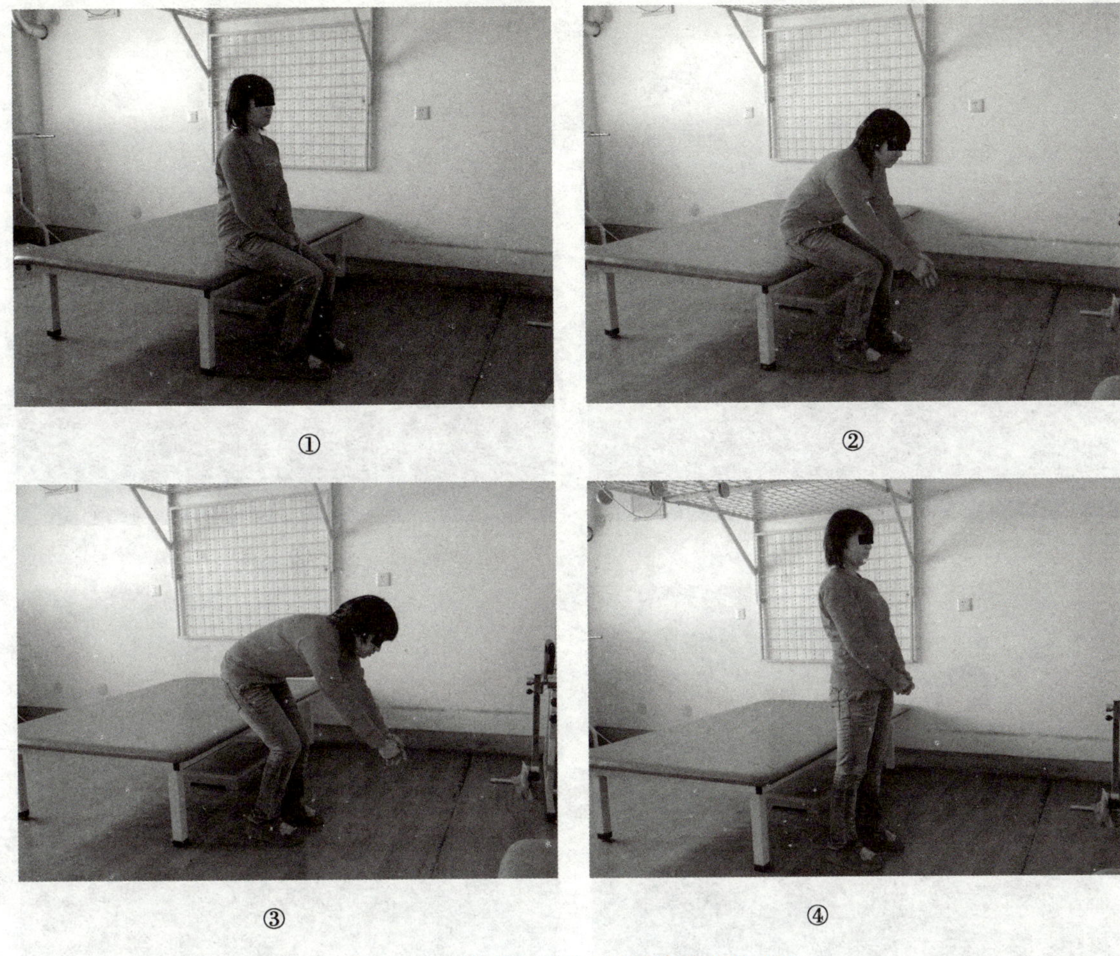
① ② ③ ④

图 3-1-5 偏瘫患者坐 - 站转移训练的方法

1. 前方转移 上床时将轮椅正面推向床边，刹车，用手将瘫痪的下肢逐一移到床面上，然后用手撑轮椅扶手，逐步推动臀部和腿移动到床上，完成转移。下床时采用相反的方式，即将臀部移到床边，背对轮椅，再用手撑床面逐渐移动向轮椅（图 3-1-7）。

2. 侧方转移 将轮椅斜向 30°左右靠近床，刹闸并将双脚平放于地面上。利用支撑动作将臀部移至床上。

3. 辅助转移 对于脊髓损伤平面比较高的患者，通常需要在康复护理人员的辅助下才能完成转移。辅助转移指患者需要器械帮助，以及部分或全部需要他人帮助，才能够完成转移动作。

(1) 滑板：四肢瘫患者在上肢肌力不足，难以支撑躯体并挪动转移时，可以采用滑板（牢固的塑料板或木板）垫在臀下，从滑板上将躯体滑动到轮椅，或滑动到床上。

(2) 助力：患者如果上肢肘关节伸肌力 3~4 级，但手腕无力时不能通过滑板完成转移，则可以用手搂住辅助者的头颈或背部，身体前倾；辅助者头置于患者一侧腋下，两手托患者臀部，同时用双膝关节固定患者的两膝，使用腰部后倾的力量将患者臀部拉向自己的躯干，使患者的膝关节伸直并稳定，然后侧身将患者转移到床上，或从床转移到轮椅上（图 3-1-8）。

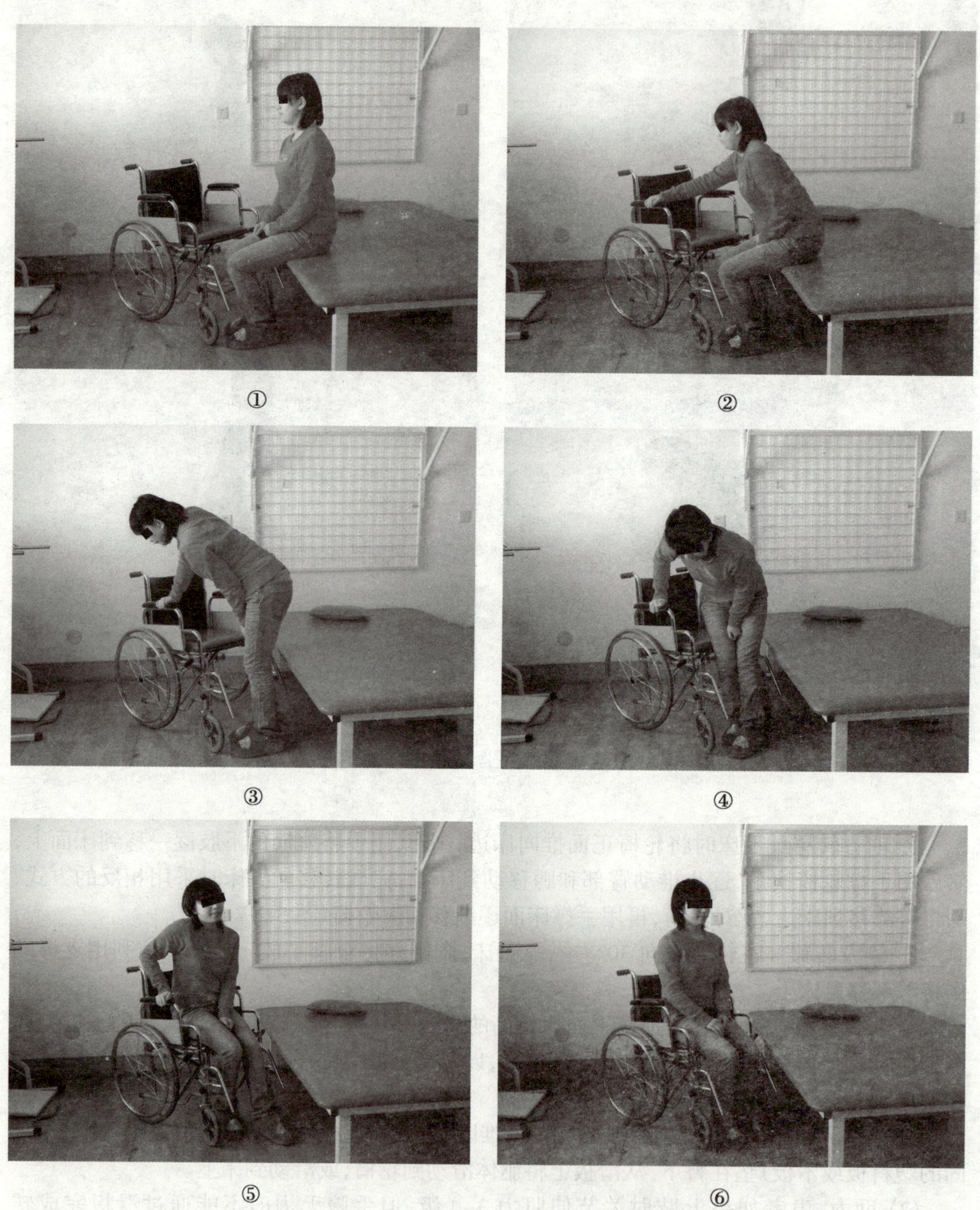

图 3-1-6 偏瘫患者床 - 轮椅间转移训练的方法

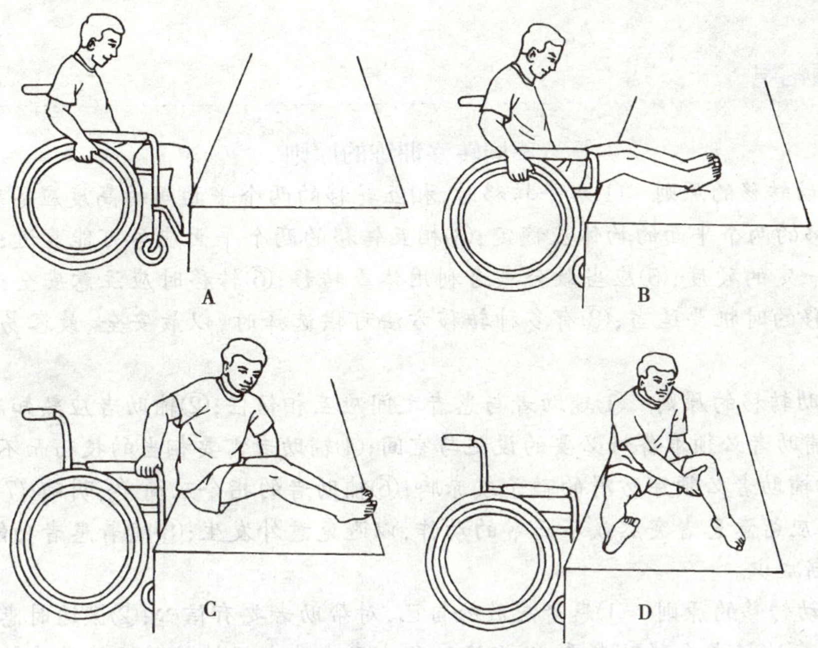

图 3-1-7 截瘫患者床 - 轮椅前方转移训练的方法

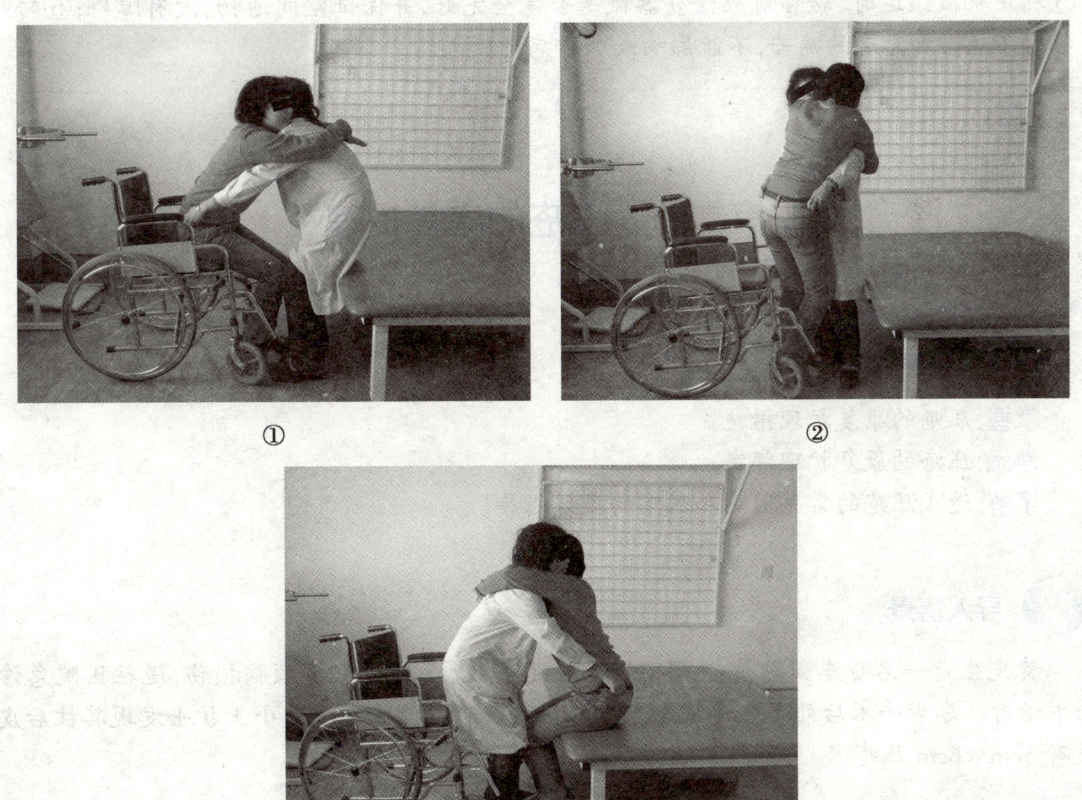

图 3-1-8 截瘫患者床 - 轮椅辅助转移训练的方法

知识拓展

不同转移训练的原则

1. 主动转移的原则　①水平转移时，相互转移的两个平面间的高度应尽可能相等；②相互转移的两个平面的物体应稳定；③相互转移的两个平面应尽可能靠近；④床垫和椅面应有一定的硬度；⑤应当教会患者利用体重转移；⑥转移时应注意安全；⑦患者学习独立转移的时机要适当；⑧有多种转移方法可供选择时，以最安全、最容易的方法为首选。

2. 辅助转移的原则　①辅助者与患者之间应互相信任；②辅助者应熟知患者病情；③转移前辅助者必须准备好必要的设施与空间；④辅助者需要相当的技巧而不能单独依靠体力；⑤辅助者必须穿防滑的鞋子或赤脚；⑥辅助者的指令应简单、明确；⑦转移过程中，辅助者应留意患者突然或不正常的动作，以避免意外发生；⑧随着患者功能的恢复，帮助应逐渐减少。

3. 被动转移的原则　①患者应放松自己，对帮助者要有信心；②搬运时患者应向前看，而不是向地板或向帮助者看；③搬运过程中患者应当保持转移开始的姿势，不再改；④若搬运过程需要两个以上帮助者，则每一位都必须清楚地了解整个转移程序及方向；⑤利用机械搬运时，转移前应检查器械是否完全完好，并保证空间通畅，没有障碍；⑥转移时不能增加患者的痛苦，不能影响或加重病情。

（赵　露）

第二节　压疮的康复护理

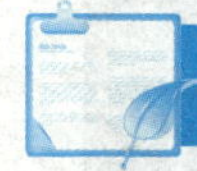

学习目标

掌握：压疮的康复护理措施。
熟悉：压疮的康复护理评定。
了解：造成压疮的常见因素和压疮的康复指导。

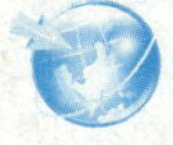

导入情景

黄先生是一名货车驾驶员，2周前因为交通事故，导致极重度颅脑损伤，送往医院急诊手术治疗。患者手术后处于昏迷状态，头部用纱布绷带包扎。今天，小王护士发现其枕后皮肤有5cm×6cm压疮。

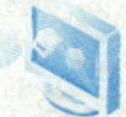

工作任务

1. 小王应如何对黄先生压疮进行康复评定？
2. 小王如何为黄先生制定康复护理计划？

一、概述

压疮是指身体局部所受压力和受压时间超过一定限度后，血液循环障碍，局部组织缺血缺氧造成皮肤及皮下组织坏死和溃疡。压疮以往称之为褥疮，主要见于长期卧床和长期坐轮椅的患者，好发于长期受压处的骨突出部位，压疮的好发部位，见图 3-2-1。

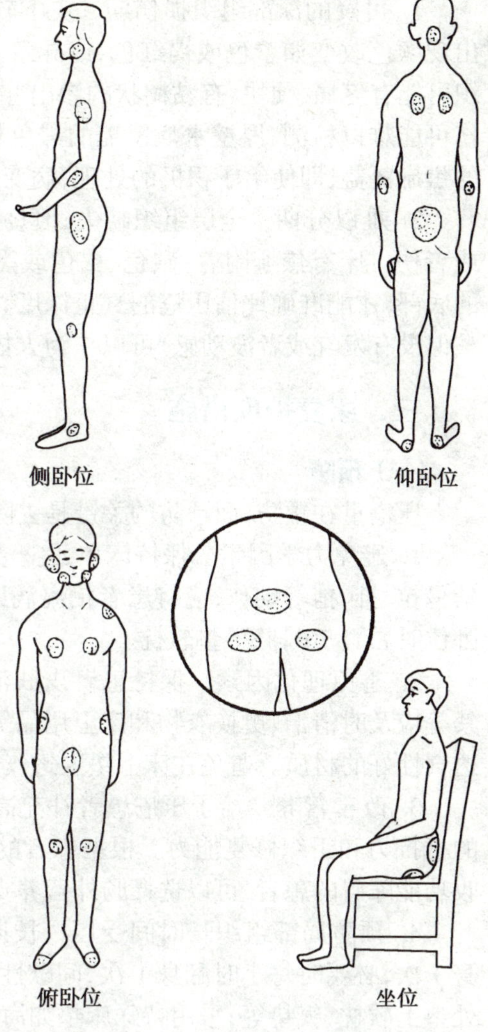

图 3-2-1　压疮的好发部位

造成压疮的因素

1. 力学因素　垂直压力、摩擦力和剪切力是造成压疮的主要力学因素。

2. 理化因素　皮肤长期受潮湿、人体的排泄物以及伤口分泌物的刺激，导致皮肤抵抗力下降，引发压疮。

3. 营养不良　患者营养不良，蛋白质减少，皮下脂肪减少，肌肉萎缩，一旦局部受压，易导致血液循环不畅发生压疮。

4. 其他因素　老年人、神经系统疾病的患者以及使用矫形器不当者，均为压疮的高发人群。

二、康复护理评定

2007 年美国国家压疮协会将压疮分为以下几期：

Ⅰ期　在骨隆突处的皮肤完整伴有压之不褪色的局限性红斑，深色皮肤可能无明显的改变，但其局部颜色可能与周围组织不同，受损部位与周围相邻组织比较，有疼痛、硬块、表面变软、发热或者冰凉，此阶段对于肤色较深的个体可能难以鉴别，可表明处于危险状态。

Ⅱ期　表皮和真皮缺失，表现为一个浅的开放性溃疡，伴有粉红色的伤口床(创面)，无腐肉，也可能表现为一个完整的或破裂的血清性水疱，表现为发亮的或干燥的表浅溃疡，无腐肉或瘀伤，此阶段不能描述为皮肤撕裂伤、胶带损伤、会阴皮炎、浸渍或者表皮剥脱、瘀伤。

Ⅲ期　全层组织缺失，可见皮下脂肪暴露，但骨头、肌腱、肌肉未外露，有腐肉存在，但组织缺失的深度不明确，可能包含有潜行和隧道，此阶段压疮的深度因解剖位置不同而不同，鼻梁、耳朵、枕骨处、踝部因无皮下组织，因此第三阶段压疮可能是表浅溃疡，相对而言，脂肪较多的部位此阶段压疮可能形成非常深的溃疡，但骨头或肌腱不可触及或无外露。

Ⅳ期　全层组织缺失，伴有骨、肌腱或肌肉外露，伤口床的某些部位有腐肉或焦痂，常常有潜行或隧道。此阶段的压疮因解剖位置不同而各异，鼻梁、耳朵、枕骨处、踝部因无皮下组织，此阶段压疮可能是表浅溃疡，可能扩展到肌肉和(或)支持结构(例如筋膜、肌腱或关节囊)有可能造成骨髓炎，可以直接看见或触及骨头 / 肌腱。

除以上 4 期外，压疮还会出现以下 2 种特殊情况：

1. 可疑的深部组织损伤期　皮下软组织受到压力或剪切力的损害，局部皮肤完整但可出现颜色改变如紫色或褐红色，或导致充血的水疱，与周围组织比较，这些受损区域的软组织可能有疼痛、硬块、有黏糊状的渗出、潮湿、发热或冰冷，在肤色较深的个体中，深部组织损伤可能难以检测、厚壁水疱覆盖的黑色伤口床进展更快、这样的伤口可能迅速发展，形成薄的焦痂覆盖、即使给予积极的处理，病变可迅速发展，暴露多层皮下组织。

2. 难以分期　全层组织缺失，溃疡底部有腐肉覆盖(黄色、黄褐色、灰色、绿色或褐色)，或者伤口床有焦痂附着(碳色、褐色或黑色)，只有去除足够多的腐肉或焦痂，暴露出伤口床的底部，才能准确评估压疮的真正深度、确定分期，足跟处稳定的焦痂(干的、黏附紧密的、完整但没有发红或者波动感)可以作为人体自然的(生物学的)覆盖而不需去除。

三、康复护理措施

(一) 预防

压疮重在预防，而预防的关键是去除病因。

1. 避免力学因素　保持床单元整洁、干燥、平整，无皱褶。帮助患者翻身、更换被服时，禁忌拉、推、拖等动作，应将患者抬离病床。长期卧床的患者平卧时床头抬高不超过 30°；半卧位时屈髋 30°，膝下垫软枕。

2. 避免理化因素　保持患者皮肤清洁干燥。患者若出汗多、伤口分泌物多、大小便失禁等应及时清洁、更换衣物和床上用品等，使用温和的沐浴用品，贴身衣物应选择柔软舒适，透气性好的材质。避免在床上垫上透气性能差的橡胶单和塑料单等。

3. 改善营养　给予压疮患者补充高热量、高蛋白质、高维生素的易吸收饮食，增强机体的抵抗力和组织修复能力。根据患者的病情选择合适的营养支持方式，进食困难和消化吸收功能障碍的患者，可以选择肠外营养支持。

4. 预防局部组织长时间受压　长期卧床的患者，建立床头翻身卡，至少每隔 2 小时翻身 1 次，必要时每小时翻身 1 次，间歇性的解除骨隆突处的压力。翻身的同时在患者骨隆突处垫上软枕、气垫等；采用特殊床垫如海绵垫、充气式床垫、羊皮垫、水床、空气流动床等增加身体与床面的接触面积，既促进患者身体舒适，也减少压疮的发生。

5. 促进局部血液循环　鼓励患者增加活动，指导长期卧床的患者和家属每日进行关节的主动和被动活动。对于长期受压的部位，每天检查受压皮肤的状况，选择按摩、擦浴等方式改善局部血液循环。

(二) 护理措施

1. 一般措施

(1) 创面处理：用生理盐水清洗破溃的创面，最好采用冲洗的方式；对于溃疡深、坏死组织较多的创面应彻底清创，用剪、切的方法彻底清除创面坏死组织，选用 3% 过氧化氢冲洗，后再用生理盐水清洗，抑制厌氧菌的生长。选择合适的伤口敷料，目前临床上用于压疮的敷料有很多种，医护人员根据患者压疮的情况选择适合的敷料。现代新型敷料已经取代了传统的纱布敷料。新型敷料吸收能力强，且能够保持压疮伤口的湿润环境和密闭状态，促进肉芽组织和上皮的爬行，减轻疼痛。

(2) 抗感染：局部伤口加强换药，根据伤口的情况决定换药的次数。当患者出现发热、寒战等严重的全身感染时选择使用全身性的抗生素。一般情况下，不建议局部使用抗生素，以免影响组织生长。

(3) 护理:保持压疮创面及其周围皮肤的清洁。特殊部位要特别护理,尤其是骶尾部的压疮,易被排泄物污染,应加强对患者大小便的护理,若被污染应立即清洁创面并更换敷料。

(4) 营养支持:改善患者的营养供应,充足的营养有利于伤口的愈合。因此鼓励患者进食,设法提高患者的食欲,必要时可静脉输入脂肪乳、白蛋白、氨基酸或全血,口服补充维生素及微量元素。水肿的患者应限制水和盐的摄入。

2. 物理因子治疗

(1) 紫外线疗法:治疗前清洁创面,清除坏死组织,创面不涂药物,以利紫外线吸收。按照压疮的程度、是否存在感染来选择合适的剂量。若创面肉芽新鲜,采用小于1级红斑量;有皮肤损害,未累及肌肉者采用2~3级红斑量,隔日一次,4~6次一个疗程;累及肌肉或骨骼者采用3~4级红斑量,隔1~2日一次,可重叠照射。

(2) 红外线疗法:患者的压疮伤口肉芽新鲜、无脓性分泌物者,每日1~3次,每次20~25分钟。

(3) 超短波疗法:治疗前清洁创面,创面不涂药物。若早期皮肤损害,未累及肌肉的患者,采用无热量或微热量;累及肌肉或骨骼者,采用微热量5~15分钟。

(4) 成纤维细胞生长因子离子导入疗法:对于伤口长期不愈合的患者可采用此法,成纤维细胞生长因子能促进肉芽生长和创面愈合。使用时用蒸馏水4~5ml稀释2μg的结晶粉剂或4μg的水剂。将药液直接均匀撒在试纸片上接阳极置于创面,辅电极置于对应区接阴极。每日或隔日一次,每次20~25分钟。

3. 外科手术治疗

(1) 适应证:压疮深达肌肉或更深部位;创面肉芽老化;长期保守治疗不愈合;边缘有瘢痕组织形成;合并有骨关节感染或深部窦道形成。

(2) 常用手术方法:皮瓣移植、皮片移植、游离皮移植、肌肉皮瓣移植、神经肌肉皮瓣移植、肌肉瓣移植。术后患者应俯卧2~4周,留置导尿,躯体受压部位垫上衬垫,做好大小便护理,防止污染伤口。

四、康复护理指导

1. 心理指导　压疮治疗时间长,恢复慢,护理人员应做好患者和家属的心理疏导,得到患者的配合,争取早日治愈。

2. 做好压疮的预防措施　对于压疮高危人群,护理人员要积极去除诱发因素,做好勤观察、勤翻身、勤按摩、勤擦洗、勤整理、勤更换、营养好。

3. 预防皮肤损伤　防治皮肤烫伤等不必要损伤。

(卞龙艳)

第三节　膀胱功能障碍的康复护理

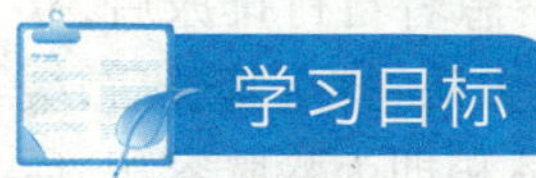

掌握:膀胱功能障碍的康复护理。

熟悉:膀胱功能评定。

了解：膀胱功能障碍的概念和临床分型。

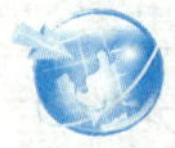

导入情景

黄奶奶，68岁，一年前脑卒中后一直卧床在家，医疗护理都是社区护士小李上门服务，子女轮流帮助料理生活，但对其尿失禁颇有怨言，埋怨老人有时神志清楚就是不说，垫尿垫都来不及，有时清洗干净刚换就潮，10分钟换4个尿垫等等，但老人却说不知道。

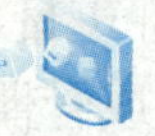

工作任务

1. 小李应该如何对该患者进行康复教育？
2. 对该患者实施的康复护理措施是什么？

一、概论

膀胱功能障碍主要是指神经源性膀胱，神经源性膀胱（neurogenic bladder）是因控制膀胱的神经中枢和周围神经发生病变后所引起的排尿功能减弱或丧失，其中包括尿道括约肌的障碍，最后表现为尿失禁或尿潴留，是康复护理常见合并症之一，也是上运动神经元综合征患者最常见的康复问题之一。大多数情况下与直肠括约肌功能障碍同时存在或以其中一项为主。

临床分型：

（一）传统的神经源性膀胱的分类

包括感觉麻痹性膀胱、运动麻痹性膀胱、反射性膀胱、无抑制性膀胱。

（二）尿流动力学结合膀胱和尿道功能的分类

1. 逼尿肌和括约肌均过度兴奋，常导致较大膀胱容量和充盈性尿失禁，通常为反射性膀胱。

2. 逼尿肌兴奋，括约肌松弛，膀胱储尿能力下降，导致小膀胱或膀胱挛缩。

3. 逼尿肌松弛，括约肌兴奋，导致大膀胱容量或尿潴留，严重时损害肾脏，通常为运动麻痹性膀胱。

4. 逼尿肌和括约肌均松弛，导致无抑制性膀胱，此类在临床上治疗最困难。

二、康复功能评定

（一）一般功能评定

1. 排尿情况　包括尿量、尿色、尿味；排尿体位、次数、间隔时间；排尿是否受主观意识支配，有无排尿困难、排尿疼痛等；如厕是否需要帮助，有无辅助排尿情况等。

2. 有无存在神经性疾病、外伤、泌尿系感染等。

3. 残余尿量测定　残余尿量大于150ml，提示膀胱功能差；残余尿量在80~150ml之间，提示膀胱功能中等；小于80ml，提示膀胱功能满意。残余尿测量方法：患者自行排尿后，立即插入导尿管所导出的尿液容积即为残余尿量。膀胱容量的简易测量方法：排空膀胱后，缓慢注入生理盐水（温度37℃），直到生理盐水不再滴入时，所灌入盐水体积即为膀胱容积，后开通膀胱与水柱的通路，所得水柱即为膀胱压力（图3-3-1）。

4. 心理 - 社会状况。

（二）尿流动力学检查

尿流动力学是依据流体力学和电生理学及神经生理学的基本原理和方法，检测尿路各部压力、流率及生物电活动，从中了解尿路排尿功能及机制，以及排尿功能障碍性疾病的病理生理学变化，是评估膀胱功能最重要的方法。指标包括：

1. 尿流率　单位时间排出的尿量(单位 ml/s)。主要反映排尿过程中逼尿肌与尿道括约肌相互作用的结果，即下尿路的总体功能情况。

2. 膀胱压力容积　包括膀胱压、直肠压(腹压)及逼尿肌压(膀胱压减去直肠压)。

3. 尿道压力分布。

4. 括约肌肌电图　可用表面电极置入肛门测定肛门括约肌肌电活动或用针电极经会阴部直接插入尿道外括约肌，记录肌电活动，从而了解在逼尿肌收缩时尿道外括约肌的协调性活动。

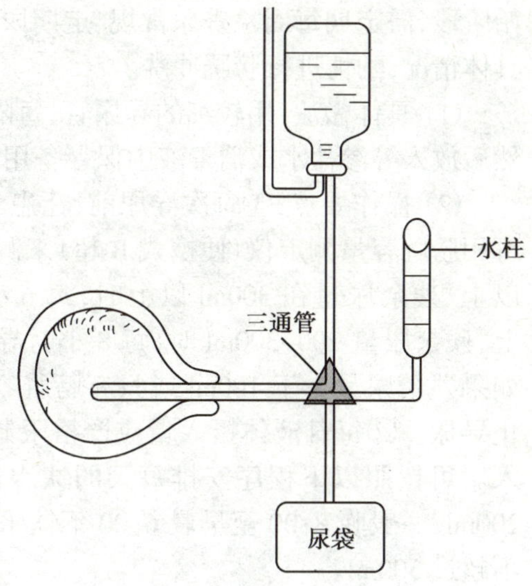

图 3-3-1　膀胱容量的简易测量方法

5. 尿流动力学、B 超或 X 线联合检查　用稀释的碘溶液代替生理盐水充盈膀胱，在做尿流动力学检测时同步获得尿流动力学及膀胱尿道形态等各项资料。尿流动力学的资料收集较为全面，可以为康复护理提供重要参考。

三、康复护理措施

神经源性膀胱功能障碍的康复护理措施是纠正逼尿肌和括约肌的活动异常，恢复协同活动。保持膀胱容量达到 300~400ml，避免尿失禁和尿潴留。

（一）尿潴留

膀胱内潴留大量尿液而不能自主排出，称为尿潴留。主要表现为患者下腹胀痛、排尿困难，体检时可见耻骨上膨隆、扪及囊样包块、叩诊实音。训练的目的是：促使膀胱排空，减轻患者痛苦。

1. 留置导尿　对无法接受间歇性清洁导尿的患者如昏迷、泌尿系统疾病手术后、会阴部出现损伤时，可使用留置导尿管导尿。据报道留置导尿极易引起泌尿系感染，故应加强对留置导尿管的管理，严格执行无菌操作原则，每日消毒尿道口 2 次，每日更换 1 次贮尿袋，每周更换导尿管 1 次，及时倾倒尿液，保持引流管通畅。尿袋如果不是防反流袋，应注意翻身时尿袋不能从身体上方转移，正确做法是从尿袋接口处拔掉尿管，翻身后重新对接，防止尿液逆流引起感染。一般认为膀胱储尿在 300~400ml 时是有利于膀胱自主收缩功能的恢复，定时夹闭尿管训练膀胱功能，记录液体的出入量，以判断放尿的时机，一般白天 4 小时、夜间 4~6 小时开放一次，同时每天的进水量应该不少于 2500ml。男性卧位留置导尿管时要注意导尿管的方向必须朝向腹部，以免压迫尿道壁而造成尿道内的压疮。

2. 间歇性清洁导尿　间歇性清洁导尿能使膀胱周期性的扩张与排空，维持膀胱近似正常的生理状态，降低感染率，促使其功能恢复，该方法在发达国家已经普遍采用，特别是对手功能良好的患者，目前临床已推广应用，护理人员应耐心教会家属或患者本人自己执行间歇清洁导尿术。尿管经抗菌溶液消毒或沸水进行清洁后是可以反复使用数周甚至数月的；开始阶段，需定期每周检查尿常规、定期尿培养；如出现尿路感染征象可使用抗菌药物，并依据具体情况，酌情进行膀胱冲洗。

(1) 具体做法：用较细的导尿管，每隔4~6小时导尿1次，每次拔出导尿管后用清水冲洗，然后放入等渗盐水或消毒液中保存备用，并准确记录导尿时间和尿量。

(2) 操作要点：①每次导尿前，让患者试行排尿，一旦开始排尿，需测定残余尿量。通常可用膀胱容量测定仪（便携式B超）来测量膀胱容量。一般两次导尿之间能自主排尿100ml以上、残余尿量在300ml以上时，每6小时导尿1次；两次导尿之间能自主排尿200ml以上、残余尿量200~300ml时，每8小时导尿1次；残余尿量100~200ml时，每日导尿1~2次；如果残余尿量少于100ml或只有膀胱容量的10%~20%时即认为膀胱功能达到平衡，可停止导尿。②每日液体摄入量应严格限制在2000ml以内，最好每小时100~125ml，并均匀摄入。可按照以下程序安排每天的饮水量：早、中、晚餐各400ml，10:00、16:00及20:00各200ml，一般晚8:00至早晨6:00不饮水，输液患者可酌情减少，导尿每日不超过6次，每次不超过500ml。

3. 排尿功能训练　单纯间歇导尿不能改变逼尿肌、括约肌功能的协调模式，但是对于膀胱功能最终有机会恢复的患者，可以通过间歇导尿避免膀胱发生挛缩。功能训练内容包括：

(1) 采用舒适的姿势，训练排尿意识：根据具体病情和残疾状况，尽量协助患者以习惯姿势排尿，如男性站位、女性蹲位，能坐起的患者可辅助取坐姿，卧位还可摇起床头或助其略抬高上身。指导患者于每次排尿时，有意识地作正常排尿动作，使协同肌配合，以利于排尿反射的形成。指导能站立的患者进行站立排尿意识训练，易于将膀胱内沉淀排出，减少残余尿，从而有利于膀胱感染的引流。

(2) Crede手法排尿训练：双手拇指置于髂嵴处，余四指放于膀胱顶部，逐渐施力向下方压，也可用拳头于脐下3cm施压，并向耻骨方向滚动。勿重力按压，使尿液逆流造成泌尿系感染或肾盂积水。

(3) 诱发排尿技术：诱发触发点，促进反射性排尿。在耻骨上区用手指轻快地叩击、在会阴区和大腿内侧进行轻快的皮肤触摸、牵拉阴毛、挤压阴蒂或阴茎、用手刺激肛门、听流水声、热饮、温水冲洗会阴等辅助性措施均能诱发膀胱反射性排尿。

(4) Valsalva屏气法：病情允许时，让患者取坐位，身体前倾，放松腹部，快速呼吸3~4次后做1次深吸气，屏气呼吸10~12秒，向下用力做排尿动作，促使尿液排出。同时屈曲膝关节与髋关节，尽力使大腿贴近腹部，增加腹压，促进排尿。后期可指导患者作腹肌的锻炼，使之协助膀胱促使排尿。

4. 药物护理　胆碱能制剂氨甲酰甲胆碱的用法：40~100g/d；α受体阻滞剂酚苄酮的用法：10~40mg/d，从小剂量起始，逐渐增量。

（二）尿失禁

排尿失去控制而尿液不自主地流出，称为尿失禁。训练的目的是：帮助患者解除减轻尿失禁对床褥、衣物的污染，恢复膀胱功能，促使膀胱贮尿，减少对日常生活的影响。

1. 心理护理　尿失禁患者因尿液异味、尿液刺激和经常麻烦护理人员等问题造成心理压力过大，感到自卑，心情忧郁，因此尊重和关心患者、给予理解和安慰、并随时做好帮助和护理是缓解患者心理紧张、树立积极向上的精神状态的重要措施。

2. 排尿习惯训练　可以通过生物反馈、有规律排尿刺激等方式帮助患者建立规律性排尿习惯，每天规定特定的排尿时间，如餐前30分钟、晨起或睡前鼓励患者如厕排尿。一般可以安排白天每3小时排尿1次，夜间2次，并根据具体情况适当调整，如患者起初不能按照设置的时间安排排尿，可以在以后的时间每隔3~5天将排尿间隔时间增加5~10分钟，直至达到合理的间隔时间。对年老体弱或体能障碍而无法如厕者，应提供便器，定向力差者应该给予如厕帮助。

3. 盆底肌肉锻炼　教会患者进行会阴及肛门周围括约肌收缩练习，每次持续10秒，重复10次，每日5~10次。

4. 设法接尿　外部集尿器装置，适用于各种类型的尿失禁患者，男性外部集尿器是使用阴茎套型集尿装置或用长颈尿壶置于外阴接尿液；女性集尿装置是使用固定于阴唇周围的乳胶制品或用女式尿壶紧贴外阴接取尿液，但一般易漏，效果不理想，仍需同时使用尿垫。

5. 留置导尿　根据病情可给予留置导尿管，持续导尿或定时放尿。

6. 皮肤护理　保持皮肤清洁干燥，勤洗勤换被服，及时更换潮湿的尿垫和衣裤，用温水清洗会阴，必要时涂鞣酸软膏、扑爽身粉等，以避免尿液浸渍皮肤，防止感染和压疮的发生。

7. 药物护理　抗胆碱能制剂可减少膀胱收缩能力，减少感觉传入与增加膀胱容量，如羟丁酸，10~15mg/d。α肾上腺素能药物和β受体阻滞剂能增加括约肌张力和膀胱出口阻力，如麻黄碱25~100mg/d；丙米嗪，100~200mg/d。

四、康复护理指导

1. 注意观察病人反应，一旦出现突发性血压升高、出汗、皮肤潮红、头痛等反应，通常是因膀胱压力过高引起自主神经反射亢进所致，这时应及时导尿，注意导尿时应缓慢，间断排空膀胱。

2. 导尿操作必须严格遵守无菌技术原则。

3. 间歇导尿时，要选择粗细适宜的导尿管并润滑，过大过小均易引起漏尿；操作手法应轻柔，以免损伤尿道黏膜。

4. 留置导尿后，应鼓励病人多饮水以利排尿，达到自行冲洗的目的。尿管未阻塞，勿常规膀胱冲洗，防止逆行感染。

（瞿礼华）

第四节　神经源性直肠控制障碍的康复护理

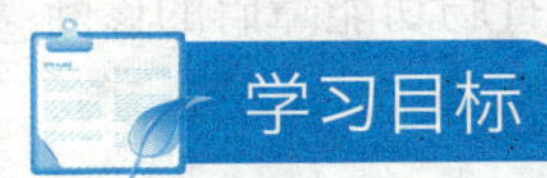

掌握：神经源性直肠功能障碍的定义、分类和便秘的康复护理措施。

熟悉：临床上直肠功能障碍的评定方法。

了解：直肠神经生理和解剖结构。

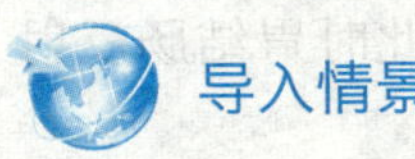

患者张大爷今年8月29日骑三轮车时不慎翻车，腰部着地，双下肢即不能活动，入院后

行“T_{12}椎体骨折伴脱位复位+内固定术”。术后卧床1个月之后，可佩戴胸腰支具双手扶持下坐数小时，但不能站立和行走；有漏尿和便秘，使用开塞露辅助通便。

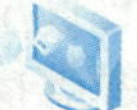
工作任务

1. 判断该患者直肠功能障碍的类型。
2. 为解决该患者便秘问题，请实施康复护理措施。

一、概述

（一）神经源性直肠控制障碍的定义

神经源性直肠控制障碍是指中枢或外周神经病变导致直肠或肛门功能紊乱所产生的排便功能障碍。与排便有关的神经损伤后，由于排便中枢与高级中枢的联系中断，缺乏胃肠反射，肠蠕动减慢，肠内容物水分吸收过多，导致排便功能障碍。临床常见的排便功能障碍有便秘、腹泻、排便次数异常、括约肌失能或失禁等。

（二）神经源性直肠控制障碍的分类

1. 反射性直肠　骶反射中枢（$S_{2\sim4}$）以上脊髓损伤，排便反射弧以及中枢未受损的患者，因排便反射的存在，可通过自主反射自动排便。此时虽有完整的骶反射弧存在，但缺乏排便的感觉冲动和自主控制能力。

2. 迟缓性直肠　骶反射中枢及以下的脊髓损伤、马尾损伤，破坏了排便反射弧，无排便反射。

二、康复护理评定

（一）临床上肠道功能评定

主要依靠病史和对肠道功能症状描述，如腹胀、体位、排便时间与次数、饮食、肠道护理、治疗和排便功能。患者损伤程度、神经平面、工作能力、液体和纤维素摄入以及大便软化剂或药物的使用情况，都应详细记录，最后还要进行仔细的体格检查。

1. 反射性直肠评估　局部刺激可以排便；每次大便持续时间以及大便状况；间隔时间基本固定。

2. 迟缓性直肠评估　局部刺激不能排便；两次排便间隔是否存在大便失禁；大便间隔时间以及形状。

（二）直肠动力学检查

包括直肠内压、括约肌肌电图等均有助于明确肠道功能状态，帮助直肠功能障碍的诊断与治疗。

三、康复护理措施

（一）便秘的康复护理

1. 饮食管理　应增加水分和纤维素含量高的食物，减少高脂肪、高蛋白食物的大量摄入。充足的饮水能使大便软化，摄入纤维素能增加水分吸收，促进肠道蠕动。

2. 规律排便　养成每日定时排便的习惯，最好是早餐后排便，因为此时胃结肠反射最强。

3. 排便体位　排便体位以蹲、坐位最佳，如不能蹲坐，则采用左侧卧位较好。

4. 肌肉训练 站立和步行可减少便秘。腹肌和骨盆肌肉的力量在排便动作中非常重要,应进行腹肌训练和吸气训练,如仰卧起坐,腹式深呼吸等。

5. 手法刺激

(1) 反射性直肠:由于排便反射弧未受损,可以通过应用手指指腹绕肛管做缓慢的环状运动来刺激直肠排便。

(2) 迟缓性直肠:由于排便反射消失,使具有顺应性的直肠成为一个容纳粪便的大容器,因此要用手指抠便。

6. 软化剂及缓泻剂 多库酯钠等粪便软化剂能增加粪便吸收水分而体积不增大,故对结肠无动力作用,但粪便可成为液体。刺激性缓泻剂可增加肠道动力以缩短水分再吸收时间,番泻盐可直接刺激肠肌层内神经丛,并能增加肠腔内液体量。比沙可啶也有相似作用,常被制成栓剂刺激排便。长期使用缓泻剂会有剂量依赖、腹泻、电解质紊乱等副作用。

7. 灌肠法 当栓剂或手法刺激无效时,常采用灌肠法。但长期使用能产生依赖性,并有直肠损伤和自主反射异常等副作用。

8. 神经阻滞技术 缓解括约肌痉挛,可以使用肉毒毒素行括约肌或盆底肌注射或采用无水酒精骶神经注射。

(二) 大便失禁的康复护理

可采用肛门括约肌和盆底肌肌力训练,增加括约肌的控制能力。药物调整自主神经控制,降低排空动力。减少刺激,控制肠道炎症,减少激惹。保持合理的水平衡,避免刺激性和难以消化的食物。

四、康复护理指导

1. 肠道护理方面要做到及时评价肠道障碍。
2. 鼓励患者身体移动和运动,如有肠道梗阻应判断其原因。
3. 精确记录肠道排便;考虑结肠粪便是否形成;增加日常纤维饮食,调节粪便稠度。
4. 杜绝不良饮食习惯,并尽量避免口服泻药。
5. 护理需要患者与医护人员密切协作下实施,四肢瘫患者还需家属帮助。
6. 脊髓损伤患者腹泻可能并发肠道粪便梗阻,需行直肠镜检查,将坚硬粪块取出。若结肠粪块高位梗阻,其症状可表现为类似急腹症,且伴发自主神经反射障碍,出现血压升高、心动过速,伴有出汗和头痛等,临床上应引起医疗人员注意。

(朱 杰)

第五节 疼痛的康复护理

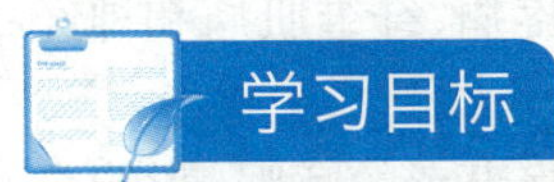

掌握:疼痛的概念、评定方法和护理措施。

熟悉:疼痛的康复治疗。

了解:疼痛的影响因素。

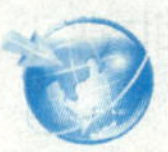
导入情景

患者，女性，60岁，脑卒中后入康复科治疗。患者患手突然水肿疼痛及肩关节疼痛，并使手功能受限。诊断为肩手综合征。

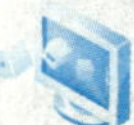
工作任务

1. 疼痛的评定方法有哪些，如何进行评定？
2. 康复护理人员如何进行疼痛的护理？

一、概述

（一）定义

疼痛为“一种与实际的或潜在的损害有关的不愉快的情绪体验”，是脑对于感觉信号输入的主动形成的主观体验。疼痛是周围与中枢神经系统交互作用的结果，而不是简单的组织伤害的被动记录。患者表现为一种常见的、痛苦的症状，但在大多数情况下，疼痛并没有得到相应的重视和有效的控制，长时间持续的疼痛得不到恰当的处理，给患者带来比疾病本身更痛苦的感受，严重影响睡眠、进食等日常生活活动。

疼痛有三个环节：①痛刺激和痛感受器，②传导路径和感觉中枢，③精神心理因素。脑的痛感由复杂的神经网络构成。内部和外部环境对疼痛信号的解释有重要作用，如幻肢痛。也有纯中枢的意志性的疼痛抑制。明确的疼痛是有组织损伤危险的信号，因此也是一种保护性反应。疼痛刺激消失以后仍然感到疼痛，则疼痛丧失其适应的价值而产生躯体和心理社会的残疾。

（二）分类

疼痛的分类方法较多，可根据疼痛的部位、原因、发作频率、强度、持续的时间和病例等进行不同的分类。从临床实用的角度，常根据疼痛持续时间将其分为急性疼痛和慢性疼痛。

1. 急性疼痛　急性疼痛分为躯体痛、内脏痛和神经病理性疼痛。主要有明确的伤害性刺激，具有局限性特点，性质常为锐痛，如皮肤、深部组织、内脏的穿孔、手术以及急性炎症等导致的疼痛，病程一般在3个月以内。但是，如果未接受正规治疗或者治疗不当，则会引起疼痛的持续存在，进而发展为慢性疼痛。

急性疼痛是机体对伤害性刺激作出的一种正常的防御性反应，这种内在的主观经验是预防和警告潜在伤害的基础，可对受损的机体进行保护。

2. 慢性疼痛　慢性疼痛的界定意见不一，大多数学者将其定义为持续6个月以上的疼痛，也有学者将其以3个月为界。慢性疼痛可以分为两大类，一类是进行性机体组织破坏所致，如癌症性疼痛；另一种虽然有持续的疼痛，但却没有进行性机体组织的破坏，称之为慢性良性疼痛综合征，常见有头痛、颈肩腰腿痛、创伤后痛、关节炎、肌筋膜疼痛、纤维肌痛和神经病理性疼痛等。康复中多见后类。

慢性疼痛给患者的生活带来多方面的影响，其持续反复疼痛，干扰患者的睡眠，影响患者的情绪，特别是引起焦虑和抑郁，同时也导致患者对疼痛的害怕而引起行为的改变，使患者的生活活动能力降低，严重影响生活质量。疼痛、睡眠和情绪被称为慢性疼痛三联征，表现在有情绪抑郁或焦虑、易疲劳、活动减少、性欲下降、失眠、大量使用药物和乙醇以及与损伤不对称的功能障碍等。慢性疼痛与急性疼痛相比较而言，后者是疾病的一种症状，而慢性疼痛不仅是一种症状，其本身就是一种疾病，导致患者出现躯体功能障碍、心理障碍、治疗障碍等。

二、疼痛的康复评定

(一) 评定目的

临床上对疼痛进行评定的目的就是要了解疼痛的性质、部位、程度，疼痛的发作情况和时间进程以及诱发原因与伴随症状等，协助对疼痛的病因进行诊断，以确定最有效的疼痛治疗方法。

(二) 评定方法

疼痛常用的方法包括直接法和间接法。直接法是根据刺激 - 反应的原则，直接给患者以某种致痛性刺激所测得的阈值，包括压痛评定法、肢体缺血性痛测定法、激光测痛法、电测痛法和温度痛阈评定法等。间接法就是让患者自己描述或评定他现有疼痛的性质和程度的方法，包括视觉模拟评分法、口述分级评分法、问卷法和行为评定法等。

1. 视觉模拟评分(visual analogue scale，VAS) 是目前临床上最常用的评定方法，适用于需要对疼痛的强度及强度变化进行评定的被评定者，不适用于对感知直线和准确标定能力差或对描述词理解力差的老年人。

在一张白纸上画一条 10cm 的粗直线，两端分别是"无痛"(0) 和"极痛"(10)(图 3-5-1)。患者根据自己感受疼痛的程度，在线段上用手指指出疼痛位置。然后使用直尺测量从"无痛"起点到患者确定点的直线距离，用测到的数字表达疼痛的强度。一般重复 2 次，取平均值。

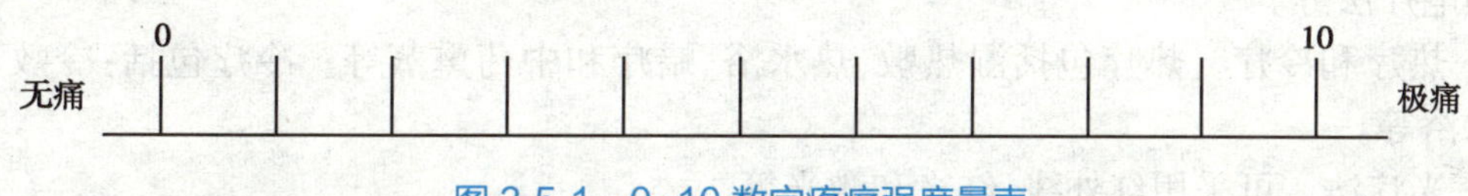

图 3-5-1　0~10 数字疼痛强度量表

2. 口述分级评分法(verbal rating scale，VRS)　又称言语评定量表，是由一系列用于描述疼痛的形容词组成，这些形容词以疼痛从最轻到最强的顺序排列，用于评定疼痛的强度。VRS 一般分五级评分，分别为无痛、轻度痛、中度痛、重度痛、极重度痛。

3. McGill 疼痛问卷及简式 McGill 疼痛问卷(McGill pain questionnaire，MPQ) 是由 Melzack 和 Torgerson 在 1971 年提出的评定疼痛的方法，包括 4 类 20 组疼痛描述词，从感觉、情感、评价和其他相关类四个方面以及现时疼痛强度进行较全面的评定。简式 McGill 疼痛问卷由 11 个感觉类和 4 个情感类描述词以及现时疼痛强度(present pain intensity，PPI)和 VAS 组成，每个描述词以 0~3 分进行强度分级。SF-MPQ 对各种疼痛治疗产生的临床变化敏感，对癌痛等慢性疼痛也能量化评定。

4. 45 区体表面积评定法　常用 45 区体表面积图及颜色笔等进行检查。45 区体表面积图将人体表面分为 45 区，其中前 22 区，后 23 区，每一个区有一个特定的号码，检查时让患者用不同颜色或符号在图中标出疼痛部位。

5. 压力测痛法　主要用于痛阈及耐痛阈的评定，特别适用于骨骼、肌肉系统疼痛的评定。评定方法：采用压力测痛计进行评定。将压力测痛计放在患者手指关节等处逐渐施加压力，同时听取患者反应，然后记录诱发疼痛所需要的压力强度(单位：Pa)，此值为痛阈。继续施加压力至不可耐受时，记录最高疼痛耐受限度的压力强度，此值为耐痛阈。

三、疼痛的康复治疗

(一) 目标

消除疼痛行为的强化因素、缓解或控制疼痛反应、提高功能水平和日常生活活动能力、减少药物使用和防止症状的复发,从而提高患者的生活质量。

(二) 药物治疗

药物治疗是疼痛治疗中的基本的、常用的方法,目的是使疼痛尽快缓解。镇痛药是主要作用于中枢神经系统、选择性抑制痛觉的药物,一般分为三类:第一类是非阿片类药物,主要为非皮质类固醇消炎镇痛药物、皮质类固醇类药物。前者是临床首选的镇痛药物,具有解热、镇痛、抗炎的作用,包括对乙酰氨基酚、阿司匹林和布洛芬等;第二类为阿片类药物,镇痛作用强,常用于治疗顽固性疼痛,特别是癌痛的主要手段,包括吗啡、哌替啶、可待因和芬太尼等;第三类为辅助性镇痛药物,由于患者常伴有焦虑、抑郁和失眠等症状,需要联合使用辅助药物,如抗抑郁药(丙米嗪、阿米替林、氟西汀等)、抗惊厥药(苯妥英钠、卡马西平等)、抗痉挛药物(地西泮、巴氯芬等)等。

(三) 物理因子治疗

物理因子治疗可协助缓解疼痛、提高痛阈、缓解痉挛和减少疼痛介质的释放等,可根据患者情况选择物理因子治疗。

1. 电疗法　首选经皮电神经刺激疗法(TENS),也可选用间动电疗法、干扰电疗法和调制中频电疗法等。

2. 热疗和冷疗　热疗包括湿热敷、热水浴、蜡疗和中药熏蒸等。冷疗包括:冷敷、冷喷和冷水浴等。

3. 光疗法　可采用红外线、红光和激光等。

4. 超声波疗法。

5. 其他　磁疗法、生物反馈疗法等。

(四) 运动治疗和手法治疗

通过被动运动、主动辅助运动、主动运动、关节活动度训练、肌力训练、牵伸运动、牵引、放松训练和PNF技术来改善运动组织的血液循环和代谢,恢复肌肉正常肌力、张力和关节的活动范围,增强软组织柔韧性,纠正功能障碍,达到止痛的目的。

(五) 传统康复疗法

常用技术包括针灸、推拿和拔罐等。可产生镇痛、纠正关节紊乱、疏通经络、促进血液循环的作用,达到镇痛的效果。

(六) 局部神经阻滞

应用局部麻醉剂注射周围神经干、神经根或神经节以阻断疼痛向中枢传导,阻断痛觉的神经传导通路,阻断疼痛的恶性循环。

(七) 手术治疗

严重的、经保守治疗无效的顽固性疼痛,可考虑手术破坏神经通路达到止痛的目的。

(八) 行为疗法

疼痛会伴有认知行为和精神心理的改变,从而进一步加重疼痛。通过控制病态行为,改善生活习惯以获得良好的适应行为,改变对己、对人、对物的错误思想观念,从而改善个人与生活环境的关系，强化健康行为。可采用生物反馈疗法、认知行为矫正、放松训练、注意力训练等。

（九）心理治疗

疼痛伴随精神和心理的改变，患者表现为抑郁或焦虑，采用心理支持疗法、情绪疗法、集体心理疗法等方法进行心理治疗。鼓励患者多从事一些休闲性活动，如园艺活动、户外散步、听轻音乐等，学会劳逸结合，充足睡眠，保持充沛精力。

四、康复护理措施

疼痛的一般护理

1. 用药护理　使用药物时要注意决定最佳的用药途径，如口服、肌内注射、静脉、直肠用药。给药前应测生命体征，特别是呼吸次数，应了解药物的作用，以及可能与其他药物间发生的拮抗作用，观察用药后的反应，对门诊患者做好服药时间和镇痛效果的记录。使用各种止痛药物的同时可配合使用一些干预技术，采取音乐疗法、转移或分散注意力、心理支持、针灸、冷疗、热疗、皮肤刺激等物理疗法。护理人员要鼓励患者和家属的参与，教会一些护理和配合的方法，注意与他们的沟通与交流，建立起可信赖关系，树立起疼痛可控制的信心。协助家属对患者的疼痛做出积极反应，纠正一些错误概念，如对疼痛表示怀疑，怕成瘾而不给药等，在采取一些止疼措施时尽可能取得家属的合作，同时对家属的关心与参与进行鼓励和赞扬。

2. 营养护理　疼痛影响患者对营养物质的消化、吸收、利用率降低。因此在护理中要注意评估患者是否有食欲减退、厌食、摄入量不足、体重减轻、水及电解质代谢失调。为患者确立可实现的护理目标，识别导致营养状态下降的有关因素，增加营养的摄取以适应新陈代谢的需要。改进饮食，刺激食欲，增加蛋白质的摄取量，允许按个人嗜好选择食物的品种，鼓励家属携带患者特别喜好的家制食品，在患者能忍受疼痛的范围内尽可能地进食。

3. 睡眠护理　疼痛的患者由于疾病的困扰、疼痛的存在以及使用镇痛药的副作用使患者不能维持正常的睡眠。在护理中我们要注意评估患者的面部表情、眼圈是否发黑、眼睑下垂、经常打呵欠或常变换体位，有无难以入睡和维持正常的睡眠状态（常醒或醒得过早、昼夜颠倒的睡眠情况）。帮助患者找出影响睡眠的相关因素，去除致痛因素，增加白天的活动量，建立起规律的生活。如疼痛影响睡眠，应适当地调整止疼药物的剂量和时间，达到有效的止痛目的，必要时服用一些镇静催眠的药物，帮助患者入眠。去除妨碍睡眠的其他因素，例如药物的副作用，呼吸困难、排泄障碍、恶心、呕吐、瘙痒感、疾病的困扰、心理恐惧、绝望。为患者营造舒适的入眠环境，避免光和噪声的干扰，睡前可饮用热饮料，用热水泡脚或使用其他的干预疗法，以促进睡眠。

4. 健康宣教　在疼痛解除后，鼓励患者总结经验，不管患者表现如何，对他能忍受疼痛加以肯定和赞扬，同时注意进行有关的健康宣教。若患者必须卧床，应尽可能布置环境，如鼓励家属将居室用花、植物和画进行布置，鼓励家属穿颜色鲜艳的衣服，给患者提供音乐和合适的娱乐节目，当疼痛处于最低水平时，协助患者做出每天的活动计划，鼓励患者每天进行一种活动，最好是户外活动。鼓励患者对外界的环境发生兴趣，限制与其他有焦虑的患者或家人接触，帮助患者寻求家庭及社会支持，给予患者战胜疼痛的信心。

知识窗

康复科常见疾病疼痛的康复护理

1. 脑卒中后疼痛　脑卒中后的痉挛性疼痛常采用药物治疗或神经阻滞治疗;偏瘫上肢的肩手综合征可采用理疗和手法治疗。在护理过程中应重视药物护理和良姿位的摆放。

2. 脊髓损伤后疼痛　常见弥漫性疼痛、根性或阶段性疼痛、肌肉骨骼疼痛和中枢性疼痛。在护理过程中应重视药物护理、认知和行为疗法。

3. 周围神经痛　由于代谢性、免疫性等系统性疾病以及中毒所致的周围神经病变可产生疼痛,采用运动、脱敏、理疗和药物治疗。

4. 截肢后幻肢痛和残肢痛　幻肢痛是患者对被截除的肢体部分感到疼痛。残肢痛是发生于残肢末端的疼痛。有残肢痛的患者更容易发生幻肢痛。常采用镇痛药、局部封闭、脱敏和理疗。

(邹　颖)

第六节　吞咽障碍的康复护理

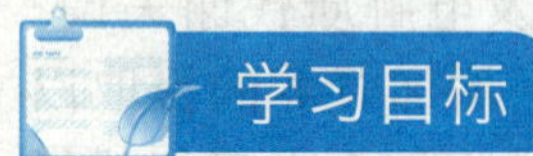
学习目标

掌握:吞咽障碍的康复护理。

熟悉:吞咽康复的健康教育和心理护理。

了解:吞咽障碍的治疗方法。

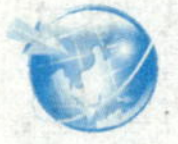
导入情景

患者王先生脑卒中后15天,进流质食物有呛咳,康复护理人员小刘床边评估洼田饮水试验为3级。

工作任务

1. 患者可以选用什么类别的食物经口进食?

2. 康复护理人员小刘应该选用哪些吞咽康复手段帮助王先生进行康复?

一、概述

无论在口腔期、咽期、食管期发生的不同程度的吞咽障碍(Swallowing disorders),都会影响患者的营养摄取、疾病康复及生存质量,甚至危害人类的生命安全。当患者病情许可后,吞咽康复治疗应该尽早进行,康复护理人员在吞咽障碍的治疗方面发挥着重要的作用,包括指导进食体位、进食内容和方式,管饲,消化道、呼吸道的清洁护理,相应的吞咽康复训练及相关的健康教育、心理护理等。

二、进食前的准备

(一) 口腔护理

吞咽障碍者,包括经口和不经口进食的患者,都应该维持良好的口腔卫生,抑制病原菌在口腔内的繁殖,降低误吸性肺炎的几率,促进食欲,保持口腔正常功能,良好的口腔卫生也可令患者感到自尊和舒适。有效的口腔护理要求保持整个口腔黏膜、牙齿、舌和齿颊沟的清洁。

1. 选择合适的清洁工具,鼻饲患者由康复护理人员使用棉球进行口腔护理,只要患者有能力配合,都尽可能地使用软毛牙刷进行口腔清洁。

2. 对于舌苔的卫生要特别注意。舌苔不能过度刷洗,经常用力刮舌苔,会损伤舌乳头,刺激味蕾,造成舌背部麻木,味觉减退、食欲下降。

3. 根据患者的情况选用合适的漱口液。生理盐水:清洁口腔,预防感染;过氧化氢溶液:防腐、防臭,适用于口腔感染有溃烂、坏死组织者;碳酸氢钠溶液:属碱性溶液,适用于真菌感染等。

4. 口腔护理时动作要轻巧、细致,保持口腔黏膜的完整,避免不必要的损伤。注意观察口腔黏膜的变化,检查吞咽康复治疗时可能造成的损伤。

5. 进食后及时对口腔进行清洁。

(二) 食物的准备

1. 根据患者的吞咽情况和饮食特点,来准备食物的种类。

2. 增稠剂的使用:对于饮水呛咳的患者,可以喂食浓水,使用增稠剂来改变食物的性状。

3. 食物的形态应根据吞咽障碍的程度及部位,本着先易后难的原则来酌情选择糊状食物、半固体和固体、浓流质、稀流质。

4. 食物的准备还要兼顾患者的饮食习惯,注意食物的色、香、味及温度等,促进患者的食欲。

5. 一口量:最适于患者吞咽的每次摄食入口量,正常人的每次入口量:糊状 3~5ml,果冻 5~7ml,肉团 2ml,流质 1~20ml。

(三) 进食工具的选择

小岛勺的使用:对于张口困难的患者,使用小岛勺直接刺激 K 点(磨牙后三角的高度,在舌腭弓和翼突下颌帆的中央凹陷处)10 秒,帮助张口。

患者只能少量进食的时候,应使用薄而柔软的勺子。

患者吸吮能力完好时,也可以尝试让患者用吸管自己吸取液体或食物。

若患者口唇及咬合能力都欠佳,但咽部功能保持尚好时,可考虑用注射器进行喂食。

三、康复护理措施

(一) 基础训练

针对与摄食 - 吞咽活动有关的器官进行功能训练,目的是加强运动控制,强化肌群的力量及协调性,达到改善吞咽的生理功能。

1. 咽部冷刺激　先将湿棉棒冷冻备用,咽部冷刺激操作时,将冷冻棉棒蘸少许水,轻轻交替刺激软腭、舌根及咽后壁，左右交替，持续 3~5 秒，然后嘱患者做空吞咽动作。寒冷刺激能有效地强化吞咽反射，反复训练可使吞咽易于诱发而且吞咽有力。

2. 声门闭锁训练　患者坐在椅子上，深吸气后屏气，同时双手掌撑向椅面，用力推压，此时胸廓固定、声门紧闭；继之，突然松手，声门陡开，呼气发声。此运动不仅可以训练声门的闭锁功能、强化软腭的肌力，而且有助于除去残留在咽部的食物。

3. 头颈部控制训练　有些患者头部无法控制，由于躯干前倾，不得不向后伸颈，颈前部的肌肉被拉长，舌头和咽喉的运动更加困难。将患者由平卧位转至半卧位，分别在患者进行低头、抬头、左右旋转训练时嘱咐患者不能憋气，尽最大努力进行头部控制训练，循序渐进左右侧屈以及头部的缩进运动。当进行头颈肌训练后患者学会控制颈后伸或者颈前屈，保持头部正常位置，更利于吞咽动作的完成。

4. 口唇操训练　训练面肌、嘴唇与舌向各个方向运动。详细锻炼方法见实训 4。

（二）摄食训练

经过基础训练以后，开始进行实际摄食训练。包括注意选择适于患者进食的体位、食物形态及进食的一口量，摄食 - 吞咽障碍的综合训练。

1. 体位　由于口腔期及咽期同时存在功能障碍的患者较多，因此开始训练时，应选择既有代偿作用且又安全的体位。一般让患者取躯干 30°~45° 仰卧位，头部前屈，偏瘫侧肩部用枕头垫起，辅助者位于患者健侧。此时进行训练，食物不易从口中漏出、利于食块向舌根运送，还可以减少向鼻腔逆流及误咽的危险。颈部前屈也是预防误咽的一种方法，因为仰卧时颈部易呈后屈位，使与吞咽活动有关的颈前肌群紧张，喉头举上困难，容易发生误咽。

2. 食物的形态　食物的形态应根据吞咽障碍的程度及部位，本着先易后难的原则来选择。容易吞咽的食物其特征为密度均一、有适当的黏性，不易松散、通过咽及食管时容易变形、不在黏膜上残留。此外，还要兼顾食物的色、香、味及温度等。

3. 一口量　即摄食时，最适于患者吞咽的每次入口量，正常人的每次入口量约为 20ml。对患者进行训练时，如果一口量过多，可从口中漏出，或引起咽部残留，导致误咽；反之，一口量过少，则会因刺激强度不够，难以诱发吞咽反射。一般先以小量试之（3~4ml），然后酌情增加。

4. 充分利用下述辅助吞咽动作，可减少或避免误咽的发生。

（1）空吞咽与交互吞咽：当咽部已有食物残留，若继续进食，则残留积累增多，容易引起误咽。因此，每次进食吞咽后，应反复作几次空吞咽，使食块全部咽下，然后再进食。亦可每次吞咽后饮极少量的水（1~2ml），这样既有利于刺激诱发吞咽反射，又能达到除去咽部残留食物的目的，称为交互吞咽。

（2）侧方吞咽：咽部两侧的梨状隐窝是最容易残留食物的地方，吞咽后让患者下颏分别左右转，同时做吞咽动作，可除去隐窝部的残留食物。

（3）点头样吞咽：会厌上凹是另一处容易残留食物的部位。当颈部后屈，会厌上凹变得狭小，残留食物可被挤出，反复进行几次形似点头的动作，同时做空吞咽动作，便可除去残留食物。

（三）摄食 - 吞咽障碍的综合训练

有摄食 - 吞咽障碍的患者仅有口腔功能训练是远远不够的，应提倡综合训练，包括物理因子治疗、肌力训练、感觉训练、球囊扩张治疗、传统中医疗法、辅助具的治疗、手术治疗等，凡是与摄食有关的细节都应考虑在内。因此，摄食 - 吞咽障碍患者的康复训练需要在医师的指导下，言语治疗师、物理治疗师、作业治疗师、康复护理人员、营养师密切配合、通力合作，才会取得满意的效果。

四、康复护理指导

（一）家属教育

康复护理人员指导家属相关吞咽知识，预防并发症的发生，对患者的恢复至关重要。包括

1. 在患者吞咽治疗的过程中全程给予支持。

2. 熟悉治疗项目和流程。

3. 按要求提供食物，并保证患者一天的热量需求。

4. 注意体位对吞咽的影响，保证进餐后坐位休息 20~30 分钟。

5. 允许患者有充足的进食时间，再次进食前要确认前一口是否已经吞咽完全。

6. 出现窒息立即停止喂食，通知医护人员。

（二）误吸的处理

在吞咽患者中，误吸是最容易导致肺炎和窒息等严重后果的主要原因。

1. 误吸的预防教育　认识到误吸的危险性和主要症状，对可能引发误吸的动作及喂食进行观察。

(1) 进食前，对于有咳嗽和痰液的患者指导其充分咳嗽和排痰。

(2) 对于饮水呛咳的患者，增加食物的黏稠度。

(3) 一口量要适当，避免进食食团过大和过快。

(4) 进食后不应立即平卧休息和康复训练，而应保持坐位或半坐位 30 分钟以上，避免胃内容物反流引起误吸。

2. 误吸的紧急处理　一旦发生误吸，关键是迅速有效清除异物，及时解除梗阻。

(1) 误吸食物在咽壁，直接用手或食物钳掏出最为迅速有效。

(2) 易碎的固体食物，可以采用海姆立克急救法(Heimlich Maneuver)。患者俯卧头下位，并让其身体略前倾。急救者将双臂分别从患者两腋下前伸并环抱患者。左手握拳，右手从前方握住左手手腕，使左拳虎口贴在患者胸部下方，在肚脐上方的上腹部中央，形成“合围”之势，然后突然用力收紧双臂，用左拳虎口向患者上腹部内上方猛烈施压，迫使其上腹部下陷。这样每次冲击可以为气道提供一定的气量，从而将异物从气管内冲出。施压完毕后立即放松手臂，然后再重复操作，直到异物被排出。

(3) 若异物已经进入气道，患者出现呼吸困难，可通知麻醉科进行环甲膜穿刺。

（三）吞咽障碍患者的心理护理

吞咽障碍的患者，因为不同程度的吞咽障碍导致进食困难和社交缺陷，往往会出现焦虑、恐惧、自卑和依赖等心理问题。对于这样的患者，及早进行护理干预，康复过程中加强心理疏导和心理支持调动患者的正性情绪，积极有效地配合康复训练。心理护理干预及家庭社会的支持，能够帮助患者从生理和情感方面应对生活中的各种压力，通过多种机制减轻个体在生活转变过程中的不良影响，促进和维护个体良好的身心状态。

1. 心理评估　由责任康复护理人员评估影响患者吞咽康复训练的心理因素。取得患者信任通过详细了解患者的性格、嗜好、文化程度和社会阅历等有针对性地与其沟通，根据评估情况，结合患者的个人实际情况，制定出适合每位患者的心理护理干预计划。

2. 争取家庭和社会的最大支持　除医护人员外，家庭、社会的支持对其疾病的良好预后也有一定的影响，对于年老病程长的患者尤为重要。患者发生吞咽障碍，会给家庭及亲人带来很大的经济压力和心理打击，做好家属的思想工作，指导家人正确认识和接受亲人患病的事实，说明康复治疗对患者功能恢复的重要性，强调大部分患者可以通过康复训练改善和恢复吞咽功能；同时，社会的支持能使患者处于最佳的心理状态，从而使其树立战胜疾病的信心，积极配合康复训练。鼓励家属、亲友、同事、领导等在条件允许时经常探视患者，给予患者情感支持，使患者能感受到家人的照顾、来自各方的关爱及自己的存在价值，激发其对生活的信心及亲人的眷恋，树立战胜疾病的信心；同时促进良好的病友关系，鼓励患者与病友接触交谈，请病友与患者交流经验，鼓励其他好转的病友现身说法以振奋患者的精神。

3. 心理护理　康复护理人员应耐心听取患者的诉说，特别是语言表达不清有障碍的时候，应使其彻底放松后自然地表达感受，或者使用非语言交流，根据患者的心理特点给予心理疏导，指出通过吞咽康复训练，可以改善吞咽功能，尽量解除其心理压力。帮助患者很好地应对康复训练过程中可能出现的不适和心理问题，增强其适应能力。

4. 及时评估，正性反馈　在对患者进行训练时，应阶段性对患者进行测评，让其知晓自己的进步及与目标之间的差距，坚定其战胜疾病信心；康复训练过程中，准确把握患者的不良情绪，及时给予安慰和鼓励患者继续配合；康复训练后，及时帮助患者放松，并对其表现给予肯定。责任康复护理人员结合患者恢复情况及时给予正性反馈，不断调动患者战胜疾病的信心，提高康复疗效。

（路　惠）

第七节　言语功能障碍的康复护理

掌握：言语障碍的康复护理的原则和措施。
熟悉：言语功能障碍的评定方法。
了解：言语治疗的治疗方法。

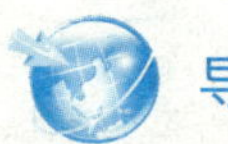
导入情景

患者李先生脑卒中后3天，存在语言功能障碍，康复护理人员小张和他进行简单交流后，发现他能理解和书写，但不能进行语言表达。

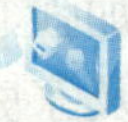
工作任务

1. 康复护理人员应该什么时间介入专科护理？
2. 怎样与患者进行沟通？

一、概述

语言是人类特有的认知功能，言语产生是从组织交流意图、激活概念、提取词义、句法和语音信息，到控制发音器官发出声音的过程。正常情况下，左侧大脑半球是语言优势半球。近年来脑血管病的发病率逐步上升，在我国，急性脑血管疾病中有 34.2% 会出现言语障碍，其中有 16.6% 为失语症。言语障碍严重影响到日常生活的很多方面，给家庭和社会带来了沉重的负担。

言语评定的方法是通过各种交流的手段，让患者阅读、书写、观察或使用通用的量表，必要时可以通过仪器来检查发音器官，评定有无言语障碍的存在。本章介绍的言语障碍主要包括：失语症、构音障碍。

二、康复护理评定

（一）失语症

失语症（aphasia）是指与语言功能有关的脑组织的病变，如脑卒中、脑外伤、脑肿瘤和炎症等疾病，造成患者对人类进行交际符号系统的理解和表达能力的损害，语音、词汇、语法、语言结构和语言的内容与意义的理解和表达障碍，以及作为语言基础的语言认知过程的减退和功能的损害。患者常常表现为自发性言语的流畅性受损、命名和找词困难、复述障碍、语言行为异常、伴有失读及失写等症状。

1. 汉语失语症国内的主要分类

(1) 外侧裂周围失语：病灶位于外侧裂周围，都有复述困难，这是所有失语症中了解最多，并且得到广泛承认的一大类失语。

1) Broca 失语：患者能够理解他人言语，能够发音，但言语产生困难，表现为不能言语或用词错误，或者不能说出连贯的句子而呈电报式语言。患者能够理解书面文字，但不能读出或会读错。

2) Wernicke 失语：病人听理解障碍，表现为语量多、发音清晰、语调正确和短语长短正确，但缺乏实质词。病人回答问题与检查者的提问毫无关系。病变位于优势半球颞上回后部。

3) 传导性失语：以复述不成比例受损突出为特点，患者言语流畅，用字发音不准，复述障碍与听理解障碍不成比例，患者能听懂的词和句，但却不能正确复述。病灶部位大多在左侧缘上回。

(2) 分水岭区失语综合征：病灶位于大脑中动脉与大脑后动脉分布交界区，或者大脑中动脉与大脑后动脉分布交界区。其特点是复述功能相对较好。

1) 经皮质运动性失语：此类患者有 Broca 失语的特点，但程度较轻，且保留复述能力。病灶部位大多在优势侧额顶分水岭区。

2) 经皮质感觉性失语：此类患者有 Wernicke 失语的特点，但复述较好。病灶部位大多为优势半球后部分水岭区或其皮质下。

3) 混合型经皮质失语：此类以口语复述稍好外所有语言功能均有严重障碍为其特点。病灶部分大多在优势半球分水岭区的大片区域。

(3) 完全性失语：完全性失语是最严重的一种失语类型，所有言语功能都有明显障碍。常伴有明显的神经系统体征，包括“三偏”。病灶部位大多在优势半球大脑中动脉分布区的广泛区域。

(4) 命名性失语：命名性失语以命名不能为主要特征，但常可接受选词提示，口语流利、言语理解基本正常，复述好。

(5) 皮质下失语：失语症的一种类型，单独皮质下病变也可引起失语症，常见的有基底节性失语和丘脑性失语。在表现上与其他失语症相比缺乏典型性,为非典型性失语。

(6) 纯词聋:临床主要特征是病人并不聋,却不能理解口语词语,而其他语言功能和阅读能力基本完整。

(7) 纯词哑:不能用声音表达自己,仅有少量构音不清或低调的口语。

(8) 失读症:不能认识和理解书写的或印刷的字词、符号、字母或色彩。

(9) 失写症:是指脑损害所引起原有的书写功能受损或丧失。

2. 下面介绍常用的几种失语症评定方法。

(1) 波士顿诊断性失语症检查(boston diagnostic aphasia examination,BDAE):此检查是当前英语国家普遍应用的标准失语症检查。此检查由27个分测验组成,分为五个大项目:①会话和自发性言语;②听觉理解;③口语表达;④书面语言理解;⑤书写。该测验在1972年标准化,1983年修订后再版,此检查能详细、全面测试出语言各种模式的能力。但检查需要的时间较长。河北省康复中心已将此方法翻译成中文。

(2) 西方失语症成套测验(western aphasia battery,WAB):西方失语成套测验是波士顿失语症检查版本,检查时间大约1小时,该测验提供一个总分称失语商(AQ),可以分辨出是否为正常语言。WAB还可以测出操作商(PQ)和皮质商(CQ),前者可了解大脑的阅读、书写、运用、结构、计算、推理等功能;后者可了解大脑认知功能。该测验还对完全性失语、感觉性失语、经皮质运动性失语、传导性失语等提供解释标准误差和图形描记。

(3) Token测验:Token测验是De Renzi和Vignolo于1962年编制,此测验有61个项目组成,包括两词句10项,三词句10项,四词句10项,六词句10项以及21项复杂指令。适用于检测轻度或潜在的失语症患者的听理解。目前用得较多的是简式Token test。优点是不但可以用于重度失语症患者,同时还有量化指标,可测出听理解的程度。

(4) 汉语失语成套测验(aphasia battery of chinese,ABC):此测验是由北医大神经心理研究室参考西方失语成套测验结合国情编制。ABC由会话、理解、复述、命名、阅读、书写、结构与视空间、运用和计算、失语症总结十大项目组成。

(5) 汉语标准失语症检查(Chinese rehabilitation research center aphasia examination,CRRCAE):汉语标准失语症检查此检查是中国康复研究中心听力语言科以日本的标准失语症检查为基础,1990年由李胜利等按照汉语的语言特点和中国人的文化习惯所编制完成。此检查包括两部分内容,第一部分是通过患者回答12个问题了解其言语的一般情况,第二部分由30个分测验组成,分为9个大项目,包括听理解、复述、说、出声读、阅读理解、抄写、描写、听写和计算。

(二) 构音障碍

构音障碍(dysarthria)又称构音异常,是指构音器官在构音的过程中,构音部位发生错误或呼出的气流方向、压力或速度不准确,整个构音动作不协调,导致语音发生错误的现象。患者的听觉理解能力正常,能够准确选择词汇和语法,但对音量、音调和重音的精确控制感到困难,表现为发声、发音、构音、共鸣、音律等言语基本过程障碍。下面介绍常用的2种构音障碍的评定方法。

1. 构音器官的功能检查

(1) Frenchay构音障碍评定法:该方法主要是通过对构音器官的解剖、生理和感觉检查,从而多方面地描述构音状况。检查包括八个部分,包括反射、呼吸、舌、唇、颌、软腭、喉、言语。每一项按损伤严重程度分为a至e级,a级为正常,e级为严重损伤。此方法后经河北省康复中心修改，内容包括8个项目26个分测验，每个检查的结果可以分为9级，且把结果画在总结图上，能为临床动态观察病情变化、疗效判定等提供客观依据，并对治疗预后有较肯定的指导作用。

(2) 中国康复研究中心的构音障碍检查法：该方法为中国康复中心与日本专家一起制定的一种检查方法。对于患者的呼吸、喉、面部、口部肌肉、硬腭、腭咽机制、下颌及反射活动，可以判断患者是否有构音障碍、其种类和程度。

2. 实验室检查　通过采用肌电图、频谱分析、光纤内镜、和电视荧光放射照相术及气体动力学检查等对患者进行检查。

(三) 言语功能障碍评定时的注意事项

1. 向患者及家属讲清言语评定的相关目的和要求，以取得理解与配合。

2. 选择合适的量表，对患者进行评估。

3. 测验时尽量选择患者状态放松的时间，避免患者紧张的各种诱因。

4. 先易后难，提高患者参与的兴趣。评定时患者如连续答错，可将分测验拆散分解后回答。

5. 尽可能借助录音或复读设备，以便检测者准确判断言语障碍的程度和性质。

6. 评定尽量在1.5小时内完成。若患者感到疲劳或不配合，可以分几次完成检查。

三、康复护理措施

随着康复医学的兴起和快速发展，人们已经发现单纯的临床治疗对言语障碍康复的局限性。语言治疗学(speech-language-therapeutics)是一门对言语障碍患者进行适当的检测、治疗、评价和提供指导、训练的医学。

(一) 失语症的康复治疗

1. 失语症训练的适应证和时机选择　原则上所有失语症患者都是语言训练的适应证，但有明显意识障碍，情感、行为和精神异常以及全身状况差不能配合训练者除外。早期康复开始的时间一般认为是患者生命体征稳定，神经症状不再发展后48小时即可开始，此时患者的GCS评分应该>8分。语言训练的开始时间应该选择患者意识清楚、病情稳定且能够耐受30分钟的训练时间。发病的3~6个月是失语症恢复的高峰期，一些发病2~3年的患者，仍有康复的希望。临床上有些患者，随着时间的延长和积极的自我康复，都表现出不同程度的言语障碍改善。

2. 失语症治疗的训练方式

(1) 一对一训练：由一名言语治疗师对一名病人的训练方式。训练课题针对性强，并可及时调整(图3-7-1)。

(2) 自主训练：病人经过一对一训练后，理解了语言训练的方法和要领，具备了独立练习的基础，此时将部分需要反复练习的内容让病人进行自主训练，由治疗师定期检查。

(3) 小组训练：又称集体训练。通过小组成员相互接触，开展接近日常交流的真实情景的训练。

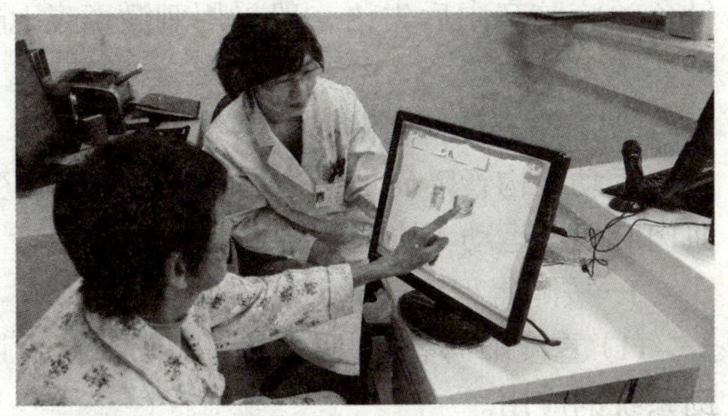

图3-7-1　言语训练

(4) 家庭训练：治疗师通过观摩、阅读指导手册等方法教会家属训练技术，逐步过渡到回家进行训练。由治疗师定期检查和评估并调整训练课题。

3. 失语症的治疗方法

(1) 语言治疗：失语症的主要治疗方法是以言语恢复为主要目的康复治疗。

1) Schuell 刺激法：是目前失语症康复治疗的基础方法，它是应用强的、控制下的听觉刺激，最大限度地促进患者对损害的语言符号系统的再建和恢复。

2) 交流效果促进法：是促进实用交流能力的训练方法，是目前国际上最公认的促进实用交流的训练方法之一，能有效地促进日常生活中所必需的交流能力。交流板的训练是交流效果促进法中重要的一项代偿手段，包括图片交流板或文字交流板。

3) 失语的分类治疗：

表 3-7-1 不同类型失语症语言治疗训练的重点

失语症类型	训练重点
Broca 失语	构音训练、口语和文字表达
Wernicke 失语	听理解、复述、会话
命名性失语	执行口头指令、口语命名、文字称呼
传导性失语	听写、复述
经皮质感觉性失语	听理解
经皮质运动性失语	以 Broca 失语课题为基础
完全性失语	视觉理解、听觉理解、手势、交流板应用

(2) 音乐治疗：音乐是一种世界性的、独特的语言。语言和音乐加工区既广泛联系又相互独立，且两者某些加工区域是相互联系的。循证医学表明脑卒中后早期介入音乐治疗能明显提高患者的语言运用能力，提高患者自发言语的正确性。音乐治疗的机制可能是音乐影响了大脑中某些神经递质的释放，从而改善大脑皮层功能。

(3) 药物治疗：目前治疗失语症的药物大致可分为影响单胺类神经递质的药物、影响胆碱类神经递质的药物及影响氨基酸类神经递质的药物。

(4) 传统中医治疗：针灸治疗常用来作为治疗脑部疾病的辅助手段，包括针刺和艾灸。针灸疗效的功能磁共振成像研究表明通过刺激相应穴位、运用不同的刺激手法、刺激强度可引起大脑皮质相应区域的血流及血氧饱和度的改变，为针灸治疗疾病提供了现代医学依据。针灸治疗脑卒中后失语一般采用刺激廉泉、金津、玉液等穴位，其疗效已在临床实践中得到证实。

(二) 运动性构音障碍的康复治疗

运动性构音障碍训练适用于神经系统病变或损伤所致的，与言语相关的肌肉力量减弱、肌肉麻痹或运动不协调等所致的构音障碍。

1. 按障碍程度选择训练项目

(1) 重度障碍者：呼吸训练、下颌训练、舌训练、唇训练、软腭训练、简单发音训练、交流辅助系统的应用。

(2) 中度障碍者：呼吸训练、舌训练、唇训练、软腭训练、发音训练。

(3) 轻度障碍者:语调练习、会话练习。

2. 构音障碍常用的训练方法

(1) 构音障碍的基础治疗

1) 放松训练:放松训练尤其适用于痉挛型患者。通过肢体肌群的放松来达到咽部肌群的相应放松,为呼吸和发音打基础。

2) 呼吸训练:目的是改善对呼吸气流和气流量的控制训练。对呼吸的控制是正确发音的基础,也是语调、重音、音节等形成的先决条件,方法包括鼻吸气和嘴呼气。

3) 发音训练:发音训练通过松弛技术、节奏训练进行发音启动、改善音量控制和鼻音控制。目的是改善声带和软腭等的运动。

4) 正音训练;正音训练为纠正发音,补偿技术主要通过构音结构代偿来进行。

5) 节奏训练:节奏训练包括重音、节奏和语调的训练。重音训练包括在患者朗读训练时朗读材料上标明重音;节奏训练可以通过不同的节奏来训练语言的速度;语调训练可以反复练习高声调、曲折调、平直语调的训练。

6) 替代交流方法的训练:替代言语交流方法的训练则为重度患者通过交流板或交流仪器进行交流的方法。

(2) 声音响度治疗:该项治疗着重于嗓音异常问题。通过增加发声运动的幅度、改进发声时的感觉以及高强度训练来改善言语问题。

(3) 口部运动治疗:是指利用触觉和本体感觉刺激技术,遵循运动技能发育原理,促进口部(下颌、唇、舌)的感知觉正常化,抑制口部异常运动模式,并建立正常的口部运动模式的治疗过程。

(4) 仪器治疗:指借助于仪器进行构音障碍治疗的方法。功能性电刺激对发音肌肉(口轮匝肌、颊肌、舌肌、咀嚼肌及舌咽部肌肉)进行脉冲电刺激;目前经颅磁刺激技术、经颅直流电刺激治疗神经性言语语言障碍成为了新的治疗形式。

四、康复护理指导

言语障碍的患者在积极进行疾病治疗的同时,应尽早配合语言康复训练,以提高患者语言表达能力、理解力、阅读力及沟通能力。同时,这类患者都有不同程度的心理障碍,康复护理人员需积极主动地与患者沟通,做好心理护理,充分调动患者的积极性、主动性。患者后期的家庭跟踪和社区康复护理也是非常重要的,只有持续渐进地进行语言康复护理,才能让患者真正回归家庭、回归社会。

1. 言语障碍的康复护理原则

(1) 早期开始,环境适宜:言语康复护理介入的时间越早,对患者康复越有利。患者神智清楚,病情稳定即可以开始。同时病房和言语训练室需要创造适宜的环境,便于患者集中注意力、放松情绪、激发交流欲望。

(2) 循序渐进,强化训练:康复护理人员在进行训练时,要遵循先易后难,由少到多,更换新作业尽量只改变一个因素,不达到80%正确不进入下一新作业的原则。口语训练同时,辅以相同内容的朗读和书写,以此强化训练。

(3) 重视心理护理,注意治疗个体化:重视患者的心理反应,有进步及时鼓励 ,避免直接纠正错误;涉及的语言训练内容要适合患者的文化水平及生活情趣,职业和家庭情况等。

(4) 持之以恒,社会参与:言语康复是一个漫长的过程,鼓励患者坚持训练,家属、同事、朋友等社会力量积极配合，促进患者康复。

2. 言语障碍的康复护理措施

(1) 听觉语言刺激训练：康复护理人员应采用让患者看电视、听广播和阅读等方式，对患者进行视听理解和文字理解等方面的相关训练，引起患者对以上各种刺激作出及时的反馈，当有正确的反馈时要进行及时的强化，出现不正确的反馈时予以纠正。也可采用图片和实物相结合的方法，给予患者以视觉、触觉和嗅觉方面的刺激。

(2) 日常生活交流能力训练：重度失语患者，要先进行简单的沟通和交流，如可通过点头和摆手等手势来表示“是”或“不是”、“对”或“不对”等信息；中度失语患者，首先要进行日常生活交流的训练，如教患者会说“吃、好、不”等单个字的发音，然后过渡到“吃饭、小便”等双字的发音，在训练时，护理人员可先示范正确的口型和发音；轻度失语患者，可以与其谈论其喜好、家庭成员和工作等，扩充患者的词汇量并进行语意记忆训练，从而达到改善患者言语表达能力的目的(图 3-7-2)。

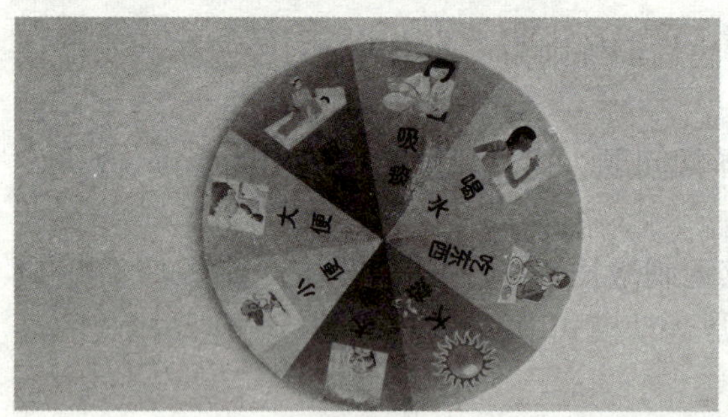

交流板 1

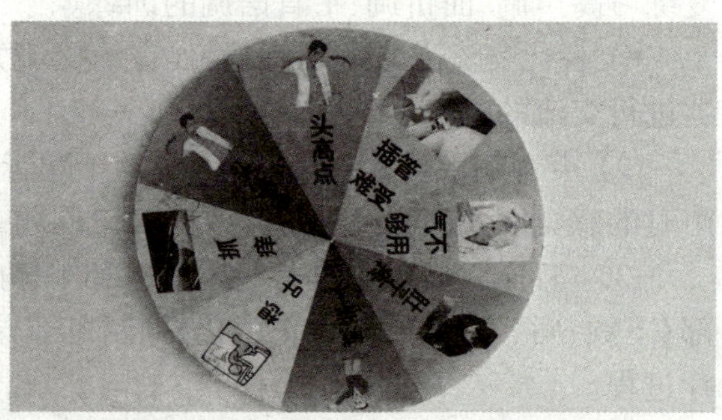

交流板 2

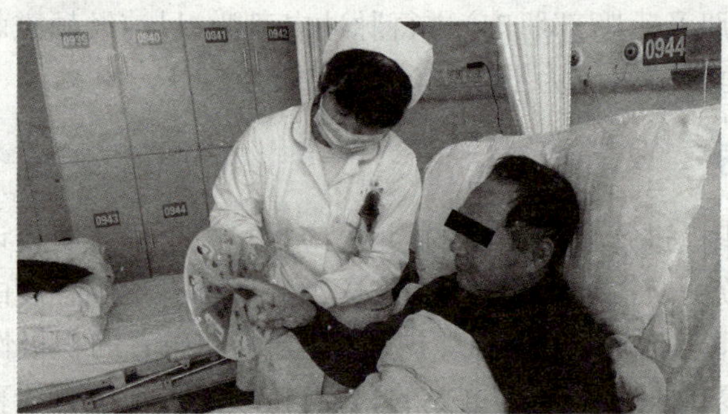

交流板 3

图 3-7-2 交流板的使用

(3) 心理护理：康复护理人员在进行语言恢复训练时，应根据患者的个性特点、文化背景等，有针对性地对其进行心理护理。在训练过程中，先复习已经学会的内容，增强其恢复信心，促进患者和康复护理人员之间的交流，使训练工作能够顺利开展。此外，肢体语言的配合使用，也可增强治疗效果，促进患者早日康复。

(4) 指导家庭治疗：家庭言语治疗是病人出院后治疗的延续。协助患者家属建立好训练内容计划表，指导营造舒适、愉快的家庭氛围，可使患者一方面获得心理支持，另一方面可进行日常交流、会话，快速建立病后的生活模式，尽可能恢复病人的社会功能。

(路 惠)

第八节 焦虑与抑郁的康复护理

学习目标

掌握：焦虑、抑郁的康复护理措施。

熟悉：焦虑、抑郁的康复护理评定。

了解：焦虑、抑郁的定义。

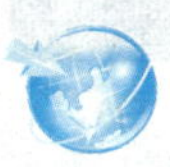

导入情景

小王是一名大学生，父母均为高级知识分子，自小学习成绩优秀，进入大学后虽然很努力但成绩不理想，因此经常受到父母的严厉批评。之后他觉得自己是个没有用的人，对任何事情都没有兴趣，情绪低落，失眠，烦躁不安。家人担心他，将其送往医院治疗。

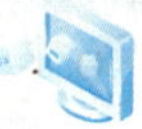

工作任务

1. 小王可能有哪些心理障碍？
2. 你会用什么方法为小王做心理评定？

一、概述

疾病、外伤以及肢体功能的缺陷常导致患者对自身健康状况认识出现偏差，有些患者因为对疾病的过分担心而产生焦虑、恐惧甚至抑郁的情绪反应。焦虑和抑郁都是情绪性应激反应中的一种，这些反应与现实情境相关。一般来说，应激源去除，情绪恢复，应激源存在，情绪出现，若长期持续存在可能引起严重的心理问题。

焦虑是最常见的情绪反应，是患者在缺乏事实根据和客观因素的情况下，对其自身健康或其他问题感到忧虑不安，紧张害怕。一般情况下，适度的焦虑具有积极的意义，因为它能充分地调动身体各脏器的技能，提高大脑的反应速度和警觉性。只有具备某些病理性特征并对正常的社会功能造成影响时，才是病理性焦虑。

抑郁又称之为抑郁障碍，是一种消极的情绪状态，患者主要表现为长期的心情低落，如悲观、失望、绝望、厌世和无助等。严重的抑郁可导致患者有出现幻觉、妄想等精神症状甚至有自杀倾向。

二、康复护理评定

（一）观察法

观察患者的表情、动作和生理反应。焦虑的患者可以不断重复某一动作，徘徊行为改变并出现像“我特别紧张，我很着急、我很害怕”等主诉。

（二）交谈法

与患者在合适的机会下进行交谈，获取情绪情感的主观资料。

（三）测量法

测量患者的生命体征，获得情绪情感的客观资料，对收集到的主观资料进行验证。

(四) 量表法

常用的焦虑和抑郁自评量表有以下几种:

1. 焦虑评定量表　常用的有 Zung 焦虑自评量表和汉密尔顿焦虑评定量表。

(1) Zung 焦虑自评量表(Self-Rating anxiety scale,SAS):该量表是由威廉(William W.k.Zung)于 1971 年编制而成。共由 20 个与焦虑相关的条目组成,包括焦虑、害怕、惊恐和手足颤抖等,见表 3-8-1。该量表正向计分题 A、B、C、D 按 1、2、3、4 分计;反向计分题按 4、3、2、1 计分,反向计分题号为 5、9、13、17、19。将 20 项的得分分别相加,得出总粗分,总粗分乘以 1.25 取整数,即得标准分。标准分高于 50 分考虑筛查阳性,需进一步检查。

表 3-8-1　Zung 焦虑自评量表(SAS)

题号	项目	选项			
1	我觉得比平时容易紧张或着急	A	B	C	D
2	我无缘无故在感到害怕	A	B	C	D
3	我容易心里烦乱或感到惊恐	A	B	C	D
4	我觉得我可能将要发疯	A	B	C	D
5	我觉得一切都很好	A	B	C	D
6	我手脚发抖打战	A	B	C	D
7	我因为头疼、颈痛和背痛而苦恼	A	B	C	D
8	我觉得容易衰弱和疲乏	A	B	C	D
9	我觉得心平气和,并且容易安静坐着	A	B	C	D
10	我觉得心跳得很快	A	B	C	D
11	我因为一阵阵头晕而苦恼	A	B	C	D
12	我有晕倒发作,或觉得要晕倒似的	A	B	C	D
13	我吸气呼气都感到很容易	A	B	C	D
14	我的手脚麻木和刺痛	A	B	C	D
15	我因为胃痛和消化不良而苦恼	A	B	C	D
16	我常常要小便	A	B	C	D
17	我的手脚常常是干燥温暖的	A	B	C	D
18	我脸红发热	A	B	C	D
19	我容易入睡并且一夜睡得很好	A	B	C	D
20	我做噩梦	A	B	C	D

选项说明:A. 没有或很少时间;B. 小部分时间;C. 相当多时间;D. 绝大部分或全部时间

(2) 汉密尔顿焦虑评定量表(Hamilton anxiety scale,HAMA):该量表是由汉密尔顿(Hamilton)于 1959 年编制,是精神科临床中常用的量表之一,主要用于评定神经症及其他患者的焦虑症状的严重程度,但不大宜于估计各种精神病时的焦虑状态。该量表包括 14 个反映焦虑症状的项目,主要涉及躯体性焦虑和精神性焦虑两大类因子结构,见表 3-8-2。结果分析：总分超过 29 分，可能为严重焦虑；超过 21 分，肯定有明显焦虑；超过 14 分，肯定有焦虑；超过 7 分，可能有焦虑；如小于 7 分，便没有焦虑症状。

表 3-8-2 汉密尔顿焦虑评定量表（HAMA）

项目	分数	说明
1. 焦虑心境	0 1 2 3 4	担心、担忧，感到有最坏的事将要发生，容易激惹
2. 紧张	0 1 2 3 4	紧张感、易疲劳、不能放松、情绪反应，易哭、颤抖、感到不安
3. 害怕	0 1 2 3 4	害怕黑暗、陌生人、一人独处、动物、乘车或旅行及人多的场合
4. 失眠	0 1 2 3 4	难以入睡、易醒、睡得不深、多梦、夜惊、醒后感疲倦
5. 认知功能	0 1 2 3 4	或称记忆、注意障碍，注意力不能集中，记忆力差
6. 抑郁心境	0 1 2 3 4	丧失兴趣、对以往爱好缺乏快感、抑郁、早醒、昼重夜轻
7. 肌肉系统症状	0 1 2 3 4	肌肉酸痛、活动不灵活、肌肉抽动、肢体抽动、牙齿打颤、声音发抖
8. 感觉系统症状	0 1 2 3 4	视物模糊、发冷发热、软弱无力感、浑身刺痛
9. 心血管系统症状	0 1 2 3 4	心动过速、心悸、胸痛、心管跳动感、昏倒感、心搏脱漏
10. 呼吸系统症状	0 1 2 3 4	胸闷、窒息感、叹息、呼吸困难
11. 胃肠道症状	0 1 2 3 4	吞咽困难、嗳气、消化不良（进食后腹痛、腹胀、恶心、胃部饱感）、肠动感、肠鸣、腹泻、体重减轻、便秘
12. 生殖泌尿症状	0 1 2 3 4	尿意频数、尿急、停经、性冷淡、早泄、阳痿
13. 自主神经症状	0 1 2 3 4	口干、潮红、苍白、易出汗、起鸡皮疙瘩、紧张性头痛、毛发竖起
14. 会谈时行为表现	0 1 2 3 4	(1) 一般表现：紧张、不能松弛、忐忑不安，咬手指、紧紧握拳、摸弄手帕，面肌抽动、不宁顿足、手发抖、皱眉、表情僵硬、肌张力高，叹气样呼吸、面色苍白 (2) 生理表现：吞咽、呃逆、安静时心率快、呼吸快（20 次 / 分以上）、腱反射亢进、震颤、瞳孔放大、眼睑跳动、易出汗、眼球突出

选项说明：0. 无症状；1. 轻；2. 中等；3. 重；4. 极重

2. 抑郁评定量表　常用的有 Zung 抑郁自评量表和汉密尔顿抑郁评定量表。

(1) 抑郁自评量表（Self-Rating depression scale，SDS）：该量表是由威廉（William W.k.Zung）于 1965 年编制而成。共由 20 个与抑郁症状有关的条目组成，包括四组特异性症状：精神性 - 情感症状，躯体性障碍，精神运动性障碍，抑郁的心理障碍，见表 3-8-3。该量表正向计分题 A、B、C、D 按 1、2、3、4 分计；反向计分题按 4、3、2、1 计分，反向计分题号为 2、5、6、11、12、14、16、17、18、20。将 20 项的得分分别相加，得出总粗分，总粗分乘以 1.25 取整数，即得标准分。总粗分的分界值为 41 分，标准分为 53 分。标准分高于 53 分考虑为抑郁，需进一步检查，分数超过越多，抑郁病情越严重。

表 3-8-3 Zung 抑郁自评量表(SDS)

题号	项目	选项			
1	我觉得闷闷不乐,情绪低落	A	B	C	D
2	我觉得一天之中早晨最好	A	B	C	D
3	我一阵阵哭出来或觉得想哭	A	B	C	D
4	我晚上睡眠不好	A	B	C	D
5	我吃得跟平常一样多	A	B	C	D
6	我与异性密切接触时和以往一样感到愉快	A	B	C	D
7	我发觉我的体重在下降	A	B	C	D
8	我有便秘的苦恼	A	B	C	D
9	我心跳比平时快	A	B	C	D
10	我无缘无故地感到疲乏	A	B	C	D
11	我的头脑跟平常一样清楚	A	B	C	D
12	我觉得经常做的事情并没有困难	A	B	C	D
13	我觉得不安而平静不下来	A	B	C	D
14	我对将来抱有希望	A	B	C	D
15	我比平常容易生气激动	A	B	C	D
16	我觉得作出决定是容易的	A	B	C	D
17	我觉得自己是个有用的人,有人需要我	A	B	C	D
18	我的生活过得很有意思	A	B	C	D
19	我认为如果我死了别人会生活得好些	A	B	C	D
20	平常感兴趣的事我仍然照样感兴趣	A	B	C	D

选项说明:A. 没有或很少时间;B. 小部分时间;C. 相当多时间;D. 绝大部分或全部时间

(2) 汉密尔顿抑郁评定量表(Hamilton depression scale,HAMD):该量表由汉密尔顿(Hamilton)于 1960 年编制,是临床上评定抑郁状态时应用的最为普遍的量表,适用于有抑郁症状的成年患者。本量表有 17 项、2l 项和 24 项等 3 种版本,这里介绍的是 24 项版本。HAMD 大部分项目采用 0~4 分的 5 级评分法:0- 无,1- 轻度,2- 中度,3- 重度,4- 很重。少数项目评分为 0~2 分的 3 级评分法:0- 无,1- 轻 ~ 中度,2- 重度。

依据各项目反映的症状特点,HAMD 可分为 7 个因子。分别为:①焦虑 / 躯体化,由精神性焦虑、躯体性焦虑、胃肠道症状、疑病和自知力、全身症状 6 项组成;②体重,即体重减轻 1 项;③认知障碍,包括自罪感、自杀、激越、人格或现实解体、偏执症状和强迫症状 6 项;④日夜变化,仅日夜变化 1 项;⑤迟缓,由抑郁情绪、工作和兴趣、迟缓和性症状 4 项组成;⑥睡眠障碍,由入睡困难、睡眠不深和早醒 3 项组成;⑦绝望感,由能力减退感、绝望感和自卑感 3 项组成。每个因子各项目得分的和即为因子分。总分能较好地反映病情的严重程度,即症状越轻,总分越低;症状越重,总分越高。对于 24 项版本,总分超过 35 分可能为严重抑郁;超过 20 分,可能是轻或中度的抑郁;如小于 8 分,则没有抑郁症状。

三、康复护理措施

（一）焦虑的康复护理

1. 心理支持　康复护理人员应该认真倾听患者的主诉，注意和患者进行交流，帮助患者分析发病的原因，鼓励患者勇敢面对目前的状况，并告诉他康复治疗的结局以及应该如何配合康复护理人员完成康复治疗，充分调动患者的主动性和积极性。

2. 观察病情　密切观察患者的病情变化。患者情绪稳定时给予心理护理，稳定患者的情绪；向患者讲明激烈的情绪反应对身体的不良影响，有利于患者能从主观上控制自己的情绪反应。

3. 环境设置　有严重焦虑的患者，应将其安排在单人房间，环境安静、舒适，减少外界对患者的干扰。周围的设施应该简单、安全，最好安排专门的护理人员进行护理。

4. 营养支持　康复护理人员调整患者的饮食结构，给予易消化、易吸收的食物，加强营养的摄入。老年患者要注意钙质的补充，以防骨折的发生。

5. 家庭支持　家人的支持是患者坚强的后盾，康复护理人员向家属说明患者病情的严重程度以及家人应如何鼓励和协助患者进行康复训练。

6. 活动训练　为患者制定活动计划，安排活动内容。活动内容要简单、轻松、有趣味性，结合患者的兴趣爱好和病情。制定短期和长期目标，逐步完成各个阶段目标。当患者有进步时，应该给予一定的口头或物质奖励，增强患者自信。

（二）抑郁的康复护理

1. 防止自我伤害　自杀是抑郁最严重和危险的行为，因此首先与患者建立良好的人际关系，密切观察患者的表现如失眠、忧郁烦躁、绝食等，护理人员应尽早识别患者的异常行为，做好预防措施。避免患者单独活动，鼓励和陪伴患者参加各种社团活动。

2. 环境设置　给患者安置舒适、安静、安全的病房，房间内可放如颜色明快的鲜花或壁画。加强巡视，尤其是夜间、交接班、节假日等康复护理人员少的情况下，严格做好药物以及危险品的管理。发药时要察看患者口腔以免患者藏药以致一次性吞服。向家属说明患者病情，取得家属的合作和配合，协助加强疏导。

3. 生活护理　饮食上选择患者喜爱的食物，与患者共同进餐。若患者拒食，可采取喂食、鼻饲或静脉输液等方式补充营养。抑郁患者睡眠差，康复护理人员应主动陪伴或鼓励患者白天参加一些娱乐活动，睡前避免情绪激动，给患者营造温馨、舒适的睡眠环境。

4. 语言交流　鼓励患者说出自己的想法，康复护理人员应耐心、缓慢以及非语言的方式表达自己对他的关心和支持。康复护理人员帮助患者减少负面想法，多回顾自己身上的优点和长处，协助患者完成某些建设性的工作和参与社交活动，增强正面引导。

5. 人际交往和社会支持　为患者创造各种与他人接触的机会，帮助患者改善人际关系，提高社交技巧。康复护理人员对患者周围的人提供适当的教育和建议，协助他们加强患者适应性的行为反应，忽略不适应行为，改变患者的应对方式。

四、康复护理指导

1. 家庭和亲人的支持对控制患者病情有很大帮助，康复护理人员应向家属解释和说明患者病情以及治疗和护理方法和预期效果，取得他们的配合。

2. 建立良好的护患关系　康复护理人员不仅要护理患者的身体，还有他们的心理，因此，耐心、细心、爱心是必不可少的。

3. 尊重患者　对待患者不可因为其心理问题而歧视他们，康复护理人员要考虑患者的心理感受，通过行为引导、言语等方式增强患者的自信心和自尊心。

（卞龙艳）

第九节　常见运动功能障碍的康复护理

掌握：肌力、关节活动度、肌张力、平衡、协调、步行及步行周期的概念；常用肌力训练的方法及肌力训练的注意事项；超量恢复原则；常用的关节活动度的训练方法及注意事项；常用的缓解痉挛的训练方法；平衡及协调功能障碍的训练方法；步行障碍的训练方法。

熟悉：肌力训练，关节活动技术的适应证和禁忌证；特殊肌群的牵伸技术；平衡及协调训练的适应证和禁忌证；步行训练的适应证和禁忌证。

了解：肌力训练的基本原则及超量恢复原则；关节的解剖结构。

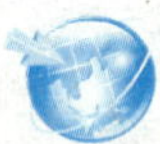
导入情景

患者张大爷，68岁，因左侧肢体活动不利5天入院，既往有高血压病10年，近3天病情无明显变化。经综合评估发现左侧肢体偏瘫，左侧肢体感觉障碍，日常生活活动能力受限，不能行走。

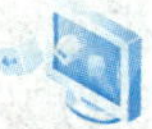
工作任务

1. 该患者如何提高运动功能？
2. 康复护理工作中的注意事项。

一、肌力障碍的康复护理

（一）概念

1. 肌力　是指骨骼肌肉收缩时产生的最大的力，是肌肉发挥其生理功能的形式。根据收缩强度不同，Lovett徒手肌力检查法将其划为六级，即：0，1，2，3，4和5级。5级为正常肌力。其他几级都属肌力减弱，需进行肌力训练，以改善运动功能。

2. 肌力训练　增强肌力的主要方法，肌力训练的具体技术和方法有很多，如神经传递冲动训练，助力训练及抗阻力训练等。

（二）适应证及禁忌证

1. 适应证　由制动、运动减少或其他原因引起的肌肉失用性萎缩，肌肉病变引起的肌萎缩，神经病变引起的肌肉功能障碍，关节疾病或损伤引起的肌力减弱，肌肉功能障碍，健康人或运动员的肌力训练。

2. 禁忌证　关节不稳，新发骨折或骨折未完全愈合，急性炎症或感染（红肿），关节活动或肌肉延展时有剧痛，血肿，骨关节肿瘤，全身情况较差，病情不稳定者。

(三) 肌力训练方法分类

1. 按照不同训练目的分类　可分为增强肌力训练和增强肌肉耐力训练两种。

2. 按照不同肌力大小分类　可分为传递神经冲动训练,助力训练,主动训练,抗阻训练等运动方法。

3. 按照不同肌肉收缩的方式分类　可分为等长训练、等张训练。

(四) 肌力训练的基本原则

1. 抗阻训练原则　训练中施加阻力是增加肌力的重要因素。阻力主要来自肌肉本身的重量,肌肉在移动过程中受到的障碍、外加的阻力等。因此,当肌力在3级以上时,应考虑采用抗阻训练的方法,只有这样才能达到增强肌力的目的。

2. 超量恢复原则(muscle supercompensation principal)　超量恢复是指肌肉或肌群经过适当的训练后,产生适度的疲劳。肌肉先经过疲劳恢复阶段,然后达到超量恢复阶段。在疲劳恢复阶段,训练过程中消耗的能源物质、收缩蛋白、酶蛋白恢复到运动前水平;在超量恢复阶段,这些物质继续上升并超过运动前水平,然后又逐渐降到运动前水平;所以,当下一次训练在前一次超量恢复阶段进行,就能以前一次超量恢复阶段的生理生化水平为起点,起到巩固和叠加超量恢复的作用,逐步实现肌肉形态的发展及功能的增强。

(五) 常用的肌力训练方法

1. 传递神经冲动训练　适用于肌力0~1级的患者。

训练方法:引导患者做主观努力,通过意念的方式,竭力去引发瘫痪肌肉的主动收缩。

2. 助力训练(assisted exercise)　适用于肌力2级的患者。

训练方法:常用的助力训练方法有以下几种:

(1) 徒手辅助主动训练:利用康复护理人员的手法,不需要任何器械的帮助。当肌力为1级或2级时,康复护理人员帮助患者进行主动运动。

(2) 滑面上辅助主动训练:在平滑的板面上利用滑石粉或小滑车等方法,减少肢体与滑板之间的摩擦力,进行滑面上的辅助训练。此训练是在肢体克服一定阻力下进行的,训练难度高于徒手辅助主动运动和悬吊式训练方法。

(3) 浮力辅助主动训练:指在水中进行的一种辅助主动运动,可利用水对肢体的浮力或漂浮物,以减轻肢体重力的影响。

3. 主动训练　适用于肌力3级的患者。

训练方法:抗重力状态下的主动运动,为抗阻运动做准备,必要时可施加抗轻微阻力运动。

4. 抗阻训练　适用于肌力4级的患者。

训练方法:常用的抗阻训练方法有以下几种:

(1) 徒手抗阻训练:由康复护理人员施加阻力或患者利用自身重量提供阻力的动态或静态主动抗阻训练。

(2) 应用器械抗阻训练:康复护理人员利用沙袋、哑铃、墙壁拉力器及股四头肌训练椅等装置指导患者进行抗阻肌力训练(图3-9-1)。

(3) 等长抗阻训练(isometric exercise):利用肌肉等长收缩进行的抗阻训练。肌肉对抗阻力收缩,肌张力明显升高,肌力显著提高,但不产生关节运动,因此又称静力练习(Static Exercise)。主要适用于关节损伤、疼痛或骨折和手术后制动等情况,可防止失用性肌萎缩发生,保持和促进肌力恢复,改善运动功能。主要包括:

1）以增强肌力为目的：取60%~80%的最大收缩力量，或相同的阻力负荷进行6~10秒的收缩，每次收缩间休息2秒。

2）以增强肌肉耐力为目的：取20%~30%的最大等长收缩阻力，做逐渐延长时间的等长收缩练习，直至出现肌肉疲劳为止，1次/日，每周练习3~5天。

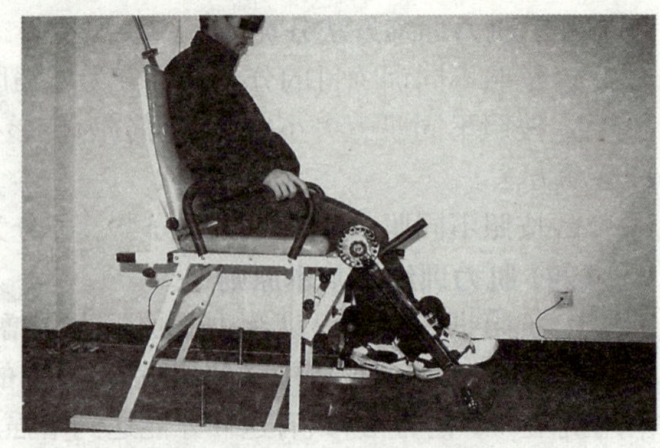

图3-9-1 股四头肌训练椅

(4) 等张抗阻训练（isotonic exercise）：训练时作用于肌肉上的阻力负荷恒定，产生关节运动，借以提高动态肌力或肌肉耐力。等张肌力训练包括向心性训练和离心性训练。肌肉主动缩短，使两端相互靠近为向心肌力训练；肌肉在收缩时逐渐延长，致使其两端相互分离为离心肌力训练。主要包括：

1）以增强肌力为目的：以渐进抗阻训练法（progressive resistance exercise，PRE）为例，先测定重复10次运动的最大负荷，称为10RM值。用10RM的1/2运动强度训练，重复10次，间歇30秒；再以10RM的75%运动强度重复训练10次，间歇30秒；再进行10RM的100%运动强度重复尽可能多次，2~3周后根据患者情况适当调整10RM的量；训练频度：1次/日，每周训练3~4次，持续数周。

2）以发展肌肉耐力为目的：用10RM的50%量作为训练强度，每组练习10~20次，重复3组，每组间隔1分钟。亦可采用适宜长度适当阻力系数的弹力带进行重复牵拉练习。弹力带的一头固定于床架或其他固定物上，反复牵拉弹力带直至肌肉疲劳，1次/日，每周练习3~5天。

(5) 等速训练（isokinetic exercise）：在专门的等速训练器上获得恒定的角速度，即训练中运动速度不变，但遇到的阻力随用力程度而变化，以使运动肢体的肌张力保持最佳状态的肌力训练方法（图3-9-2）。

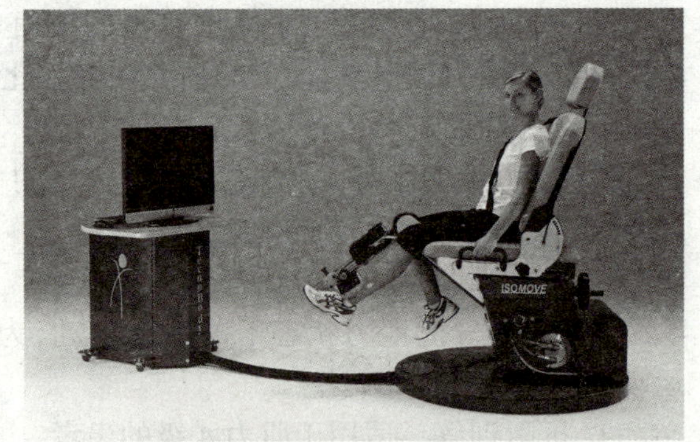

图3-9-2 等速训练器

1）训练方式：分为等速向心和等速离心训练。运动速度通常包括60°/s，120°/s，180°/s或60°/s，120°/s，240°/s，可根据训练的需要将最高速度增加至720°/s。也可将训练程序设为8到10个速度进行，以20°/s或30°/s的速度递增或递减来设定。

2）训练次数：建议每个运动速度状态下采用重复10次的运动方式，也可根据增强肌肉力量或发展肌肉耐力来确定运动强度、间歇时间和训练频度等。

二、关节活动度障碍的康复护理

（一）概念

1. 关节活动度（range of motion，ROM）是指关节远端尽最大能力运动时所通过的运动弧或转动的角度。关节有主动活动度与被动活动度之分：

(1) 被动关节活动度(passive range of motion, PROM):即在身体放松状态下,某关节可被移动的最大范围。

(2) 主动关节活动度(active range of motion, AROM):受试者自己主动活动某关节可达到的最大范围。

一般来讲被动活动度大于或等于主动活动度,但有时也表现为后者大于前者,可能为受试者主观努力,忍受关节疼痛所致。

2. 关节活动技术 是指利用各种方法来维持和恢复因组织粘连或肌肉痉挛等多种因素所导致的关节功能障碍的运动治疗技术。

(二) 适应证及禁忌证

1. 适应证 因力学因素所致软组织的挛缩与粘连、疼痛及肌痉挛;神经性疾患所致的关节活动范围减小和受限;不能主动活动者如昏迷、完全卧床等。

2. 禁忌证 各种原因所致的关节不稳定、关节内未完全愈合的骨折、关节急性炎症或外伤所致的肿胀、骨关节结核和肿瘤等。

(三) 常用的关节活动技术

1. 主动运动 可增强肌力,促进肢体血液循环,消除肿胀。根据患者的疼痛感觉控制用力程度,不易造成损伤,宜早期实施。主动运动对早期或轻度挛缩效果较好,对后期关节挛缩粘连牢固者效果欠佳。可借助体操棒、肋木等器械进行,开始动作宜平缓,尽可能达最大关节活动幅度,然后再维持。用力以引起紧张或轻度疼痛为度,每一动作重复至少 20~30 次。多轴关节各方向依次进行,每天练习 2~4 次(图 3-9-3)。

2. 被动运动 由康复护理人员帮助或患者利用健肢进行,治疗手法包括西方的关节松动术和中医的推拿按摩术两类。其作用较主动运动有力,活动到最大幅度也可短时维持。必须小心根据疼痛感觉控制用力程度,切忌施行暴力,避免引起新的损伤(图 3-9-4)。

3. 助力运动 通常由健肢徒手或借助棍棒、滑轮、绳索、方向盘、拉力器等多种简单器械,对患肢的主动运动施加辅助力量,兼有主动运动和被动运动的特点,在运动治疗中应用广泛。

4. 关节功能牵引 对需扩大活动范围的关节作一定时间持续的牵引,使挛缩及粘连的纤维组织产生更多的塑性延长,同时该方法牵引力稳定,不易引起新的损伤。关节功能牵引的基本方法是将挛缩关节的近端肢体用支架或特制的牵引装置稳定的固定于适当姿势,充分放松关节周围肌群后,在其远端肢体按需要方向用沙袋进行重力牵引。沙袋重量以引起一定的紧张或轻度疼痛感觉,可以耐受,但不引起反射性肌痉挛为度。一次牵引持续时间 10~20 分钟,不同关节、不同方向的牵引可依次进行,每天进行 1~2 次。

5. 持续性被动活动(continuous passive motion, CPM) 肢体在伤后早期进行持续、缓慢、无痛范围内的被动活动,并逐渐增加活动范围;主要应用在四肢骨折、关节成形术、关节置换术、关节韧带重建术、关节挛缩粘连松解术后、关节软骨损伤、自体骨膜移植修复术后(图 3-9-5)。

6. 矫形器 塑板矫形器可作为一种辅助性治疗手段,在术后早期固定关节于理想的最大角度,或在康复治疗进展期巩固治疗结果,待关节角度进一步改善时更换矫形器,阻止纤维组织的挛缩。多采用临时性矫形器,如系列石膏、可调控夹板等,但应防止矫形器下的皮肤压伤,禁忌剧烈疼痛。

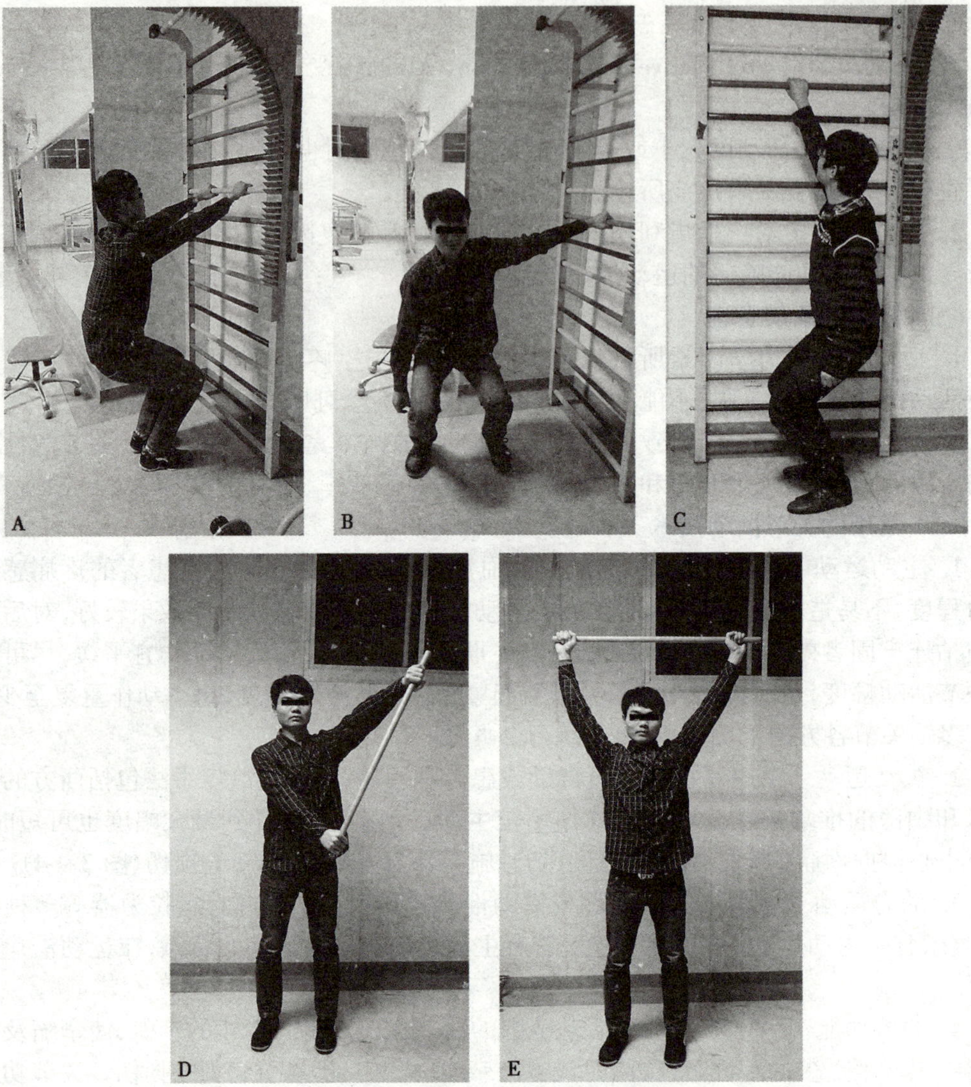

图 3-9-3 主动关节活动的方法

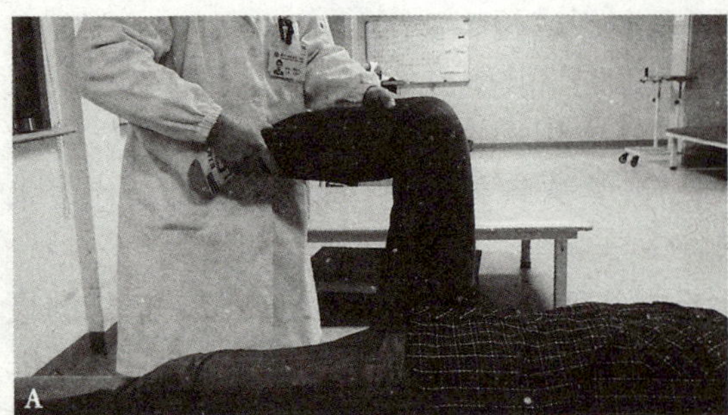

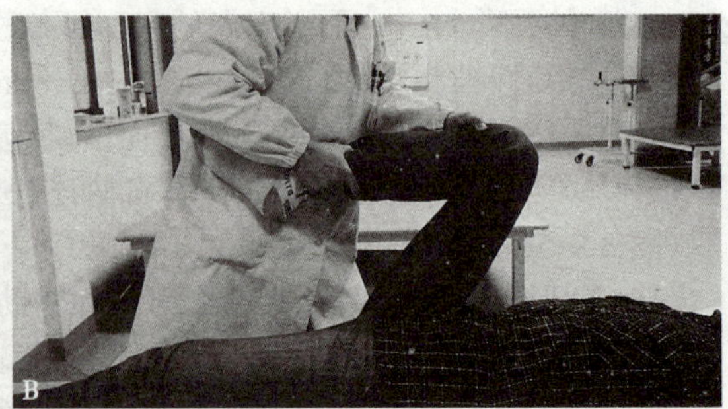

图 3-9-4 被动运动

三、肌张力异常的康复护理

（一）概念

1. 肌张力（muscle tone） 是指肌肉组织在静息状态下的一种持续的、细小的不随意收缩，是维持身体各种姿势（如坐、站）和正常活动的基础。

2. 肌张力异常 常见的肌张力障碍有痉挛、僵硬、弛缓性瘫痪及肌张力异常等。临床中以痉挛最为常见，以下主要介绍的是缓解痉挛的康复护理方法。

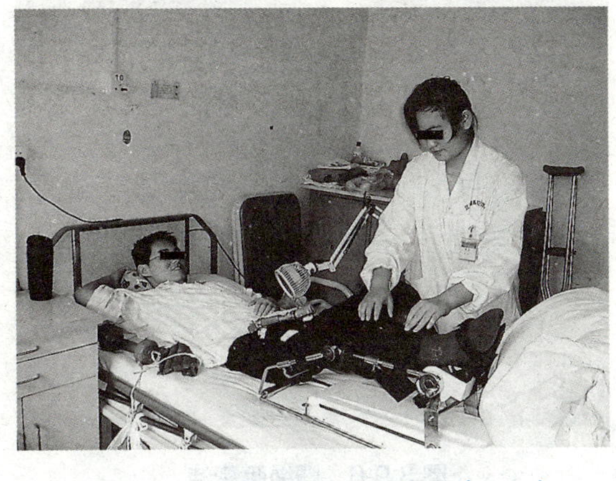

图 3-9-5 持续性被动活动装置（CPM）

（二）常用的缓解痉挛的训练方法

1. 牵伸技术（stretching） 利用徒手或机械器具提供持续或间断的外力，活动幅度超过受限的关节范围，牵伸短缩的肌肉 - 肌腱特别是结缔组织。如果患者感到放松且舒适，称之为被动牵伸；如果帮助患者关节运动超过更大的角度，称为助力牵伸。

2. 神经促通与抑制技术 神经发育疗法之 PNF 技术。

3. 肌肉能量技术 也称为后等长放松技术，让患者对抗康复护理人员给予的有准确收缩方向和强度的力，进行最大肌肉收缩以牵伸肌肉和筋膜的技术。

4. 关节松动或整复技术。

（三）牵伸技术适应证及禁忌证

1. 适应证 制动引起的各关节肌肉及组织的缩短与挛缩；皮肤及软组织的粘连或瘢痕形成；肌张力异常增高而导致的肌肉痉挛或挛缩。

2. 禁忌证 骨质疏松，或骨折未愈合、疼痛、炎症急性阶段、感染、结核或肿瘤。

（四）特殊肌群的牵伸技术

1. 髂胫束牵伸 患者的患侧向墙，侧身离墙站立，健侧手叉腰，患侧手撑墙，患侧髋部尽量接触墙壁，两脚不要离地，离墙壁距离可逐渐增加，以增加牵张度。

2. 股内收内旋肌群牵伸 取坐位或卧位，膝关节屈曲 90°，双足并拢，双膝关节自然放松向外。瘫痪的患者可以由康复护理人员固定双足，并用手控制膝关节外展活动。

3. 股四头肌牵伸 膝跪位躯干后伸，或屈膝屈髋跪坐位，两手向后撑床或地面，作挺腹伸髋。

4. 腘绳肌牵伸 各种压腿的动作均为腘绳肌牵伸。也可以采用直腿坐位，将身体尽量向小腿靠拢。瘫痪患者可以取卧位，康复护理人员取坐位，将患者一侧小腿置于康复护理人员的肩上，康复护理人员用手固定患者的膝关节于伸直位，并利用身体向前倾，逐步牵拉腘绳肌（图 3-9-6）。

5. 跟腱牵伸 ①取站立姿势，面向墙壁，两足离开墙一定距离，两手支撑墙，身体向前尽量使腹部接近墙，足跟不可离地，使小腿得到牵伸。如果只需牵张单侧，可将健腿向前膝关节屈曲患腿在后伸直成弓步，患侧小腿即受到牵张。②做屈膝下蹲动作可以牵伸跟腱。③手法牵伸，即由康复护理人员坐在患者的患侧，用手握患者足跟，前臂置于患者足底，用身体的重量向患者头部方向牵引踝关节（图 3-9-7）。

6. 肩关节牵伸 可以使用肋木或门框等，将患侧上肢伸直，手逐步沿肋木或门框向上

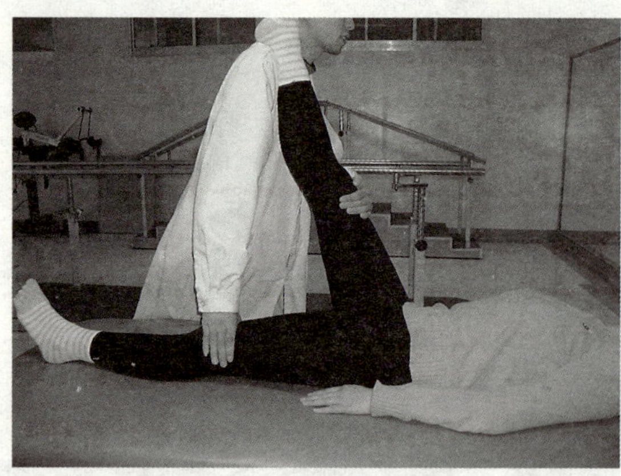

图 3-9-6 腘绳肌牵伸

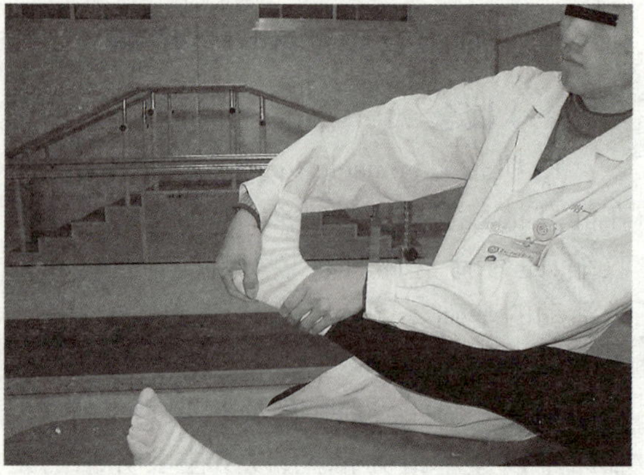

图 3-9-7 手法牵伸跟腱

移动至高处，以使肩关节尽量得到牵伸。移动的方向包括前方、侧方和后方。

（五）注意事项

牵张过程需要反复进行且无显著疼痛；避免突然暴力，以防止发生肌腱或韧带损伤。

四、平衡及协调障碍的康复护理

（一）平衡功能障碍

1. 概念　平衡（balance，equilibrium）在临床上是指身体所处的一种姿势状态，并能在运动或受到外力作用时自动调整并维持姿势的一种能力，是机体运动功能的重要组成部分。平衡功能与人体肌肉力量、肌张力、内、外感受器及姿势反射活动有关，肌无力、肌痉挛、本体感觉缺失，视、听觉损伤以及各种神经系统疾病与外伤都可引起平衡功能障碍，都需要进行平衡功能训练。

2. 适应证及禁忌证

（1）适应证：中枢性瘫痪或其他神经疾患所致感觉、运动功能受损或前庭器官病变引起的平衡功能障碍；下肢骨折、软组织损伤或手术后有平衡功能障碍的患者。

（2）禁忌证：严重认知损害不能理解训练目的和方法者；骨折、脱位未愈者；严重疼痛或肌力、肌张力异常而不能维持平衡者。

3. 平衡训练的原则　先易后难，先低后高，先静后动，动静结合。

4. 平衡训练方法

（1）增强肌力低下肌群的肌力训练和降低痉挛肌肉的肌张力。

（2）增强感觉功能训练，如本体感觉训练。

（3）静态平衡功能训练：静态平衡训练由易到难依次为坐位平衡、跪位平衡、站位平衡和单腿站立平衡的训练。它们的支撑面由大到小，身体的重心由低到高，机体维持平衡所动员的感觉系统、反射活动由简单到复杂。静态平衡是最基本的平衡功能。

（4）动态平衡功能训练：训练方法有软地面行走，平衡板练习，步行、游戏、打球、太极拳等，步行可进行前行、后退、左右侧移等不同方向行走，也可在日常生活活动中练习。

静态平衡的评价通常是以静态平衡的保持时间表示，能维持 6~10 秒为正常。动态平衡以平衡完成情况判定。根据平衡仪来评价身体的摆动度是一种比较客观的评价方法。

5. 平衡功能训练注意事项

（1）动、静态平衡交叉练习。动静态平衡训练虽难易有别，但可在同一体位下交叉练习，动态训练有利于静态平衡的稳固，而静态平衡训练也在患者体验平衡感觉，促进动态平衡的恢复中发挥作用，从而使患者平衡能力提高。

(2) 训练中注意防护，避免失衡摔伤。

(3) 对严重平衡障碍，恢复较困难者，可使用辅助用具，如手杖、助行器、坐位支架等，以利于其日常生活活动的进行。

（二）协调功能障碍

1. 概念　协调(coordination)是指人体产生平滑、准确、有控制地运动的能力。协调功能是正常运动活动的最重要组成部分，也是体现运动控制的有力指标。协调功能障碍又叫共济失调(dystaxia)，见于各种原因所致深部感觉障碍者、中枢神经系统损伤后的运动及协调障碍、帕金森病等不随意运动所致的协调运动障碍。

2. 适应证及禁忌证

(1) 适应证：深感觉障碍；小脑性、前庭迷路性和大脑性运动失调；震颤性麻痹；因不随意运动所致的一系列协调运动障碍。

(2) 禁忌证：严重认知损害不能理解训练目的和方法者；骨折、脱位未愈者；严重疼痛或肌力、肌张力异常者。

3. 训练方法　主要是集中患者的注意力，在不同体位下分别进行肢体、躯干、手、足协调性的活动训练，反复进行强化练习。

(1) 肢体交替活动：如右臂、左臂交替上举，右臂上举，左臂前屈交替进行，上、下肢交替运动等。

(2) 肢体、躯干协调性活动：躯干前倾，上肢前伸，躯干旋转与四肢配合等。

(3) 手、足协调性活动练习：如双手交替拍打双腿，对指练习，双脚交替拍打地面等。

(4) 全身协调性练习：如功率自行车练习、划船、打球、障碍步行、太极拳等活动，都可训练患者运动协调性恢复。

(5) 其他：水中运动，本体感觉促通技术。

4. 注意事项

(1) 安全性问题。训练中注意监护，防止跌倒及不适当关节损伤。

(2) 活动要注意趣味性。

(3) 辅助措施应用，对那些协调障碍明显，严重妨碍其他运动活动，进而影响日常生活活动者可提供辅助设施，以减少残疾。

五、步态障碍的康复护理

（一）概念

1. 步行　是人类双腿规律地交替移动，带动身体从一点到达另一点而需耗能很少的活动。

2. 步行周期(gait cycle)　步行周期始于同侧足跟触地，止于同侧足跟再次触地。在该步行周期中，有一短暂时间是双足着地，称为双支撑相，是步行与跑步的重要区别点。通常在一个步行周期中，支撑相约占60%，而摆动相占40%。正常成年人步速为75~80m/min，此时消耗能量最少，低于或高于此速度，都可增加机体能耗，正常步速行走时，随身体各节段排列变化，重心转移，两腿交替迈出，两臂与之相应自然摆动。

（二）适应证及禁忌证

1. 适应证　中枢性瘫痪者，如脑外伤或脑卒中引起的偏瘫、截瘫、小脑疾患、脑瘫等；运动系统病损影响行走的患者，如截肢后安装假肢、髋关节置换术后等。

2. 禁忌证　站立平衡功能障碍；下肢骨折未愈合；各种原因所致的关节不稳。

（三）训练方法

1. 步行前的训练

（1）肌力训练：需要借助于助行器或拐杖行走的患者，重点训练上肢肌力，独立行走者重点训练下肢肌力；下肢截肢者进行残端肌群和腹部肌肉力量的训练。

（2）起立床训练：长期卧床或脊髓损伤患者，利用起立床渐渐调整到直立的状态，能够耐受身体直立后，开始行走训练。

（3）平行杠内训练：行走训练自平行杠内训练开始。站立训练从10~20分钟/次开始，依患者体能状况改善而逐渐增加。在平行杠内行走训练时，其一端可放置一面矫正镜，使患者能够看到自己的步行姿势以便及时矫正。

2. 步行训练

（1）助行器步行训练：助行器适用于初期的行走训练，为准备使用拐杖或手杖前的训练；也适用于下肢无力但无瘫痪，一侧偏瘫或截肢患者；对于行动迟缓的老年人或有平衡问题的患者，助行器亦可作为永久性的依靠。助行器仅适宜在平地使用。助行器行走的方法为，用双手分别握住助行器两侧的扶手，提起助行器使之向前移动20~30cm后，迈出患侧下肢，再移动健侧下肢跟进，如此反复前进。

（2）拄拐步行训练

1）双拐步行训练

① 拖地步：双拐同时向前方伸出，两脚拖地移动至拐脚附近（图3-9-8）。

② 摆至步：双拐同时向前方伸出，患者身体重心前移，利用上肢支撑力使双足离地，下肢同时向前摆动，双足在双拐附近着地。摆至步移动速度较快，可减少腰部及髋部用力。此种步行方式适用于双下肢完全瘫痪而使双腿无法交替移动的患者（图3-9-9）。

③ 摆过步：双侧拐同时向前方伸出，患者支撑把手，使身体重心前移，利用上肢支撑力使双足离地，下肢向前摆动，双足在拐杖着地点前方的位置着地。摆过步是拄拐步行中最快速的移动方式。适用于路面宽阔，行人较少的场合，也适用于双下肢完全瘫痪，上肢肌力强

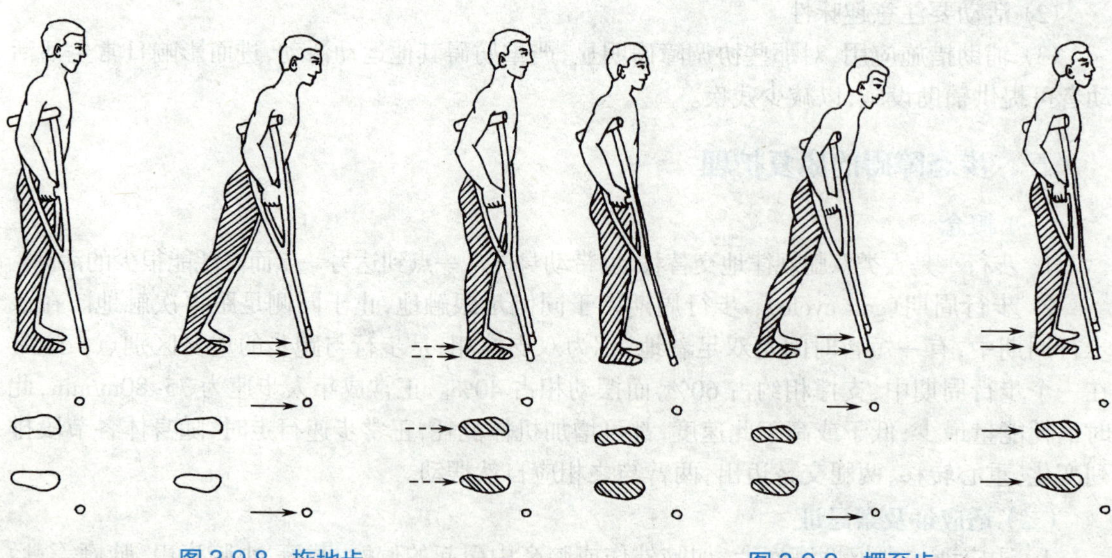

图3-9-8　拖地步　　图3-9-9　摆至步

壮的患者(图 3-9-10)。

④ 四点步:每次仅移动一个点,始终保持四个点在地面,即左拐→右足→右拐→左足,如此反复进行。步行环境与摆至步相同。四点步是一种稳定性好、安全而缓慢的步行方式。适用于骨盆上提肌肌力较好的双下肢运动障碍者,以及老人或下肢无力者(图 3-9-11)。

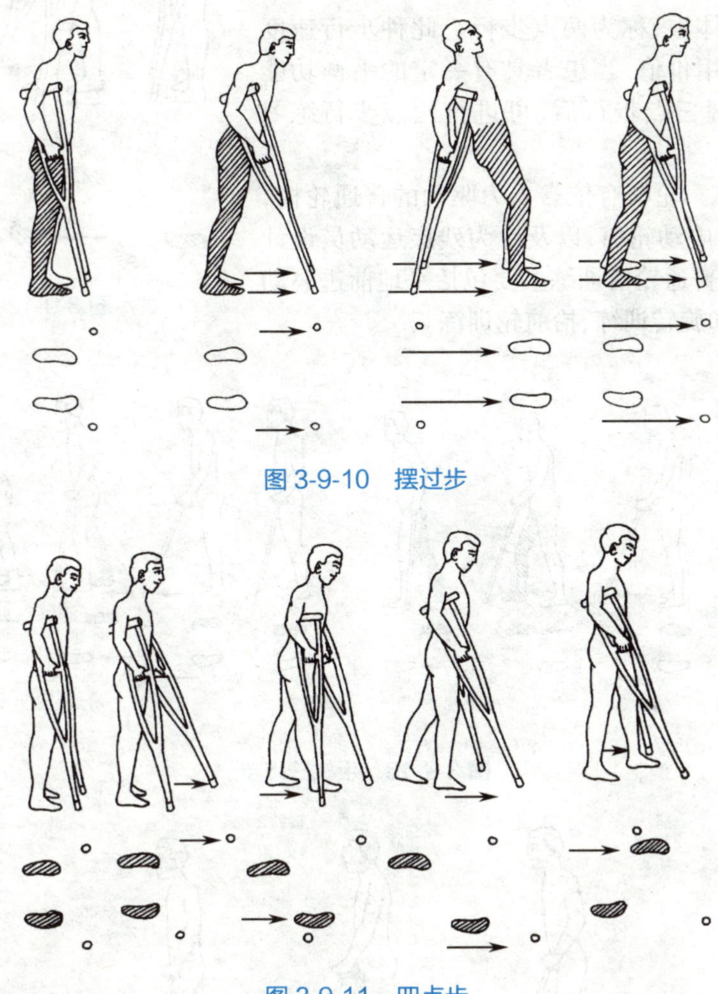

图 3-9-10 摆过步

图 3-9-11 四点步

⑤ 两点步:一侧拐杖与对侧足同时伸出为第一着地点,然后另一侧拐杖与相对的另一侧足再向前伸出作为第二着地点。两点步与正常步态基本接近、步行速度较快。此步行方式适用于一侧下肢疼痛需要借助于拐杖减轻其负重,以减少疼痛的刺激;或是在掌握四点步行后练习(图 3-9-12)。

⑥ 三点步:患侧下肢和双拐同时伸出,双拐先落地,健侧待三个点支撑后再向前迈出。三点步是一种快速移动、稳定性良好的步态。适用于一侧下肢功能正常,能够负重,另一侧不能负重的患者,如一侧下肢骨折,小儿麻痹后一侧下肢麻痹等患者。

2) 手杖步行训练

① 手杖三点步行:患者使用手杖时先伸出手杖,再迈患侧足,最后迈健侧足。此种步行方式因迈健侧足时有手杖和患足两点起支撑作用,因此稳定性较好,除一些下肢运动障碍

的患者常采用外，大部分偏瘫患者习惯采用此种步态。根据患者的基本情况，练习时按健侧足迈步的大小，又可分为后型，并列型和前型三种（图 3-9-13）。

② 手杖二点步行：手杖和患足同时伸出并支撑体重，再迈出健足。手杖与患足作为一点，健侧足做为一点，交替支撑体重，称为两点步行。此种步行速度快，有较好的实用价值，当患者具有一定的平衡功能或是较好地掌握三点步行后，可进行两点步行练习（图 3-9-14）。

3. 轮椅训练　轮椅有依靠人力驱动的普通轮椅，依靠电力驱动的电动轮椅，以及专为残疾运动员设计的竞技用轮椅。普通轮椅训练主要包括平地前进驱动训练，方向转换和旋转训练、抬前轮训练。

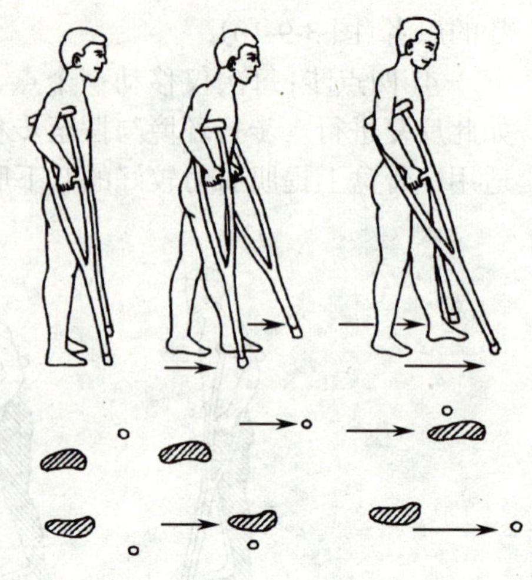
图 3-9-12　两点步

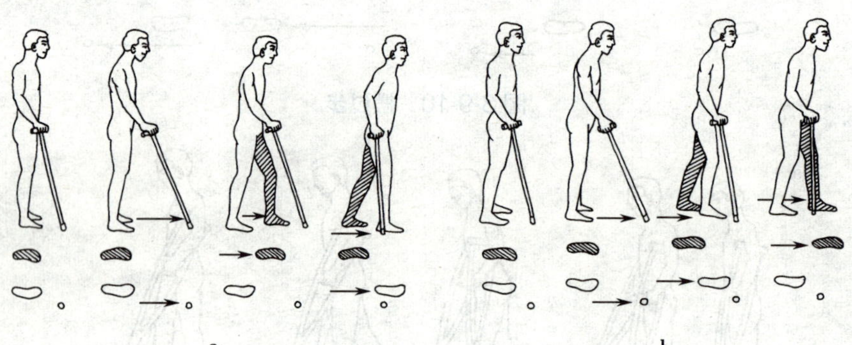

图 3-9-13　手杖三点步

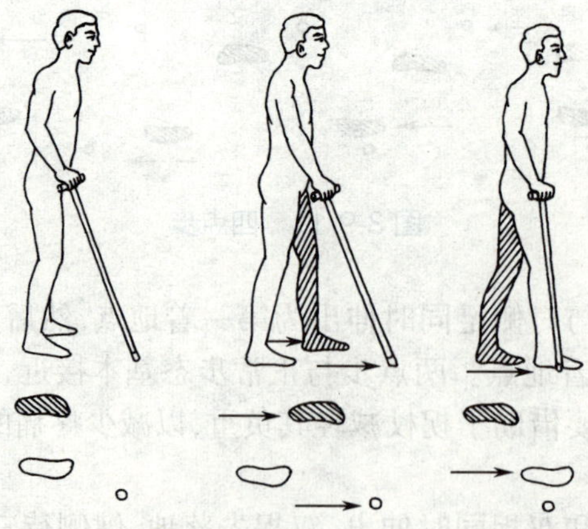
图 3-9-14　手杖两点步

（赵　露）

第四章 常见疾病的康复护理

第一节 脑卒中的康复护理

学习目标

掌握:脑卒中的康复护理措施及康复护理指导。

熟悉:脑卒中的康复护理评定。

了解:脑卒中的临床特征。

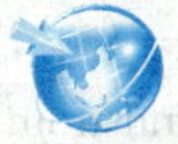

导入情景

下午3点,患者李某某因脑梗死病情稳定转入康复科治疗,由当班康复护理人员小孙接受新患者。

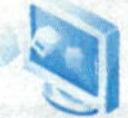

工作任务

1. 小孙要对李某某进行哪些康复护理评定?
2. 小孙应该采取哪些康复护理措施?

一、概述

脑卒中(cerebrovascular accident,CVA)的发病率、死亡率和致残率很高。据我国的流行病学调查,脑卒中的年发病率为120~180/10万,每年有超过200万的新发病例,存活者中约75%致残,5年内复发率高达41%。其中,缺血性脑卒中占脑卒中总数的60%~70%,其发病率高于出血性脑卒中。近年来,随着对脑卒中危险因素的预防和早期诊治技术水平的提高,特别是急性期的处理能力的提高,降低了死亡率。此外,溶栓治疗、介入治疗和康复治疗的早期介入,使得脑卒中功能障碍的恢复程度和10年存活率均有明显提高。

(一) 定义

脑卒中指脑动脉系统病变引起的血管痉挛、闭塞或破裂,造成的急性发展的脑血管循环障碍和以偏瘫症状为主的肢体功能损害。

(二) 临床分类

将其分为两大类:缺血性脑卒中和出血性脑卒中。

1. 缺血性脑卒中　缺血性脑卒中是指由于脑的供血动脉(颈动脉和椎动脉)狭窄、闭塞和脑供血不足导致的脑组织坏死的总称。共有四种类型:短暂性脑缺血发作(TIA);可逆性神经功能障碍(RIND);进展性卒中(SIE);完全性卒中(CS)。TIA 无脑梗死存在,而 RIND、SIE 和 CS 有不同程度的脑梗死存在。

2. 出血性脑卒中　由原发性非外伤性的脑血管破裂出血引起脑组织受压所致,出血破入脑实质为脑出血(cerebral hemorrhage),出血破入蛛网膜下腔,称蛛网膜下腔出血(subarachnoid hemorrhage)。临床上根据既往病史、颅高压症状、中枢性瘫痪表现、病理反射阳性,结合影像学 CT、MRI 检查,可以对脑卒中作出明确诊断。

二、康复护理评定

脑卒中后可引起多种多样的功能障碍,障碍的部位及严重程度与脑卒中的损伤部位有关。偏瘫、感觉异常、认知和言语障碍都是脑卒中的常见功能障碍。康复护理人员需对患者进行下列功能评定:

(一) 躯体功能评定

1. 运动功能　脑卒中的康复评定中运动功能评定是重点。包括以下几个方面:

(1) 肌张力及痉挛:用临床肌张力分级和改良 Ashworth 痉挛量表评定。(表 2-2-3)。

(2) 平衡:常用三级平衡检测法,使用 Berg 平衡量进行评定(表 2-2-5)。

(3) 可使用 MMT 肌力分级标准进行评定(表 2-2-1)。

(4) 步行能力:主要通过临床观察患者在步态周期中不同时相的表现,也可以用“起立 - 步行”计时测试,6 分钟或 10 分钟步行测试评定;有条件可以用步态分析系统测试。

(5) 整体运动功能:国际上有许多脑卒中偏瘫运动功能的评定方法,常用的有 Brunnstrom 运动功能恢复分期、Fugl-Meyer 运动功能评定等。其中康复护理人员进行 Brunnstrom 法评价简单、省时、便于记录(表 4-1-1)。

表 4-1-1　Brunnstrom 偏瘫功能恢复六阶段及功能评定标准

阶段与特点	上肢	手	下肢	分级
1- 无随意活动	无任何运动	无任何运动	无任何运动	Ⅰ
2- 引出联合反应、共同运动	仅出现共同运动模式	仅有极细微屈伸	仅有极少的随意运动	Ⅱ
3- 随意出现的共同运动	可随意发起共同运动	钩状抓握,不能伸指	坐和站位上,有髋、膝、踝共同性屈曲	Ⅲ
4- 共同运动模式打破,开始出现分离运动	出现脱离共同运动的活动:肩 0° 肘屈 90° 下前臂旋前旋后;肘伸直肩可屈 90°;手背可触及腰骶部	能侧捏及松开拇指,手指有半随意的小范围伸展活动	坐位屈膝 90° 以上,可使足后滑到椅子下方,在足跟不离地的情况下能使踝背屈	Ⅳ
5- 肌张力逐渐恢复正常,有分离运动、精细活动	出现相对独立的共同运动活动:肘伸直肩外展 90°;肘伸直肩前屈 30°~90° 时前臂旋前和旋后;肘伸直前臂取中间位,上肢上举过头	可作球状和圆柱状抓握,手指同时伸展,但不能单独伸展	健腿站,患腿可先屈膝后伸髋,在伸膝下作踝背屈(重心落在健腿上)	Ⅴ
6- 精细、协调、控制运动,接近正常水平	运动协调接近正常,手指指鼻无明显辨距不良,但速度比非受累侧慢(≤5 秒)	所有抓握均能完成,但速度和准确性比非受累侧差	在站立位可使髋外展到超出抬起该侧骨盆所能达到的范围;坐位下伸直膝可内外旋下肢,能完成合并足内外翻	Ⅵ

Fugl-Meyer 运动功能评定是半定量评估，它是根据 Brunnstrom 方法演变而来，需要康复治疗师进行评估。

2. 感觉功能评定 感觉评定是用客观的量化的方法有效地和准确地评定康复患者感觉功能障碍的种类、性质、部位、范围、严重程度和预后的评估方法。包括深感觉、浅感觉和复合感觉的评定。脑卒中进行感觉评定的目的是了解患者感觉障碍的程度和部位，有助于患者康复、代偿相应功能。

（二）日常生活活动能力评定

日常生活活动（activities of daily living，ADL）是指人们在每日生活中，为了照顾自己的衣、食、住、行，保持个人卫生整洁和独立地在社区中生活所必需的一系列的基本活动。通过 ADL 的评定，反映了人们在家庭（或医疗机构）内和社区中活动的最基本的能力，因而是康复医学中很基本和很重要的研究对象。多用巴氏指数（Barthel index）评定（表 2-6-1）。有条件也可以采用功能独立性测量（functional independent measurement，FIM）（表 2-6-2）。

（三）吞咽功能评定

分为一般评定、吞咽功能筛查和辅助检查。详见第二章第五节。

（四）言语功能评定

脑卒中患者失语症发生率达 40%~50%，一些研究表明脑卒中后 7 天内发生失语者高达 30% 以上，病后 3 周内存活患者有 20% 发生失语，病后 6 个月内仍有 13% 患者失语，失语症是影响脑卒中患者生存质量的主要原因。详见第三章第七节。

1. 失语症 失语症（aphasia）也称言语困难（dysphasia），是一种语言障碍，可引起理解、言语、阅读、书写和计算能力的损害，语言功能可有或轻或重的损害，多数人保留无意识言语。可用汉语失语症检查法、波士顿失语症检查法或西方失语症成套检查法评定。

2. 构音障碍 构音障碍（dysarthria）由于损伤了控制言语肌肉的神经，导致这些器官（如：唇、舌、颚、面颊等）的肌肉功能丧失以致言语含糊，不易听懂，某些患者还会有吞咽，进食困难。一般采用弗朗蔡构音器官功能性检查法评定。

（五）认知障碍评定

脑卒中发病后 6 个月内有 44%~74% 的患者合并不同程度的认知损害，其中约半数在五年内发展为痴呆。认知功能评定包括总体认知、记忆、语言、执行和视空间结构能力，其中语言是人类特有的复杂认知心理活动，与其他认知功能之间存在密切的相互关系。

1. 意识障碍 意识障碍是指人们对自身和环境的感知发生障碍，或人们赖以感知环境的精神活动发生障碍的一种状态。脑卒中意识障碍的发生率为 40%。临床可以通过对患者的对针刺的痛觉反应、瞳孔的对光反射、吞咽反射、角膜反射和言语反应来进行评估。临床上常用 Glasgow 昏迷量表进行评估（表 4-2-1）。

2. 认知障碍 脑卒中可以引起记忆力、定向力、计算力等认知能力的减退。常用简易精神状态评估量表（MMSE）对痴呆进行筛选，智力障碍和记忆障碍常用韦氏成人智力评估量表（WAIS）和韦氏记忆量表（WMS）评定。该项操作应由专业的人员操作。

（六）其他功能障碍的评定

1. 大小便功能的评定 表现为大小便失禁和潴留。

2. 失用综合征 脑卒中后由于长期卧床和运动量不足，患者可能产生压疮、肺部感染、肌萎缩、挛缩、肩手综合征、体位性低血压等临床表现。

3. 心理精神评定 脑卒中后抑郁是脑卒中后短期内出现的抑郁状态，是常见的心理障碍，至少有 40%~50% 的脑卒中患者在脑卒中后有抑郁的体验，多发生在脑卒中后 2 个月~1 年。多用汉密尔顿抑郁量表（HAMD）、汉密尔顿焦虑量表（HAMA）或症状自评量表（SCL-90）。

三、康复护理措施

（一）康复护理的目标

脑卒中患者的康复目标是通过针对性的康复训练帮助患者恢复功能，提高患者的生活自理能力，使受损的神经功能得到一定程度的恢复，让患者能够重返家庭和工作岗位，能够重新开始他的工作和生活。康复护理工作在脑卒中的不同时期，有着不同的康复目标和工作重点：

1. 急性期目标　以临床抢救为主，预防并发症、继发性损害和失用综合征。

2. 恢复期目标　重在功能训练，目标是进一步提高运动功能及日常生活活动能力。

3. 后遗症期目标　指导患者继续训练和利用患侧残余功能，训练患者使用健侧肢体部分代替患侧的功能，同时指导家属尽可能改善患者的周围环境，使用矫形器和辅助器具，以便争取最大程度的生活自理。

（二）良好的康复护理环境

良好的康复护理环境能够最大限度地帮助患者恢复功能。

1. 创造安全的治疗和康复环境，设置与功能障碍相适应的病房设施。做好各种环境准备工作，无障碍设施完备（如厕所见图 4-1-2，电梯、楼梯见图 4-1-1 的安全扶手等）；各种开关，按钮，门把手，桌、台及洗涤池等均低于一般高度，以适应乘坐轮椅的患者使用，增加以盲文标写的路标，指示牌等设施，以适应失明者辨认等。

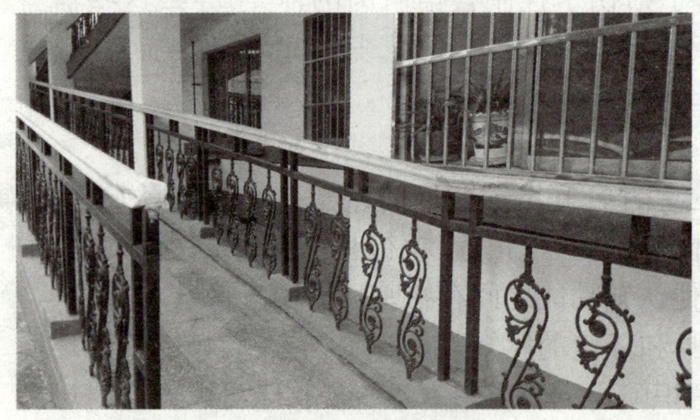

图 4-1-1　无障碍楼梯

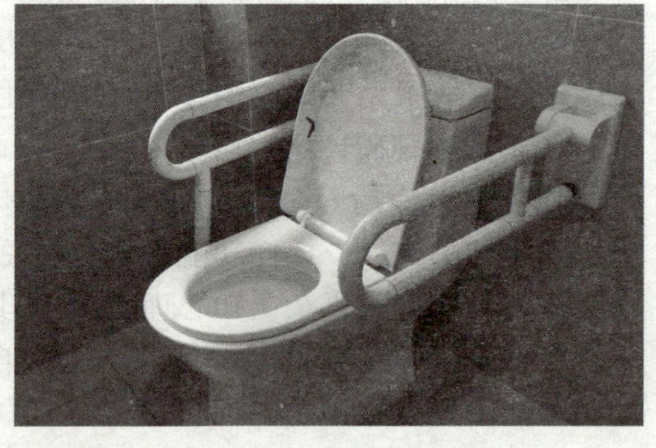

图 4-1-2　无障碍坐便器

2. 创造安静、温暖、舒适的病房环境　病室适宜的温度为 18~20℃，相对湿度为 50%，光线以自然采光为宜，噪声强度应低于 50~60dB，室内颜色明亮柔和，环境幽静素雅。

3. 对病室环境的要求

(1) 使用轮椅患者的病室设计；门宽 1m，不设门槛，病床间距大于 1m，以利于轮椅移动。病床应与轮椅的高度相等，通常为 45cm，以利于患者作体位转移，如装有滑轮的床脚，在非移动时应保持制动状态，以免发生意外。

(2) 语言障碍者，应尽量不安排在同一病室，以免影响信息交流及语言训练的机会。

(3) 视觉障碍者，病室应避免地面的障碍物，室内物品摆放要合理，整齐。

(4) 重病者应安排在单间，以利于抢救治疗，感染性疾病者与无感染疾病者分室以避免交叉感染。

4. 和谐的护患关系　良好的护患关系能减少护患纠纷的发生，对提高护理质量，加快患者康复至关重要。通过加强理论知识学习，强化医德医风教育，学习医患沟通技巧，在康复护理的过程中与患者之间形成和睦、融洽、相互理解信任的一种人际关系。

5. 健全的医院规章制度　签署相应的康复护理文件和知情同意书；健全康复护理应急措施；按规章制度开展相应的康复护理工作。

(三) 运动功能障碍的康复护理

康复医学所要解决的最常见问题是运动功能障碍，因此运动疗法已成为康复治疗的核心治疗手段。运动疗法，是指利用器械、徒手或患者自身力量，通过某些运动方式(主动或被动运动等)，使患者获得全身或局部运动功能、感觉功能恢复的训练方法。

1. 床上良肢位的摆放　偏瘫早期的康复治疗中，正确体位能预防和减轻偏瘫典型的上肢屈肌或下肢伸肌痉挛模式的出现和发展，如上肢屈曲胸前肩胛带后缩，下肢伸展伴髋关节外旋。因此，在床上肢体宜置于抗痉挛体位：①患侧卧位时，将患肩拉出，使患肩前伸，避免受压和后缩，肘关节伸直，前臂旋后，指关节伸展，手心不放置任何东西，患侧髋关节伸展，膝关节微屈，健腿屈曲向前置于体前支撑枕上。该体位可以增加患侧感觉输入，牵拉整个偏瘫侧肢体，有助防治痉挛。②健侧卧位时，患肩前伸，肘、腕、指各关节伸展，放在胸前的枕上，患腿屈曲向前放在身体前面的另一支撑枕上，髋关节自然屈曲，避免足内翻。③仰卧位因受颈紧张反射和迷路反射的影响，异常反射活动较强，也容易引起骶尾部、足跟外侧或外踝部发生压疮，因此，脑卒中患者应以侧卧位为主。必须采取仰卧位时，患臂应放在体旁的枕上，肩关节前伸，保持伸肘，腕背伸，手指伸展，患侧臀部和大腿外侧下放置支撑枕，使骨盆前伸，防止患腿外旋，膝下可置一小枕，使膝关节微屈，足底避免接触任何支撑物，以免足底感受器受刺激，通过阳性支撑反射加重足下垂。应避免半卧位，因该体位的躯干屈曲和下肢伸直姿势直接强化了痉挛模式。图 4-1-3、图 4-1-4、图 4-1-5 以左侧偏瘫为例。

2. 坐位姿势摆放

(1) 床上坐位：帮助患者髋关节屈曲接近直角，脊柱伸展，用足够的枕头叠加起来支撑背部以帮助患者达到直立坐位，头部无需支撑，促进患者主动控制头部活动，在患者前方放置桌子，将患肢手放在枕头上面，以抵抗躯干前屈。此坐位不宜时间过长，患者容易从坐位滑下变成半卧位而促进伸肌张力的升高。图 4-1-6 以左侧偏瘫的患者为例。

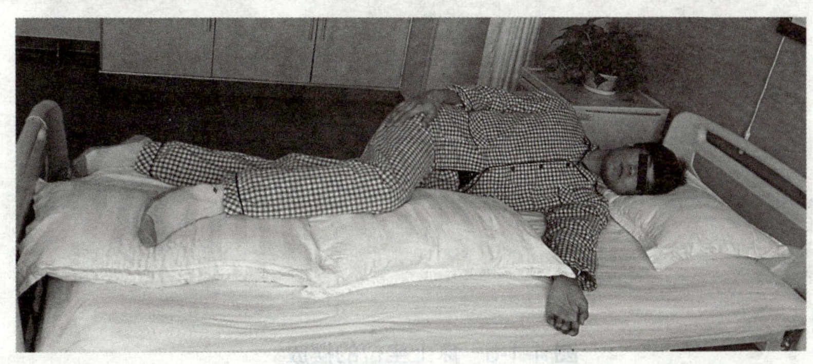

图 4-1-3　患侧卧位的摆放

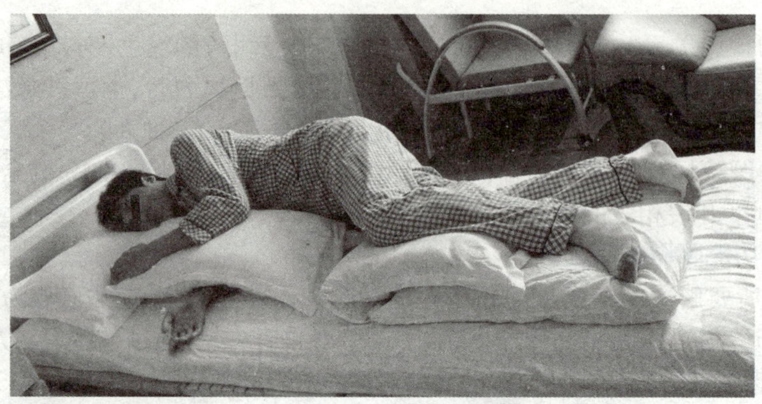

图 4-1-4 健侧卧位的摆放

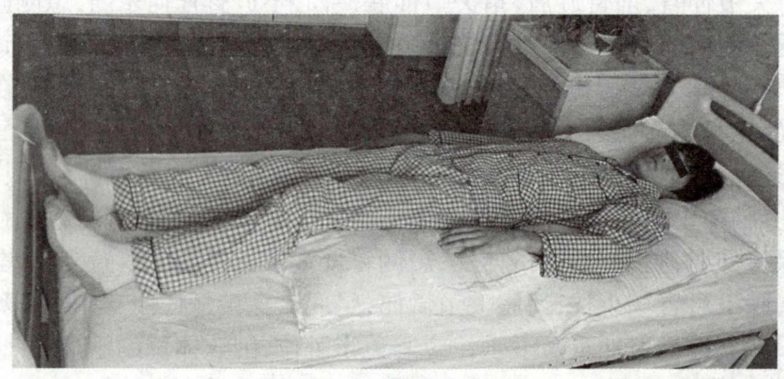

图 4-1-5 仰卧位的摆放

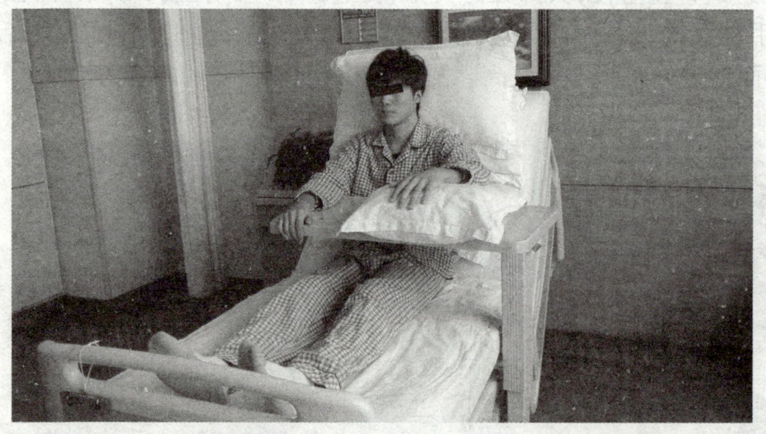

图 4-1-6 床上坐位的摆放

（2）轮椅坐位：患者躯干尽量靠近椅背，臀部尽量靠近轮椅的后方，患者的髋、膝、踝关节尽量保持 90°以上，可以将患者头部和躯干略前屈，以促进轮椅坐位的维持。图 4-1-7 以右侧偏瘫的患者为例。

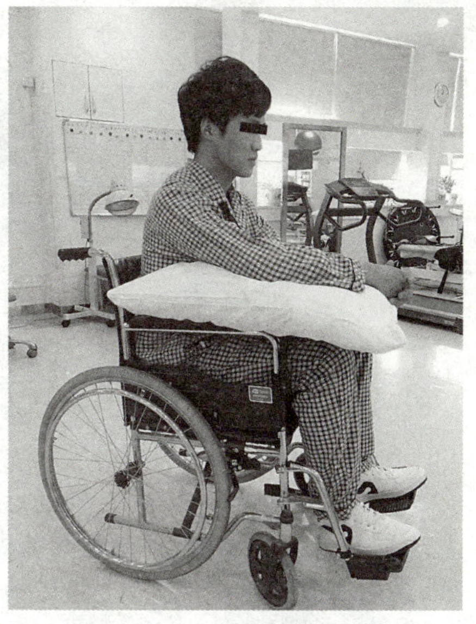

图 4-1-7 轮椅坐位的摆放

3. 肢体的被动运动　为了防治患者关节挛缩和变形，促进肢体血液循环和增加感觉输入，帮助患者做患肢关节的被动活动，活动顺序应从近端关节至远端关节，活动幅度应由小逐渐至全范围，每日 2 次，直至主动运动恢复。

4. 体位转换　在床上翻身能刺激全身的反应和活动。促进血液循环，预防肺部感染和泌尿系感染，预防压疮的发生和预防关节挛缩等并发症。可以向健侧翻身，也可以向患侧翻身。

（1）被动翻身：患者自已不能翻身时，要由他人帮助完成的翻身动作，一般 1~2 小时翻身一次，翻身后必须保持良好的肢体位置。

（2）自主翻身：瘫痪肢体的功能稍有恢复，患者即可开始训练自行翻身能伸肘的患者采用摆动翻身方法。患者仰卧位，双手十指交叉，患手拇指放在健手拇指上方，向上伸展上肢，屈膝将双上肢摆向健侧，再摆向患侧，可以重复摆动一次，借助惯性，将身体翻向患侧。不能伸肘时采用健腿翻身法。患者取仰卧位，用健手将患肢屈曲置于胸前，并以健手托住肘部，将健腿插入患腿下方，借助身体向健侧转动的同时，趁势用健腿搬动患腿，翻向健侧。

5. 早期康复体操　早期康复体操训练都是在床上进行的，目的是通过体操动作抑制异常的痉挛模式，恢复偏瘫肢体的功能；提高受累侧肢体的协调控制能力，改善受累侧肢体的关节活动范围；预防因长期制动所致的关节活动范围受限及失用性肌萎缩等并发症；降低外周血管阻力，改善外周血液循环。

（1）组指上举：双手手指交叉，患手拇指置于健指之上，利用健侧上肢带动进行患侧上肢的被动活动，注意肘关节要充分伸展（图 4-1-8）。

（2）双桥运动：仰卧位，两腿屈曲，双足平踏床面，伸髋并将臀部抬离床面（图 4-1-9）。

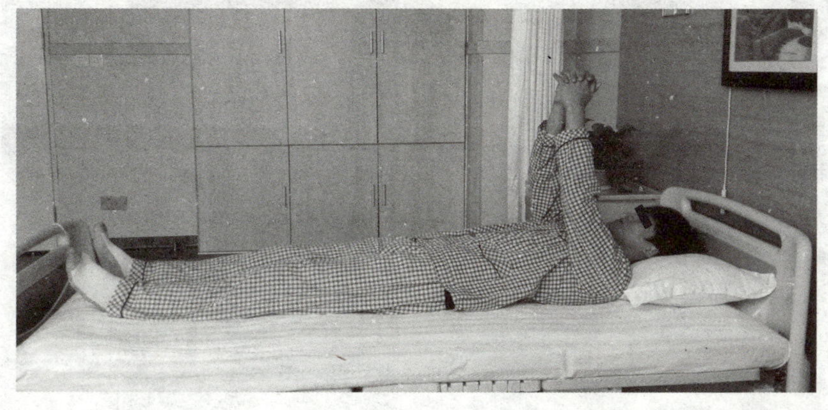

图 4-1-8 组指上举

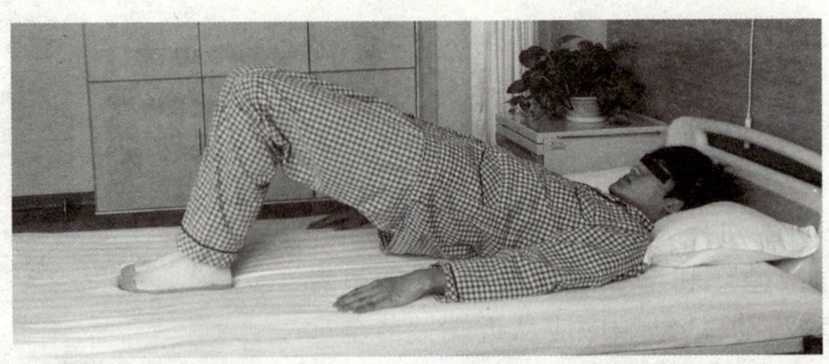

图 4-1-9 双桥运动

6. 从坐和站位平衡训练

(1) 坐位平衡训练：应尽早进行坐起训练，从仰卧位到床边坐，从患者能无支撑坐在椅子上达到一级坐位平衡，到让患肢能做躯干各方向不同摆幅的摆动活动的"自动态"的二级平衡，最后完成能抵抗他人外力的"他动态"的三级平衡。

(2) 站立的平衡训练：先进行直立床训练，然后逐步进入扶持站立，平行杠间站立，让患者逐渐脱离支撑，重心移向患侧，训练患者的持重能力，能徒手站立后，再实施站立平衡训练，最后达到站立位的三级平衡。

(四) 日常生活能力的康复护理

ADL 包括床椅转移、穿衣、进食、上厕所、洗澡、行走、上下楼梯、个人卫生等。通过作业治疗，使患者尽可能实现生活自理。

1. 移动障碍的康复护理训练　移动是指患者从轮椅到床、椅子、便器以及返回到轮椅的过程。见实训指导 3。

2. 穿脱衣的康复护理训练　一旦患者达到坐位二级平衡，可以对患者进行穿脱衣服的训练。训练原则是先穿患侧、后穿健侧；先脱健侧、后脱患侧。主要训练患肢偏瘫时，以健手完成穿脱衣物的所有动作。图 4-1-10~ 图 4-1-15 以右侧偏瘫为例进行穿脱衣服训练。

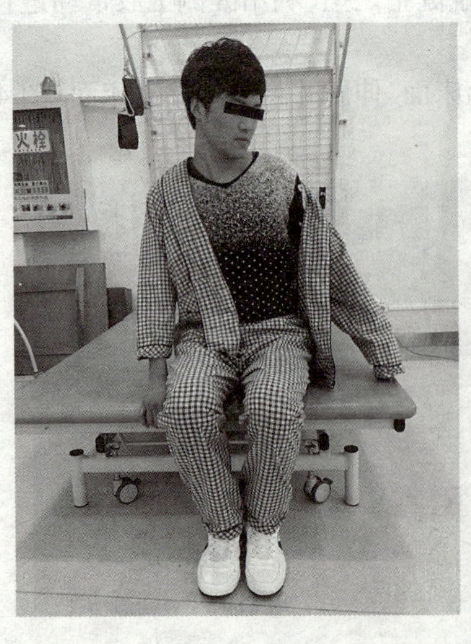

图 4-1-10 脱衣 1

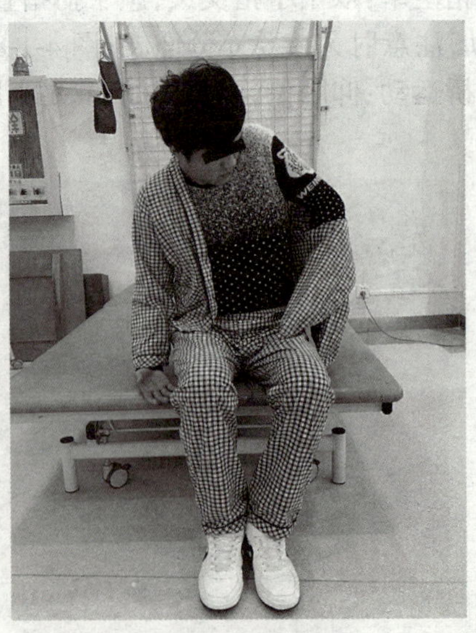

图 4-1-11 脱衣 2

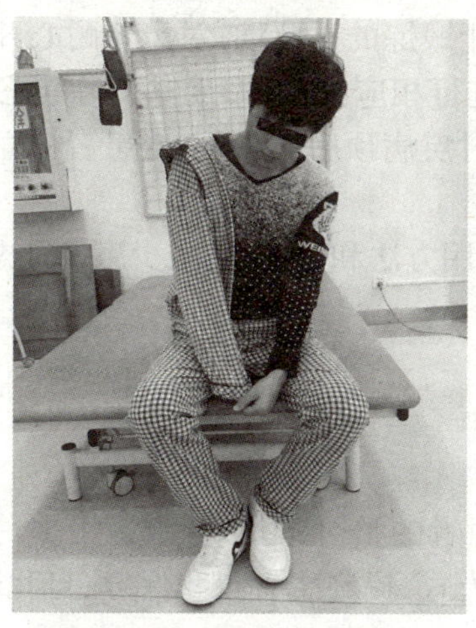
图 4-1-12 脱衣 3

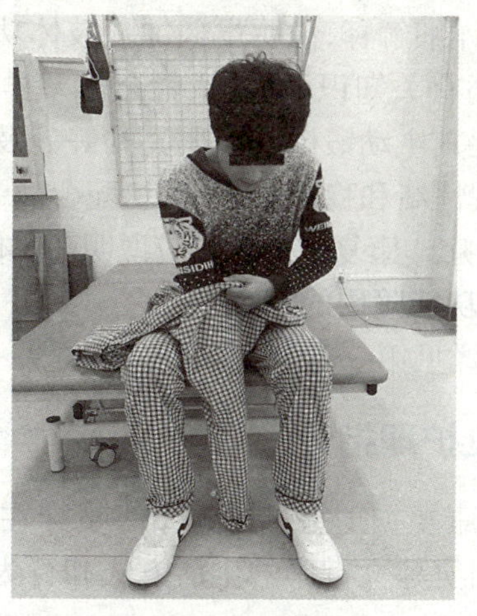
图 4-1-13 穿衣 1

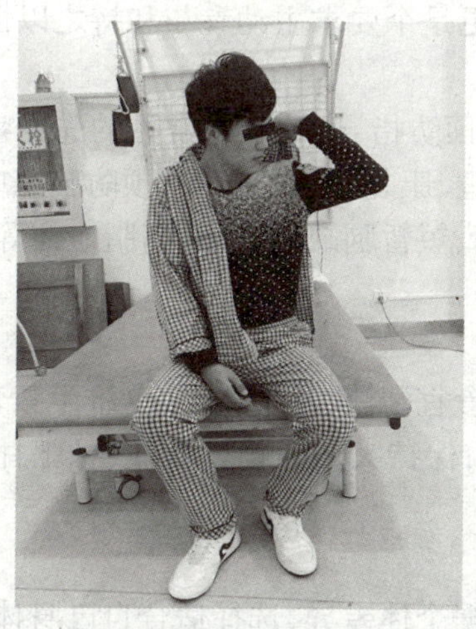
图 4-1-14 穿衣 2

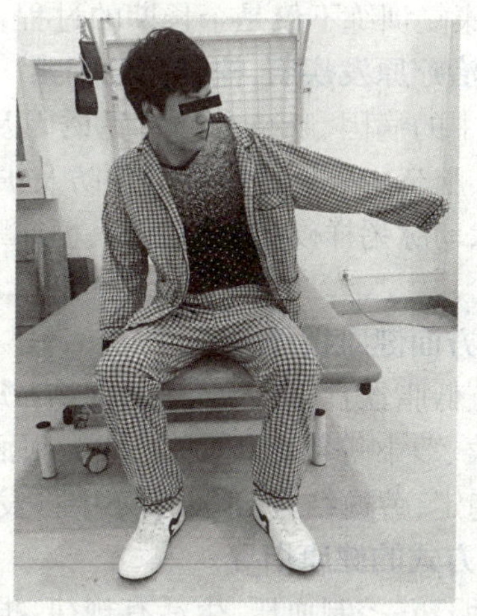
图 4-1-15 穿衣 3

3. 进食的康复护理训练 一旦患者被允许坐起，就恢复患者坐位下的进食。如利手瘫痪，则选择非利手交换训练，可以使用带吸盘的碗和特制的筷子和勺子等辅助具进食。

4. 洗漱的康复护理训练 包括刷牙、洗脸、沐浴和自我修饰等动作的训练。使用一些特殊工具帮助洗漱训练，如牙刷支架、长柄海绵刷、带环搓澡巾等，也可以利用现成的工具，如将毛巾绕在水龙头上，用健手拧干。

5. 步行训练 先进行扶持步行或平行杠内步行，再到徒手步行，改善步态的训练，重点是纠正划圈步态。对患者要实施针对性的训练，如站立相时，患腿负重能力差，在体重转换的过程中，患腿缺乏平衡反应的能力，应重点训练患腿的负重能力，如摆动相时，患腿不能很好的屈曲，应练习幅度较小的屈伸交替进行的患侧膝关节的独立运动，在摆动相时患膝能完成屈曲而向前迈步。

（五）脑卒中后抑郁的康复护理

脑卒中后抑郁的治疗方法包括心理治疗和抗抑郁药物。

1. 心理治疗 康复护理人员应同时做好家属和患者两方面工作，适时给予心理支持，对患者家属应详细解释，说明早期加强肢体功能锻炼的重要性；对患者耐心开导，进行安慰、鼓励，讲解疾病有关知识，根据患者个体差异进行相应护理，帮助其消除焦虑、恐惧心理，减轻抑郁情绪，促其主动锻炼并说明其的好处及对疾病预后的影响，使患者树立起战胜疾病的信心，保持乐观情绪和稳定心态，密切配合。

2. 药物治疗　康复护理人员应说明药物使用方法和重要性，减少患者疑虑，增加依从性。

（六）其他功能障碍的训练

具体内容详见第三章。

四、康复护理指导

对患者的康复护理指导应该始终贯穿在患者的整个康复期间，运用多种形式的健康教育，促进患者自觉建立健康的生活方式和行为模式，提高患者自我保健，自我康复意识，预防并发症。

（一）康复训练的健康指导

教育患者康复训练不仅是个长期的过程，更是个要求主动参与和持之以恒的过程。

（二）积极治疗原发疾病，控制高危因素

讲解脑卒中的病因、脑卒中的常见诱因及预防指导、脑卒中常见的先兆症状、脑卒中常见的功能障碍、脑卒中常见并发症的预防及护理、康复知识的指导，预防脑卒中再发的方法。对高血压、冠状动脉粥样硬化性心脏病、糖尿病、短暂脑缺血发作、高脂血症等疾病进行积极控制。

（三）饮食方面健康指导

提倡低盐、低脂饮食，摄入多样的食物；饮食宜清淡、易消化、多食维生素含量高的水果、蔬菜；多食芹菜、萝卜等粗纤维食物，戒烟限酒；保持大便通畅。低盐、忌肥甘，戒烟酒，不暴饮暴食，情绪稳定，劳逸结合，预防脑卒中再发。

（四）生活方式的健康指导

患者按时服药，控制血压，生活有规律，根据个体差异，选择适合自己身体状况的体育运动或体力活动，建议长期坚持。避免精神紧张或情绪激动，避免过度疲劳。保持心态平衡，身心愉悦，多进行户外活动，多与社会接触，经常参加社会活动。

（五）心理健康指导

脑卒中患者对突如其来的生理功能障碍难以接受，心理冲击很大，情绪、情感有很大变化，出现抑郁、消极、烦躁、性格怪异等。观察和交流是心理护理的关键。观察的内容包括：表情、语言、情绪，以及对外界的态度和反应等。因此针对患者的这一病情反应，要避免刺激，耐心开导，帮助正确对待疾病和残疾，保持良好的心态，与配偶、同事、亲朋好友保持良好的关系，渡过这个时期的心理阶段，快速过渡到积极主动配合治疗。

知识窗

脑卒中后为什么要进行早期康复训练

目前为止，国内外还没有一种药物对偏瘫具有决定性的康复作用，唯有康复训练才是改善脑卒中患者功能障碍的有效方法。康复训练进行得越早、越科学、越完善，患者康

复的机会越大。脑卒中偏瘫后，患者的身体会发生一系列变化，如偏瘫侧的关节、肌肉会在发病后一两周内开始发生挛缩；健侧肢体若不活动，30小时后便开始发生骨质疏松；偏瘫侧关节若不活动，会发生异位骨化（骨头旁边的软组织会出现钙沉积），导致疼痛；长时间卧床将导致机体衰弱。康复训练的目的是"唤醒"坏死的神经，最大限度地挽救患者的肢体及语言功能。有关资料显示：在发病3~7天内进行康复治疗，达到生活基本能自理需45~53天；而超过1个月进行康复治疗，达到同样效果需3~6个月。一般来说，康复治疗的最佳时间为脑梗死发病后3天，脑出血发病后5~7天，可与药物治疗同时进行。现代康复医学认为，脑卒中偏瘫功能的恢复，除了药物的作用外，能在发病前3个月进行康复训练，可形成对大脑的反馈刺激，使脑内残存的神经元恢复功能和扩大支配区域，促使瘫痪肢体得到最大限度的恢复。脑卒中后前半年，要有专业康复师帮助患者制定康复目标、训练方法，如不当训练一旦形成了某种异常步态，再纠正将非常困难，甚至是不可能的。

（路　惠）

第二节　颅脑外伤的康复护理

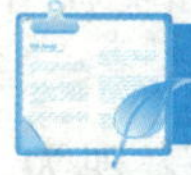

学习目标

掌握：颅脑外伤的定义及康复护理措施。

熟悉：颅脑外伤的康复评定及康复护理指导。

了解：颅脑外伤的分类及常见康复问题。

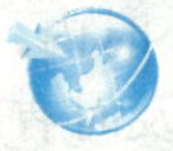

导入情景

今天康复科来了一个患者，男，32岁，高中毕业，3个月前工作时开铲车不慎发生车祸致颅脑部受伤，当即昏迷，被急送至医院脑外科，予手术治疗，10天后神志转清。目前该患者神志清楚，言语交流可，记忆力及计算能力差。为了进一步进行康复治疗，该患者来到康复科，康复治疗师将对该患者进行康复治疗。

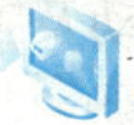

工作任务

1. 颅脑外伤主要的功能障碍有哪些？
2. 康复护理人员应该对该患者进行哪些康复护理干预？

一、概论

颅脑外伤（traumatic brain injury，TBI）是创伤所导致的脑部损伤，可引起意识丧失、运动功能障碍和言语功能障碍等。按损伤方式可分闭合性颅脑外伤和开放性颅脑外伤。闭合性颅脑外伤指头皮可有破裂，颅骨可有骨折，但无脑脊液漏，而开放性颅脑外伤是指硬脑膜、脑组织等均有损伤,有脑脊液漏。大多数颅脑外伤的成年患者在损伤后6个月内开始恢复,而儿童患者预后一般较好,即使损伤严重也可以在短时间内恢复良好。由颅脑外伤引起的中枢神经系统损伤,其康复护理措施与脑卒中有共同之点。不同之处在于:脑卒中有较局限的好发部位,而颅脑外伤没有。颅脑外伤引起的功能障碍除运动、言语等方面外,主要有记忆、思维等功能障碍,这些功能障碍将给患者的家庭和社会生活造成很大的经济和社会负担。因此,积极进行颅脑外伤后的早期康复护理和康复治疗,预防颅脑外伤的并发症,减少后遗症是必要的。

颅内血肿是颅脑外伤常见的继发性损伤,按部位不同可分为硬膜外出血、硬膜下血肿、脑内出血和动静脉瘤。症状和体征在损伤后一段时间内逐渐出现,并表现为进行性发展。未经处理的患者几乎100%死亡,即使经过处理的患者死亡率也非常高。

二、康复问题及评定

(一)康复问题

1. 运动方面　颅脑外伤后初期多表现为弛缓性瘫痪,后期主要以痉挛为主。患者主要表现为患肢功能障碍,不能进食及个人卫生处理,不能步行及上下楼梯等活动障碍。

2. 感知觉方面　感知觉可分为:视觉、运动觉、语言觉和躯体觉,颅脑损伤后可引起患者感知觉功能障碍,多发生于右侧大脑半球损伤时,有时左侧大脑半球损伤也可见。患者常表现为以下特征:主动完成某项任务很困难,不能独立完成某项简单的任务,从一项任务转换到另一项任务很困难等。脑损伤后患者常表现为知觉障碍,主要表现为单侧视空间失认、Gerstman综合征、疾病失认、运动失用、结构性失用等。

3. 认知方面　由于大脑皮层的感觉区域受损而引起感觉功能异常或缺失。可表现为浅、深感觉缺失、迟钝或过敏等,同时还可导致患者知觉功能和认知功能障碍。知觉障碍常表现为失认症、失用症等;认知障碍则表现为记忆、思维、注意力等障碍。

4. 言语方面　颅脑外伤后由于损伤的位置不同,可以表现为失语症和构音障碍,在临床上构音障碍较为常见。

5. 癫痫　早期癫痫一般发生在损伤后1周内,占5%,其中1/3发生在伤后1小时内,1/3发生在伤后24小时内,1/3发生在伤后2~7天。约25%的早期癫痫患者未得到及时有效的治疗而发展为晚期癫痫。晚期癫痫常出现在伤后1周以上至数年,此类癫痫多因为脑组织瘢痕形成、脑萎缩及颅内并发症所致。

6. 行为和精神方面　颅脑外伤后的早期,患者表现为行为上的紊乱,如攻击性行为、情绪不稳、定向力障碍、抑郁和强迫症等。

7. 日常生活方面　由于认知及运动功能障碍,患者的日常生活如家务、自理活动及工作等方面都会受到限制。

(二)康复评定

颅脑外伤严重程度的评定　常采用格拉斯哥昏迷量表(Glasgow Coma Scale,GCS)(表4-2-1)来判断患者急性损伤阶段意识情况。该方法主要检查颅脑外伤患者的睁眼反应、言语反应和运动反应三项指标,最低分为3分,最高分为15分。≤8分为昏迷,≥9分无昏迷,3~5分为特重型,6~8分为严重损伤,9~13分为中度损伤,13~15分为轻度损伤。

(三)认知功能评定

认知功能障碍包括意识的改变、记忆障碍等。常用认知功能评定方法请参阅第二章第四

表 4-2-1 格拉斯哥昏迷量表(GCS)

项目	试验	患者反应	评分
睁眼反应	自发	自己睁眼	4
	言语刺激	大声向患者提问时患者睁眼	3
	疼痛刺激	捏患者时能睁眼	2
	疼痛刺激	捏患者时不睁眼	1
运动反应	口令	能执行简单命令	6
	疼痛刺激	捏痛时患者拨开医生的手	5
	疼痛刺激	捏痛时患者撤出被捏的手	4
	疼痛刺激	捏痛时患者身体呈去皮质强直(上肢屈曲、内收内旋;下肢伸直,内收内旋,踝跖屈)	3
	疼痛刺激	捏痛时患者身体呈小脑去皮质强直(上肢伸直、内收内旋;腕指屈曲,下肢去皮质强直)	2
	疼痛刺激	捏痛时患者毫无反应	1
言语反应	言语	能正确会话,并回答医生他在哪、他是谁及年和月	5
	言语	言语错乱,定向障碍	4
	言语	说话能被理解,但无意义	3
	言语	发出声音但不能被理解	2
	言语	不发声	1

节认知评定的内容。

(四) 行为障碍评定

主要根据症状判断,如攻击、冲动、无积极性等。

(五) 言语障碍评定

言语障碍主要表现为失语症和构音障碍,依据患者的临床表现进行评定。

(六) 运动障碍评定

与脑卒中所致运动障碍评定相似,请参阅第四章第一节脑卒中运动功能障碍评定的内容。

(七) 日常生活活动能力评定

脑损伤患者大部分都有认知功能障碍,因此在评定日常生活活动能力时,应采用包括有认知项目的评定,即采用功能独立性测定(FIM),请参阅第二章第六节 ADL 评定的内容。

(八) 颅脑外伤结局

目前常采用格拉斯哥结局量表(Glasgow Outcome Scale,GOS)(表 4-2-2)进行评定。

三、康复护理措施

(一) 急性期康复护理

1. 康复目标　稳定病情,提高其觉醒能力,预防并发症,加强营养,进行各关节的被动活动,预防关节僵硬,改善功能。

表 4-2-2 Glasgow 结局量表

分级	简写	特征
Ⅰ死亡	D	死亡
Ⅱ持续性植物状态（persistent vegetation state）	PVS	无意识、无言语、无反应，有心跳呼吸，在睡眠觉醒阶段偶有睁眼，偶有呵欠、吸吮等无意识动作，从行为判断大脑皮质无功能，特点是无意识但仍存活
Ⅲ严重残疾（severe disability）	SD	有意识，但由于精神、躯体残疾或由于精神残疾而躯体尚好而不能自理生活。记忆、注意、思维、言语均有严重残疾，24 小时均需他人照顾。特点：有意识但不能独立
Ⅳ中度残疾（moderate disability）	MD	有记忆、思维、言语障碍、极轻偏瘫、共济失调等，可勉强利用交通工具，在日常生活、家庭中尚能独立可在庇护性工厂中参加一些工作。特点：残疾，但能独立
Ⅴ恢复良好（good recover）	GR	能重新进入正常社交生活，并能恢复工作，但可遗留有各种轻的神经学和病理学的缺陷。特点：恢复良好，但仍有缺陷

2. 康复护理措施

(1) 药物治疗：首先进行抗水肿治疗，保持呼吸道通畅并充分给氧，限制液体入量以及脱水剂的应用，是降低颅内压的主要措施。同时还要进行抗癫痫治疗，常用的药物有苯妥英钠、苯巴比妥、卡马西平等。脑利素是一种神经生长因子，是神经元发育生长所不可缺少的因子，可以保护神经元，减少自然死亡，并能促进神经外伤的愈合。

(2) 支持疗法：昏迷病人采用鼻饲进食，给予高热量、高蛋白的饮食，避免低蛋白血症，提高机体的自身免疫力，促进创伤恢复及神经组织的修复。患者的热量应根据功能状态和消化功能情况逐步增加，循序渐进，蛋白质供给量为每天每千克体重在 1g 以上，也可以静脉输入高营养的物质，如复方氨基酸、白蛋白等，同时还要保持水和电解质平衡。

(3) 促醒治疗：昏迷存在于损伤的早期阶段，是一种意识丧失的状态，患者既不能被唤醒也没有注意力，对指令没有任何的运动反应和言语应答。严重的颅脑外伤恢复，首先应从昏迷和无意识开始，帮助患者苏醒、恢复意识。康复护理人员应对昏迷患者安排适宜的环境，有计划地让患者接受自然环境的刺激，让家庭成员参与并定期与患者进行适当的语言交流，同时指导患者家属在床边交谈时要考虑患者的感觉、尊重患者的人格，还可以让患者家属播放患者喜爱和熟悉的歌曲和广播等，促进患者恢复意识。还可以采用快速刷擦、拍打肢体、按揉以及利用一些不断变化的五彩灯光，促进患者功能的恢复。

(4) 保持良姿位和定时翻身：为了对抗痉挛模式、防止关节挛缩，对患者进行相应的体位摆放，主要包括仰卧位、健侧卧位和患侧卧位，在摆放时患侧上肢保持肩胛骨向前、肩前伸、肘伸展，下肢保持髋、膝关节微屈、踝中立位。每 2 小时翻身一次，预防压疮的形成，必要时使用气垫床。

(5) 排痰引流：每次翻身时康复护理人员可以用空掌从患者背部肺底部向肺尖部拍打，帮助患者排痰；同时指导患者作正确的咳嗽和排痰。

(6) 被动活动：患者生命体征平稳、神志清醒，应尽早进行肢体被动活动，一般每天进行 1~2 次，每个关节活动 3~5 次，活动时手法应缓慢、轻柔，切忌暴力，同时还可应用直立床进行训练，逐渐增加倾斜角度，从而预防体位性低血压的形成。

(7) 高压氧治疗：颅脑外伤后应及时改善患者的脑循环，减少脑皮质血流、降低脑的耗氧量、增强脑缺血的代偿反应、改善脑缺氧所导致的脑功能障碍，从而促进脑功能恢复，高压氧在这方面有非常重要的作用。

(二) 恢复期康复护理

根据颅脑外伤患者功能障碍的特点，患者急性期过后，在生命体征平稳时，应重点加强功能训练。

1. 康复目标 恢复运动功能、感觉功能、认知功能、言语功能和生活自理能力，提高患者的生活质量，达到回归社会、回归家庭的目的。

2. 康复护理措施

(1) 认知功能障碍的康复护理：颅脑外伤后认知功能将严重影响患者的运动功能和日常生活活动能力的改善，因此要进行康复护理和治疗。

1) 记忆力训练：进行记忆训练时，要循序渐进，训练内容从简单到复杂；每次训练的时间要短，以后逐步增加信息量；患者成功后不断强化，增强信心，反复训练，提高患者的记忆能力。

① PQRST 法：P(Preview)：先预习要记住的内容；Q(question)：向自己提问与内容有关的问题；R(Read)：为了回答问题而仔细阅读资料；S(state)：反复陈述阅读过的资料；T(test)：用回答问题的方式来检验自己的记忆。

② 编故事法：把要记住的内容按照自己的习惯和爱好编成一个小故事，有助于记忆。除上述专门的训练方法外，日常生活中还可以用下面的方法进行训练：建立每日活动常规，让患者不断的重复和训练；让病人常带记事本，本中有患者的姓名、家庭住址、联系号码及生日等，并让患者及时查阅。

2) 注意力训练：注意力是指精神集中于某种刺激的能力。

① 猜测游戏：取两个透明玻璃杯和一个玻璃球，在患者注视下，康复护理人员将一个玻璃杯扣在弹球上，让患者指出有玻璃球的杯子，反复进行无误后改用不透明的杯子，重复上述过程。

② 删除作业：在纸上写一行大写的英文字母如 C、F、H、J、K、M，让患者指出特定的字母如 J，成功删除之后，改变字母的顺序，再让患者删除规定的字母，成功后将字母写小些再进行删除。

③ 时间感：康复护理人员给患者一只秒表，让患者按口令启动秒表，并让患者在 10 秒时主动停止秒表；然后不让患者看表，用心算计算时间。

④ 数字顺序：康复护理人员让患者按顺序说出 0 到 10 的数字，或看数字卡片，让患者按顺序排列。

(2) 感知力训练：感知力障碍主要包括失认症和失用症。知觉障碍的训练方法主要包括视觉扫描训练、感觉输入训练、心理想象训练等。

(3) 行为恢复的护理：首先应排除引起躁动不安的原因，如营养不良、睡眠障碍等都会导致患者躁动，注意分析原因，给予帮助排除。康复护理人员同时还应保持病房安静，限制不必要的声音，治疗过程中给予合适的鼓励，向正常看齐；激发患者的兴趣，取得患者的配合；适当改变治疗环境，用平静的语调。

颅脑外伤康复护理除上述护理措施外，还可进行运动、语言、心理等方面护理，具体措施可参阅第四章第一节脑卒中的康复护理措施。

四、康复护理指导

颅脑外伤患者的预后与损伤程度、损伤部位、康复护理及治疗的介入、家庭的支持情况等多因素有关。康复护理人员应教育患者积极主动地参与训练，并循序渐进，持之以恒；同时指导患者合理饮食，保持充足的睡眠，劳逸结合；保持二便通畅，鼓励患者控制情绪，从而保持情绪稳定。保证患者在家庭中得到长期，有效、合理的康复训练，使患者早日回归社会、回归家庭。

（廖长艳）

第三节 脊髓损伤的康复护理

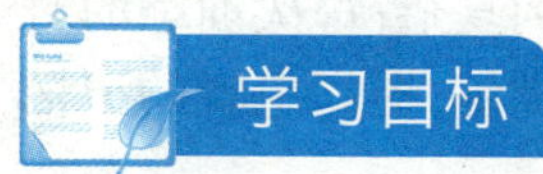
学习目标

掌握：脊髓损伤功能障碍的表现，脊髓损伤早期康复护理措施和并发症的处理。
熟悉：脊髓损伤平面和损伤程度的判定方法。
了解：脊髓损伤的原因和分类。

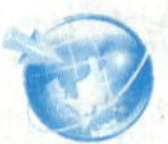
导入情景

康复科来了一位43岁李先生，曾从高处梯子坠落，随即出现下肢活动不能。医生对李先生进行专科体格检查发现关键肌肌力：左下肢5-5-4-4-3，右下肢5-4-4-4-2，双侧L_4以下感觉减退，四肢关节活动正常，无肌张力增加。双侧膝反射和跟腱反射均消失。X线显示第9胸椎骨折。

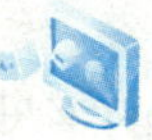
工作任务

1. 认识脊髓损伤的原因和功能障碍的表现。
2. 确定脊髓损伤平面和损伤程度。
3. 若患者处于脊髓损伤早期，请对该患者进行康复护理。

一、概述

脊髓损伤（spinal cord injury，SCI）是由各种不同伤病因素引起的脊髓结构或功能损害，造成损伤平面以下运动、感觉、自主神经功能的障碍。

（一）脊髓损伤原因

脊髓损伤的原因分为创伤性和非创伤性。创伤性脊髓损伤通常和脊柱的骨折或错位有关。非创伤性脊髓损伤常由于脊髓周围血管性疾病、脊髓感染性疾病有关。脊髓损伤本身很少导致解剖上的脊髓完全断离，但神经生理功能可完全破坏，致使感觉与运动功能丧失。

（二）脊髓损伤分类

1. 损伤程度　按照损伤程度可分为完全性脊髓损伤和不完全性脊髓损伤。完全性损伤是指神经损伤平面以下运动和感觉功能完全消失；不完全性脊髓损伤是指神经损伤平面以下包括最低位的骶段保留部分感觉和(或)运动功能。

2. 损伤平面　按照损伤平面可分为四肢瘫和截瘫。四肢瘫见于颈髓的损伤,导致四肢躯干运动和感觉功能的损害;截瘫见于脊髓胸、腰或骶段的损伤,导致躯干、下肢运动和感觉功能的损害。

二、康复问题及评估

(一) 主要康复问题

1. 运动障碍　表现肌力、肌张力、反射的改变。在肌力方面,主要表现在肌力减退或消失,可以来源于失神经支配的肌肉失能,也可以由于长期不活动导致失用性萎缩。肌张力改变主要表现在损伤平面下肌张力降低或增高。反射功能的改变主要表现在损伤平面下反射减弱、消失或亢进,出现病理反射。

2. 感觉障碍　主要表现在脊髓损伤平面以下感觉(浅感觉、深感觉)的减退、消失或感觉异常。

3. 膀胱和直肠功能障碍　失神经支配性膀胱、直肠功能障碍表现为尿潴留、尿失禁和排便障碍,严重影响患者日常生活护理,大小便失禁给患者沉重的心理压力,影响社交和日常活动。

4. 自主神经功能障碍　表现为排汗功能和血管功能障碍,出现高热、心动过缓、体位性低血压等症状。

5. 并发症　常见的并发症有压疮、疼痛、泌尿系统感染、关节挛缩等。

(二) 康复护理评定

1. 损伤平面的评定　脊髓损伤平面指脊髓损伤后,保留身体双侧正常运动、感觉功能的最低脊髓节段。用左侧感觉节段、右侧感觉节段、左侧运动节段、右侧运动节段来表示神经平面。感觉和运动平面可以不一致,左右两侧也可能不同。神经平面的综合判断以运动平面为主要依据,但 T_2~L_1 损伤无法评定运动平面,所以主要依赖感觉平面来确定神经平面。

(1) 运动平面的确定:关键肌指确定神经平面的标志性肌肉。由于一根神经支配多块肌肉和一块肌肉受多根神经支配的特性,因此根据神经节段与肌肉的关系,将肌力 3 级的关键肌为运动平面,但该平面以上的关键肌的肌力必须是 5 级(表 4-3-1)。运动积分是将肌力(0~5 级)作为分值,把各关键肌的分值相加。正常者两侧运动平面总积分为 100 分。

表 4-3-1　神经平面和运动关键肌

平面	关键肌	平面	关键肌
C_5	屈肘肌(肱二头肌,旋前圆肌)	L_2	屈髋肌(髂腰肌)
C_6	伸腕肌(桡侧伸腕长肌和短肌)	L_3	伸膝肌(股四头肌)
C_7	伸肘肌(肱三头肌)	L_4	踝背伸肌(胫前肌)
C_8	中指屈指肌(指深屈肌)	L_5	长伸趾肌(趾长伸肌)
T_1	小指外展肌	S_1	踝跖屈肌(腓肠肌、比目鱼肌)

(2) 感觉损伤平面的确定:关键点是指感觉神经平面的皮肤标志性部位。感觉检查包括身体两侧 28 对皮区关键点(表 4-3-2)。每个关键点要检查针刺觉和轻触觉,并按三个等级分别评定打分。0= 缺失;1= 障碍(部分障碍或感觉改变,包括感觉过敏);2= 正常;NT= 无法检查。正常者两侧感觉总积分为 112 分。

表 4-3-2 感觉关键点

平面	部位	平面	部位
C_2	枕骨粗隆	T_8	第八肋间（T_7 与 T_9 之间）
C_3	锁骨上窝	T_9	第九肋间（T_8 与 T_{10} 之间）
C_4	肩锁关节的顶部	T_{10}	第十肋间（脐水平）
C_5	肘前窝的外侧面	T_{11}	第十一肋间（T_{10} 与 T_{12} 之间）
C_6	拇指	T_{12}	腹股沟韧带中部
C_7	中指	L_1	T_{12} 与 L_2 之间上 1/3 处
C_8	小指	L_2	大腿前中部
T_1	肘前窝的尺侧面	L_3	股骨内上髁
T_2	腋窝	L_4	内踝
T_3	第三肋间	L_5	足背第三跖趾关节
T_4	第四肋间（乳线）	S_1	足跟外侧
T_5	第五肋间（T_4 与 T_6 之间）	S_2	腘窝中点
T_6	第六肋间（剑突水平）	S_3	坐骨结节
T_7	第七肋间	$S_{4\sim5}$	肛门周围

2. 损伤程度的评定　目前，临床上主要采用美国脊髓损伤学会（ASIA）的神经功能分级标准对脊髓损伤程度进行评定（表 4-3-3）。

表 4-3-3 脊髓功能损害分级

分级	损伤程度	表现
A	完全性	骶段无感觉和运动功能
B	不完全性	神经平面以下包括骶段（$S_{4\sim5}$）有感觉功能，但无运动功能
C	不完全性	神经平面以下有运动功能，大部分关键肌肌力 <3 级
D	不完全性	神经平面以下有运动功能，大部分关键肌肌力 $\geqslant 3$ 级
E	正常	感觉和运动功能正常，但肌肉张力增高

骶段是否保留运动和（或）感觉功能是判定完全性和不完全性脊髓损伤的依据，可以采用肛门指检方法。不完全性脊髓损伤时，刺激肛门皮肤与黏膜交界处、刺激肛门深部会有感觉反应，肛门括约肌会有随意收缩（有骶段保留）。完全性脊髓损伤时，患者既无感觉也无运动功能（无骶段保留）。

值得注意的是，在判定脊髓损伤程度之前应该首先判断脊髓休克期是否结束。脊髓休克期结束的指征之一是球 - 肛门反射活动的出现。

三、康复护理措施

（一）早期康复护理措施

1. 正确姿位的摆放　四肢瘫的患者，肩关节应处于外展位，肘关节伸直，腕背伸、拇指外展背伸、手指微屈。

2. 关节被动运动　对瘫痪肢体的关节每天应进行 1~2 次的被动活动，每次每个关节每个轴向应至少活动20次左右，增加本体感觉刺激，防止关节挛缩、畸形。

3. 体位变换　脊髓损伤患者长期卧床容易产生压疮，为预防压疮一般应每2小时变换一次体位。体位变换时，仔细检查患者皮肤状态，并按摩受压部位。对脊椎稳定者可使用减压床、皮垫床或一般床上加气垫。

4. 个人卫生活动　协助患者梳洗，注意采用中性肥皂。大小便及会阴护理，注意避免局部潮湿，以减少发生压疮的可能性。大小便后软纸擦拭，避免皮肤擦伤。

5. 呼吸及排痰　急性高位脊髓损伤后由于呼吸功能障碍，排痰能力下降，可造成肺炎等合并症。可以采用胸部轻叩击和体位引流的方法促进排痰，提倡腹式呼吸。

6. 直立适应性训练　逐步从卧位转向半卧位，或坐位，倾斜的高度每日逐渐增加，以无头晕等低血压不适症状为度，循序渐进。下肢可使用弹性绷带，同时可使用腹带，以减少静脉血液淤滞。从平卧位到直立位需一周的适应时间。适应时间长短与损伤平面相关。颈胸髓损伤的患者应该进行起立床训练。

7. 膀胱和直肠训练　脊髓损伤后早期常有尿潴留，一般采用留置导尿的方式。留置导尿管时要注意卧位时男性导尿管的方向必须朝向腹部，以免导尿管压迫尿道壁，造成尿道内压疮。留置导尿时还要注意夹放导尿管的时机。膀胱储尿在300~400ml时有利于膀胱自主收缩功能的恢复。要记录水的出入量，以判断放尿时机。留置导尿时每日进水量必须达到2500~3000ml，以避免膀胱尿液细菌的繁殖增长。留置导尿者发生泌尿系统感染可以没有症状，抗菌药物往往无效，最好的办法是拔除导尿管。一旦出现全身性菌血症可以采用敏感的抗生素治疗。拔除导尿管之后可以采用间断清洁导尿，即采用较细的导尿管，导尿插入时外阴部局部清洗干净，导尿管用后用清水冲洗，然后放入生理盐水或消毒液中保存。脊髓损伤后的直肠问题主要是便秘。灌肠、肛门 - 直肠润滑剂和缓泻剂都可以采用。腹泻少见，多半为合并肠道感染。可以采用抗菌药物及肠道收敛剂治疗。

8. 心理治疗　几乎所有脊髓损伤患者在伤后均有严重心理障碍，包括极度压抑或忧郁、烦躁、甚至发生精神分裂症。因此康复治疗时必须向患者进行耐心细致的心理工作，对于患者的问题给予鼓励性的回答，帮助患者建立信心，积极参加康复训练。

（二）恢复期康复护理措施

一旦患者生命体征稳定、骨折部位稳定、神经损害或压迫症状稳定、呼吸平稳后即可进入恢复期治疗。

1. 肌力训练　肌力训练的重点是肌力Ⅲ级的肌肉，可以采用渐进抗阻练习；肌力Ⅱ级时可以采用滑板运动或助力运动；肌力Ⅰ级时只有采用功能性电刺激的方式进行训练。肌力训练的目标是使肌力达到Ⅲ级以上，以恢复实用肌肉功能。脊髓损伤者为了应用轮椅、拐或助行器，在卧位、坐位时均要重视锻炼肩带肌力，包括上肢支撑力训练、肱三头肌和肱二头肌训练和握力训练。对于采用低靠背轮椅者，还需要进行腰背肌的训练。步行训练的基础是腹肌、髂腰肌、腰背肌、股四头肌、内收肌等训练。卧位时可采用举重、支撑，坐位时利用倒立架、支撑架等。

2. 肌肉与关节牵张　包括腘绳肌牵张、内收肌牵张和跟腱牵张。腘绳肌牵张是为了使患者直腿抬高大于90°，以实现独立坐。内收肌牵张是为了避免患者因内收肌痉挛而造成会阴部清洁困难。跟腱牵张是为了保证跟腱不发生挛缩，以进行步行训练。牵张训练是康复治疗过程中必须始终进行的项目。牵张训练还可以帮助降低肌肉张力，从而对痉挛有一定的治疗作用。

3. 坐位训练　正确的独立坐是进行转移、轮椅和步行训练的前提。床上坐位可分为长坐(膝关节伸直)和短坐(膝关节屈曲)。实现长坐才能进行床上转移训练和穿裤、袜和鞋的训练,其前提是腘绳肌必须牵张度良好,髋关节活动超过90°。坐位训练还应包括平衡训练,及躯干向前、后、左、右侧平衡以及旋转活动时的平衡。这种平衡训练与脑卒中和脑外伤时平衡训练相似。

4. 转移训练　包括独立转移和帮助转移。帮助转移指患者在他人的帮助下转移体位。可有两人帮助和一人帮助。独立转移指患者独立完成转移动作,包括从卧位到坐位转移、床上或垫上横向和纵向转移、床至轮椅和轮椅至床的转移、轮椅到凳或凳到轮椅的转移,以及轮椅到地和地到轮椅的转移等。在转移时可以借助一些辅助具,例如滑板。

5. 步行训练　先要进行步态分析,以确定髂腰肌、臀肌、股四头肌、腘绳肌等肌肉的功能状况。完全性脊髓损伤患者步行的基本条件是上肢有足够的支撑力和控制力。如果要有具有实用步行能力,则神经平面一般在腰或以下水平。对于不完全性损伤者,则要根据残留肌力的情况确定步态的预后。步行训练的基础是坐位和站位平衡训练,重心转移训练和髋、膝、踝关节控制能力训练。关节控制肌的肌力经过训练仍然不能达到Ⅲ级以上水平者,必须使用适当的矫形器以代偿肌肉的功能。达到站位Ⅲ级平衡时,患者可以开始平行杠内练习站立及行走,包括三点步和四点步、二点步,并逐步过渡到助走器或双杖行走。行走训练时要求上体正直、步伐稳定、步态均匀。耐力增强之后可以练习跨越障碍,上下台阶、摔倒及摔倒后起立等。步行训练的目标是:①社区功能性行走:终日穿戴矫形器并能耐受,能上下楼,能独立进行日常生活活动,能连续行走900m。②家庭功能性行走:能完成上述活动,但行走距离不能达到900m。③治疗性步行:上述要求均不能达到,但可借助矫形器进行短暂步行。

6. 轮椅训练　病人可以选择合适的姿势:可采用身体重心落在坐骨结节上方或后方(后倾坐姿)或相反的前倾坐姿。前倾坐姿的稳定性和平衡性更好,而后倾姿势较省力和灵活。要注意防止骨盆倾斜和脊柱侧弯。轮椅操纵:上肢力量及耐力是良好轮椅操纵的前提。在技术上包括前后向轮椅操纵,左右转进退操纵,前轮跷起行走及旋转操纵,上一级楼梯训练以及下楼梯训练。注意每坐20分钟,必须用上肢撑起躯干,或侧倾躯干,使臀部离开椅面减轻压力,以免坐骨结节处发生压疮。

(三) 主要并发症处理

1. 疼痛处理　躯体性疼痛的治疗包括:①预防性措施:疼痛可以由于感染、压疮、痉挛、膀胱和肠道问题等因素诱发。避免或治疗诱因可以有效地防治疼痛。适当运动是预防肩袖损伤和肩周炎最有效的方法。②运动和理疗:运动有助于增加关节活动范围、提高肌肉力量、改善心理状态;按摩、理疗和水疗有助于减轻局部炎症、改善血液循环,从而有助于治疗慢性疼痛。③药物治疗:一般使用非甾类消炎镇痛药。麻醉镇痛药只有在极度严重的疼痛时才可考虑使用。单纯使用药物治疗的有效性只有22%,因此最好和其他措施配合使用。

2. 肌肉痉挛　肌肉痉挛一般在损伤后3~6周开始发生,6~12个月左右达到高峰。常见诱因是膀胱充盈或感染、结石、尿路阻塞、压疮以及机体的其他感染或损伤。因此患者反复发生痉挛时要注意是否有合并症,及时去除诱发因素是缓解痉挛最有效的治疗方法之一。康复治疗:①去除诱发因素如结石、感染等;②牵张运动及放松训练;③解痉挛药物应用。神经阻滞治疗、水疗、手术治疗以及电刺激治疗等均有一定效果。

3. 泌尿系统并发症　①尿路感染:患者由于感觉障碍,发生尿路感染时尿道刺激症状不明显,只能通过对尿液混浊、尿中有红、白细胞、尿培养阳性、血象白细胞增多和体温升高等感染现象观察。没有全身症状时一般不必要采用药物治疗,增加饮水量是有效的方法。出现全身症状时,最好进行尿培养和药敏试验,以选择恰当的抗菌药物。理疗(超短波等)有明确的效果。②泌尿系统结石:脊髓损伤患者饮水一般偏少,加上长期卧床,使尿液浓缩,长期不活动造成高钙血症和高磷酸血症,容易发生泌尿系统结石,也容易继发泌尿系统感染。防治方法:适当增加体力活动,减少骨钙进入血液,多饮水,增加尿量和尿钙排泄,根据结石的性质适当改变尿液的酸碱度。必要时可以采用超声振波碎石、中药排石等。

4. 异位骨化症的康复　脊髓损伤后异位骨化症发生率为16%~53%,最常见于髋关节,其次为膝、肩、肘关节及脊柱,一般发生于伤后1~4个月,但可以早在伤后2周左右,晚至伤后数年。异位骨化后运动训练不可以造成明显疼痛,否则可加重病情。为了预防异位骨化症的发生,进行关节被动活动时要注意动作轻柔,不可采用暴力,以免损伤肌肉或关节,促使异位骨化发生。

5. 压疮　压疮应以预防为主,首先应注意病人全身的营养状况,保证足够的营养及水分,改善全身及皮肤的血液循环,防止压疮。每2小时进行一次翻身并局部按摩,教育患者及家属掌握预防压疮的知识和技能,练习双手支撑床面、椅子扶手等将臀部抬高的动作。若双手无力,可先向一侧倾斜上身,使对侧臀部离开椅面,再向另侧倾斜。

四、康复护理指导

脊髓损伤可造成终生残疾。脊髓损伤患者的康复教育是其掌握康复基本知识、方法、技能的重要途径,是患者学会自我管理,回归家庭和社会的根本保障。

(一)饮食调节

注意饮食调节,制定合理膳食计划,保证维生素、纤维素、钙及各种营养物质的合理摄入。

(二)自我护理

1. 教会患者和家属在住院期间完成"替代护理"到自我护理的过渡。重点是教育患者学会如何自我护理,避免发生并发症。

2. 住院期间,要培养病人养成良好的生活习惯,预防肺部、泌尿系统感染,教会家属搞好大、小环境卫生。患者出院后要定期复查,防止主要脏器发生并发症。

3. 掌握二便管理方法,学会自己处理二便,高位颈髓损伤患者的家属要学会协助他们处理二便问题。

4. 制定一个长远的康复训练计划,教育家属掌握基本康复知识和训练技能,防止二次残疾。

(三)心理调适

教育病人培养良好的心理素质,正确对待自身疾病,相信通过系统康复治疗,以良好的心态去面对困难和挑战,充分利用残存功能去代偿致残部分功能,尽最大努力去独立完成各种生活活动,成为一个身残志不残、对社会有用的人。

(四)回归社会

1. 配合社会康复和职业康复部门,协助患者做回归社会的准备,帮助家庭和工作单位改造环境设施,使其适合患者生活和工作。

2. 在康复医师的协助下,对患者进行性康复教育。残疾人的性教育,是维持家庭的重要手段,家庭完整、家属支持,是残疾者最大的精神支柱,应鼓励他们勇敢地面对未来。

(朱　杰)

第四节 小儿脑瘫的康复护理

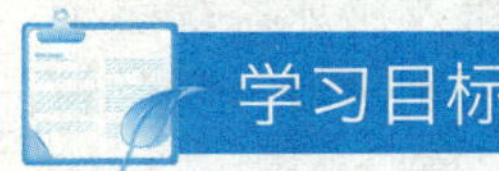

掌握:脑瘫的概念和康复护理措施。
熟悉:脑瘫的功能障碍。
了解:脑瘫的分类。

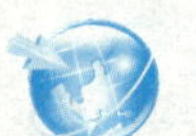

导入情景

患儿,女,3岁,孕35周出生,由于出生时缺氧导致患儿脑瘫。现不能行走,扶走呈“剪刀步态”,经诊断为痉挛型脑性瘫痪,入康复科治疗。

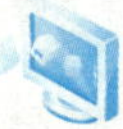

工作任务

1. 患儿存在哪些功能障碍?
2. 康复护理人员应该如何进行脑瘫患儿的康复护理?

一、概述

(一) 定义

脑性瘫痪(cerebral palsy,CP)简称脑瘫,是自受孕开始至婴儿期,非进行性脑损伤和发育缺陷所导致的综合征,主要表现为中枢性运动障碍及姿势异常。引发小儿脑瘫的原因有很多,常见原因包括:产前因素(母亲智力低下、多胎、先天畸形等)、分娩期因素(早产、难产导致产程过长等)和新生儿期因素(缺氧缺血性脑病、核黄疸、颅内出血、感染、中毒及营养不良等)。诊断要点包括:引起脑性瘫痪的脑损伤为非进行性;引起运动障碍的病变部位在脑部;症状在婴儿期出现;可合并智力障碍、癫痫、感知觉障碍、交流障碍、行为异常及其他异常;除外进行性疾病所致的中枢性运动障碍及正常小儿暂时性运动发育迟缓。

(二) 分型

脑瘫的分类方法目前国际尚未统一,临床上常根据临床表现和瘫痪部位进行分型。根据临床表现可分为:

1. 痉挛型(spastic) 最常见,约占70%。以椎体系受损为主,典型的临床表现为上肢屈曲、内收、内旋、拇指内收;髋关节屈曲,下肢内收、内旋、尖足、剪刀步、足外翻(图4-4-1)。

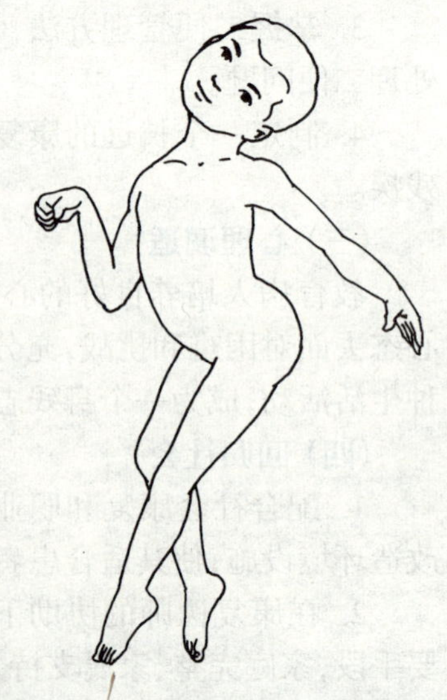

图4-4-1 痉挛型脑瘫异常模式

2. 不随意运动型(dyskinetic) 以锥体外系受损为主;不随意运动增多,表现为手足徐动、肌张力失调、震颤等。不随意运动以末梢为主,非对称姿势,肌张力变化(静止时减轻,随意运动时强),对刺激反应敏感,表情奇特,挤眉弄眼,颈不稳定,构音与发音障碍,流涎,摄食困难。婴儿期多表现为肌张力低下,可伴有舞蹈征。

3. 强直型(rigid) 较少见,病变部位较广泛,主要表现为锥体外系损伤症状。针对痉挛中一组有四肢呈僵硬状态的患者而言。表现为做被动运动时,其四肢无论屈伸都有抵抗,给人以弯铅管,搬齿轮那样的感觉。腱反射正常,常伴有严重智力障碍。

4. 共济失调型(ataxia) 以小脑受损为主。典型临床表型为站立时基底宽、步行时有辨距辨速障碍,呈醉汉步态,肌张力偏低。常伴有意向性震颤和眼球震颤。多在出生后 6 个月或 1 岁以后症状才逐渐显露出来。

5. 肌张力低下型(hypotonic) 患儿肌张力显著降低,呈弛缓性瘫痪状,通常在重症患者,随意运动,不随意运动都缺乏,无运动而言。易发生吸吮、吞咽困难和呼吸道堵塞(图 4-4-2)。该型为脑瘫的暂时阶段,一般在 2 到 3 岁后转变为其他类型,如不随意运动型和痉挛型。

6. 混合型(mixed types) 各型的典型症状混同存在,以痉挛和不随意运动症状混合,或者三种不同的特征症状混同导致的脑瘫。

根据瘫痪部位可分为:单瘫、偏瘫、双瘫、三肢瘫和四肢瘫等。

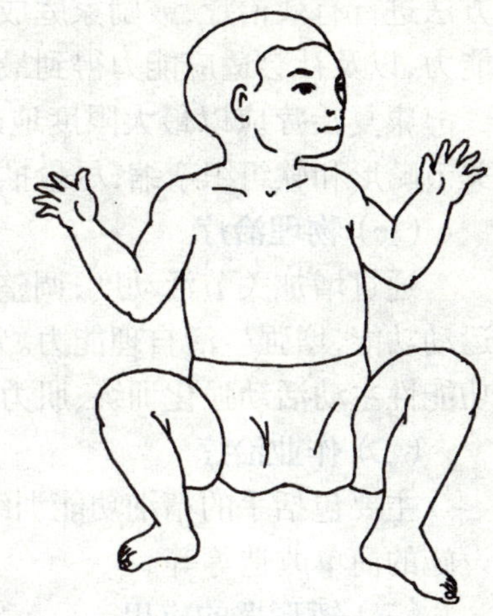

图 4-4-2 肌张力低下型脑瘫患儿

二、康复问题及评估

(一) 运动功能障碍

脑瘫患儿的运动功能发育不能达到与同龄正常儿童的发育水平,具有异常的运动模式和姿势。

(二) 言语障碍

脑瘫中约 1/3 至 2/3 的患儿有不同程度的言语障碍。表现为语言发育迟缓,发音困难,以及构音不清,不能说成句话,不能准确表达,严重者完全失语。

(三) 智力障碍

部分患儿伴有不同程度的智力障碍,其中痉挛型四肢瘫和强直型患儿的智力更差。

(四) 感知障碍

1. 视觉障碍 约半数以上脑瘫患儿伴有视觉障碍。主要为内、外斜视,视神经萎缩,动眼神经麻痹,眼球震颤及皮质盲。

2. 听觉障碍 多为核黄疸导致,部分患儿听力减退甚至全聋,以不随意运动型患儿最常见。

3. 其他感知觉障碍 患儿常有触觉、位置觉、实体觉、两点辨别觉等缺失,图形觉,以及颜色的辨认能力也很差。

(五) 癫痫

脑瘫患儿中癫痫发作并不少见,以全身性阵挛发作、部分发作和继发性大发作为主。

(六) 情绪、行为障碍

患儿易哭、任性、固执、孤僻、易激惹、注意力分散和情绪不稳定。

(七) 其他

多数脑瘫患儿生长发育落后、营养不良、免疫力低下。

三、康复治疗方法

遵循早发现、早诊断、早治疗的原则,综合运用各种康复治疗和教育方法,尽可能降低患儿残疾程度,提高患儿的日常生活活动能力。结合儿童的特点,采用多变化、趣味性的训练方法进行有效治疗,鼓励家庭成员的共同参与,使患儿的运动功能、日常生活活动能力、交流能力,以及社会适应能力得到最大提高。

康复治疗应以最大限度地改善患儿功能并提高其生活质量为目标,尽可能减少继发性关节畸形和软组织挛缩,尽量推迟或避免手术治疗。常用的治疗方法包括:

(一) 物理治疗

通过增加关节活动度,调整肌张力,提高运动控制能力、协调能力、力量和耐力等来改善运动功能,增强生活自理能力。常用的技术包括:体位性治疗、软组织牵伸、调整肌张力技术、功能性主动活动强化训练、肌力和耐力训练、平衡和协调控制、物理因子治疗等等。

(二) 作业治疗

主要包括手的精细功能训练、日常生活活动能力训练、支具和辅助具的制作及生活环境设施的简单改造等等。

(三) 矫形器的应用

在康复治疗中常配合使用矫形器,以达到限制关节异常活动、提高稳定性、协助控制肌肉痉挛、保持肌肉长度、预防畸形、辅助改善运动功能等目的。矫形器的应用关键在于根据患儿的个体情况选择最佳佩带时期和类型,因此,应由康复医师、治疗师和矫形师共同商榷决定。

(四) 言语治疗

由医师和言语治疗师评定后,根据不同言语障碍类型进行治疗,如下颌、口唇、舌肌、软腭等运动控制训练,以及理解和表达能力训练。

(五) 心理行为治疗

脑瘫患儿有时伴发异常的心理行为问题,如自闭、多动、情绪不稳等症状。健康的家庭环境,增加与同龄儿交往,以及尽早进行心理行为干预是防治心理行为疾患的关键。

(六) 家庭训练计划

治疗师应为患儿及其家长制定家庭训练计划。该计划重点应放在提高功能和防止继发残损方面,但是对于特别严重的患儿,易化护理及减轻家庭负担应是主要目标。通常包括:对患儿病情的了解以及日常生活的安排;针对性的肌力和关节活动度训练;痉挛肌的牵伸治疗;功能性主动活动的强化训练;辅助用具如矫形器、椅子、站立架及轮椅的使用等等。

(七) 特殊教育

小儿康复治疗还应包含针对不同智力水平的特殊教育,因此,建立融医疗、保育和教育为一体的机构,是为患儿提供全面的连续性服务的良好模式。

四、康复护理措施

康复护理目标是加强营养,保证身体的正常发育;注意安全,防止各种意外的发生;加强体能及生活自理能力训练;矫治情绪、纠正行为异常,增强克服困难的信心,培养社交能力;

防止关节挛缩畸形的发生；给予心理护理，用爱心、耐心平等地对待每名脑瘫患儿，增强其安全感。

(一) 脑瘫患儿要保持营养、水及电解质的平衡

足够的营养摄取，可以增强机体抵抗力，防止合并症，维持健康，提高预防疾病和残障的能力。脑瘫患儿由于活动少，咀嚼困难，肠道吸收障碍，易发生营养不良和消化系统疾病，因此要注意饮食成分的均衡。饮食原则要遵循常吃五谷杂粮，动植物蛋白互补，食鱼虾与蔬菜。一些脑瘫患儿易发生骨折等现象，这是由于肌张力高，四肢僵直、剪刀步，尤其是身体中钙的流失造成骨质密度和总量降低导致骨质疏松，所以应注意补充钙、维生素 A、维生素 D、维生素 C 以及铁等。

(二) 加强护理，防止意外的发生

脑瘫患儿受疾病本身影响，自我保护能力及平衡能力较差，有些患儿患有癫痫等并发症，可能会发生坠床、外伤、突然癫痫发作等意外情况，因此要求护理人员一定要以患儿为本，加强责任心，事事为患儿着想，在工作中认真、细致，做好患儿的安全防护措施。对于易坠床的患儿要加强巡视，睡床设护栏，患儿在床上时要及时提上护栏。卧床患儿由于骨质疏松，易发生磕碰和骨折，洗澡换尿布时动作要轻柔，床周可围一圈泡沫软垫等，并随时观察患儿有无异常反应。要掌握被动牵伸的原则和注意事项，避免快速、跳跃及突然用力，力度过大会造成肌肉拉伤、骨折。力度以有牵伸感为宜，感觉疼痛时说明已牵伸过度，因此要善于观察患儿的面部表情。对于有癫痫并发症的脑瘫患儿，在护理上要勤查房，按时服药，做到看着患儿将药物吞咽下去。避免患儿受凉及暴饮暴食，减少癫痫发作的次数，养成良好的生活习惯。

(三) 提高生活自理能力，避免过多依赖别人的帮助，树立自立、自强的性格

通过生活自理训练可增强脑瘫患儿的自信心，帮助孩子建立自我形象，还可使他们初步具有基本的生活能力和卫生习惯，过上独立的生活，减轻依赖心理。

1. 协助脑瘫患儿进食　脑瘫患儿因不正常的肌张力、原始反射和身体控制等问题影响进食。部分脑瘫患儿更需要成人协助进食，因此在实际工作中需要护理人员分析进食步骤，帮助患儿逐步掌握进食技巧，促进其进食技能的提高，并有助于体能、智能、社交及语言能力的提高。协助脑瘫患儿进食需要做到以下几点：

(1) 进食的空间要宽敞明亮，以便协助者给予适当的诱导。

(2) 在帮助孩子进食的训练过程中，必须给予孩子自己参与及尝试的机会，让他们尽量发挥自己的能力，积累经验去学习。进食的时间要尽量适当而充裕，使一些动作缓慢的孩子能主动参与。特别是徐动型脑瘫患儿，由于不能自主地控制身体，更要预留时间，不要催促他们。

(3) 孩子进食时要保持正确坐姿，不应躺卧或后倾身体，否则易引起窒息。有些孩子喂食时易出现咬合反射，要耐心等待其自己张口，不要硬拽勺子。

(4) 协助者要尽量与孩子保持相近的高度和适当的距离，坐在孩子左或右与他成直角的位置或坐在他对面，有目光交流，勤观察孩子进食时的反应。对于吞咽困难或不喜欢进食的孩子要从少到适应，防止过多食物堆积在口腔内，孩子不嚼整吞。

(5) 进食时家具高度、宽度适中，要按照孩子的特别需要选用特别的餐具，如带有吸盘的碗、特制的粗把勺、双耳杯等。

(6) 部分脑瘫患儿口肌控制较差，咀嚼不协调，进食时易误吸导致窒息，要特别注意，防

止意外发生。

2. 如厕训练 如厕是自理训练的一个重要环节,无论是何种程度的孩子都应接受此训练。训练内容包括定时坐盆,需要的时候向家长示意或自己去厕所,脱裤子大小便,穿裤子,洗手等。当他们去如厕的时候,一定要给他们足够的时间来完成这些活动。

3. 穿脱衣训练 一些脑瘫患儿初学穿脱衣时,分不出前后和正反面,可教他们找出特征或做出标记,穿衣分成步骤,穿上后给予一些奖励。这种训练对脑瘫患儿特别重要,既学习了手的抓握,手眼协调,还进行了上肢的伸展和手肘的伸直,初学时可选一些宽松的衣服进行学习。

4. 梳洗学习 每天起床后让孩子学习自己洗脸、洗手,冬天可少量帮助孩子,夏天让其主动参与,独立完成,养成一个良好的卫生习惯。在进行生活自理训练时应注意与日常生活相结合,要尽可能采用情景训练,在日常生活条件下,使这些孩子学到的动作立即产生实际效果,也比较容易学会。

5. 纠正异常行为 脑瘫患儿的个性特征如主动性差、意志软弱、缺乏自制力、固执等导致其行为异常,行为缺陷较多,主要有好动、退缩、强迫、攻击、自伤等行为,要矫正和改变儿童的不良行为。可采用以下方法:

(1) 奖励——强化法:即脑瘫患儿在康复训练中,出现了一个人们期望的行为或消除了某种不良行为时,马上给予奖励,这样新的行为就被强化,不良行为就会消退。

(2) 惩罚法:即在训练中,脑瘫患儿出现不期望的行为时,可以给予适当的处罚。处罚的种类有给予脸色、批评、警告、斥责等。惩罚的目的是消除不良行为,一定要让儿童明白为什么要受到惩罚。

6. 通过早期干预,预防挛缩畸形 许多脑瘫患儿由于长期卧床,通常有挛缩畸形的表现。如果处理不当,严重的挛缩畸形会给日常生活带来很多困难,甚至影响一生。预防及早期处理挛缩畸形的方法有日常活动、游戏、适合的体位、手法牵伸、支具的辅助等。预防挛缩畸形的关键是早期采取综合性的措施,主动活动在其中起着非常重要的作用。游戏和日常生活活动是保证儿童主动参与的最好方法,通过游戏可以使预防挛缩畸形的活动成为儿童乐于接受的事情。它不仅可以预防挛缩畸形,还可以从整体上促进儿童的身心发育。对于个别不能通过主动活动达到全范围活动的关节,可以通过手法牵伸,合适的体位,以及支具加以辅助。但是无论通过什么手段使肌肉放松后,都要通过主动活动来保持患儿的活动能力。只有这样才能最终达到预防挛缩、改善功能、提高生活质量的目的。

7. 加强心理护理 对于脑瘫患儿我们要给予更多的关心和鼓励,创造机会让他们积极参与社会活动,如文艺演出、外出购物等,让其充分展示自己,树立"我能行"的观念,避免说一些刻薄的话伤害他们,增强其克服困难的决心。对于伴有语言障碍的脑瘫患儿,在早期让其有更多的目光对视、实物接触、言语刺激及动作模仿是十分必要的,因为孩子接受语言总是早于表达语言,要强调早期干预,强调在日常生活中进行。早期刺激有利于儿童语言基本能力的发展,有利于儿童语言交流积极性的产生。

脑瘫患儿的康复工作是一个漫长的过程,作为医护人员要树立信心。对脑瘫患儿康复护理是重点,人文关怀更不能缺少,让他们增强治疗疾病的信心,孤而不残,残而不废,让他们走入社会,参与社会活动,像正常儿童一样在同一片蓝天下幸福快乐的成长。

(邹 颖)

第五节 骨折的康复护理

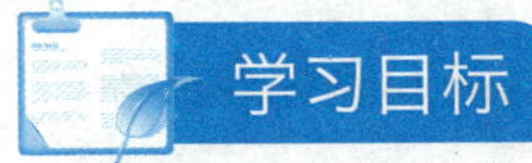

掌握:骨折的康复护理措施。

熟悉:骨折的康复护理评定和康复指导。

了解:骨折的分类、症状和体征,以及治疗原则。

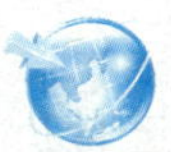

导入情景

王奶奶前两天走路时不慎摔倒,当时感觉左腕部疼痛并有畸形,被家人送往医院治疗。X 线检查显示左侧桡骨远端骨折,经骨科复位、固定治疗后 1 天,转康复科。小施是王奶奶的责任护士。

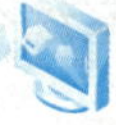

工作任务

1. 小施应对王奶奶进行哪些康复护理评定?
2. 小施应如何为王奶奶制定康复护理计划?

一、概述

骨折(fracture)是骨或骨小梁的完整性和连续性发生完全或部分中断。引起骨折的病因主要有直接暴力、间接暴力、骨骼病变以及积累性劳损。骨折的愈合过程主要分为三个阶段:血肿机化演进期、原始骨痂形成期和骨痂改造塑形期。

(一) 分类

1. 根据骨折端是否与外界相通分类

(1) 闭合性骨折:骨折处皮肤或黏膜完整,骨折端与外界不相通。

(2) 开放性骨折:骨折处皮肤或黏膜破损,骨折端与外界相通。

2. 根据骨折的程度及形态分类

(1) 不完全骨折:骨的连续性或完整性部分中断。如裂缝骨折、青枝骨折等。

(2) 完全骨折:骨的连续性或完整性全部中断。如横骨折、斜骨折、螺旋骨折、粉碎骨折、“T”形骨折、嵌插骨折、压缩骨折等。完全骨折可出现成角、侧方、缩短、分离及旋转移位。

3. 根据骨折的稳定程度分类

(1) 稳定骨折:骨折端不易移位或复位固定后不易再移位。如横骨折、短斜骨折等。

(2) 不稳定骨折:骨折端易移位或复位固定后易再发生移位,如螺旋骨折、粉碎骨折等。

4. 根据骨折的时间分类

(1) 新鲜骨折:发生在 2 周以内的骨折。此期骨断端尚未形成纤维性连接,可行手法复位。

(2) 陈旧性骨折:发生在 2 周以上的骨折。此期骨断端血肿机化,已经形成纤维性粘连,手法复位困难,多需手术处理。

（二）症状和体征

1. 一般表现　主要有局部疼痛、压痛、肿胀、青紫或瘀斑、功能障碍及体温升高等。

2. 专有体征　①畸形；②反常活动，③骨擦音或骨擦感。以上三项中只要具备一项即可确诊。

3. 常见并发症　休克、血管损伤、周围神经损伤、脊髓损伤、感染、骨筋膜室综合征等。

（三）治疗原则

1. 复位　通过手法或手术使骨折部位恢复到正常或接近正常的解剖关系。复位的方法有手法复位、牵引复位、手术切开复位等。

2. 固定　利用外固定方法或内固定器材将骨折稳定在复位后的位置，使其在此位置下达到牢固愈合。常用的外固定方法有小夹板固定、石膏固定和牵引固定等；常用的内固定器材有钢板螺丝钉、钢针、髓内钉、不锈钢丝等。

3. 功能锻炼　在骨折愈合的不同时期指导患者循序渐进地进行功能锻炼，以促进骨折的愈合，利于患肢肌肉和关节功能的恢复。

二、康复问题及评估

1. 骨折愈合情况　患者是否合并并发症如感染、血管损伤、神经损伤、骨筋膜室综合征、关节僵硬、创伤性关节炎、缺血性骨坏死等。

2. 关节活动度　用量角器测量关节活动的范围，并将患侧与健侧进行对比。

3. 肌力测定　采用徒手肌力测定法，了解肌肉的力量。

4. 肢体长度及周径　定点测量肢体的长度和周径，如上肢全长为从肩峰到中指尖端的距离，下肢全长为从髂前上棘到内踝的距离；下肢周径取髌上 10cm 处，小腿周径取髌下 10cm 处。注意患肢和健肢的测量值对比。

5. 感觉功能　对患者进行深、浅感觉评定，了解是否有神经损伤。

6. ADL 能力　上肢骨折时主要评定饮食、写字、更衣等功能障碍，下肢骨折主要评定步行、负重等功能障碍。

7. X 线检查　通过 X 线摄片了骨折的类型、并发症、愈合情况等，是骨折最常用的检查。

三、康复护理措施

骨折患者康复治疗的原则是早期复位、固定，在不影响愈合的情况下按照循序渐进的原则尽早康复训练。根据骨折愈合过程，康复护理分为三个阶段进行。

（一）早期

骨折后的 1~2 周，此期患者主要的症状和体征是患肢疼痛、肿胀，骨折固定部位易发生再次移位。因此，早期的康复目标是在保证骨折端固定牢靠的前提下，使软组织在复位固定后进行最大限度的活动，以达到消除肿胀、缓解疼痛，预防肌肉萎缩的目的。

1. 患肢抬高　患者休息时将患肢抬高，肢体远端高于近端，近端高于心脏平面，有利于促进肿胀消退。

2. 关节活动度训练　运动是消除水肿的最有效、最可行和花费最少的方法。早期运动的重点是维持非制动关节的活动度，骨折上下端关节不活动。

(1) 非制动关节：患者术后麻醉反应消失后即可进行关节活动。指导患者非制动关节各个轴位上的主动和被动运动。上肢应注意肩关节外展、外旋与手掌指关节屈伸运动；下肢应注意踝关节背伸运动。老年患者应特别注意肩关节粘连和僵硬发生。

(2) 骨折固定部位:指导患者对该部位肌肉进行缓慢、有节奏的等长收缩练习,以防止失用性肌萎缩和软组织粘连,同时使骨折端挤压促进骨折愈合。运动时,应鼓励患者尽最大力气尽可能收缩,然后放松。一般每日 3 次,每次 5~10 分钟,以患者不感到疲劳为宜。

(3) 健肢与躯干:以维持其正常生理功能为目标,鼓励患者尽早下床活动。不能下床、需要绝对卧床的患者,尤其是年老体弱者,应每日做床上保健操,改善全身情况,防止压疮、肺炎、肺不张、失用性综合征等并发症。

3. 物理因子治疗 一般在术后 48 小时后进行,该治疗法有利于促进肢体血液循环、消炎止痛、减少粘连、减轻水肿、防止肌肉萎缩,以及促进骨折愈合。常用的方法有以下几种:

(1) 超短波或低频磁场治疗:该法促进成骨再生区代谢过程加强,加速骨折愈合。超短波治疗适用于深部骨折,低频磁场治疗更适合用于软组织较薄部位的骨折。此法在石膏外或小夹板外均可进行,但若有金属板内固定时则禁用。

(2) 温热疗法:常用的有传导热疗如蜡疗、中药熨敷,辐射热疗如红外线、光浴等。

(3) 音频电疗或超声波治疗:对于减少瘢痕与粘连,效果较好。

(二) 中期

骨折后的 3~8 周,此期患者的生理变化是患肢肿胀逐渐消退,疼痛减轻,骨折断端纤维组织连接,骨痂生成,骨折处稳定。因此,中期的康复目标是消除肿胀,促进骨痂形成,增加关节活动范围和肌力,提高肢体活动能力,改善日常生活活动能力。

1. 关节活动度训练

(1) 非制动关节:主要进行各运动轴方向的主动运动,通过牵拉关节周围的组织,防止肌肉萎缩,组织粘连。运动时遵守循序渐进的原则,运动幅度逐渐增大,可由一个关节逐渐过渡到多个关节,每个动作重复多遍,每日 3~5 次。

(2) 骨折部位:对于刚去除外固定的关节部位可先采用主动助力运动,而后随着关节活动范围的增加而逐步减少助力。对组织挛缩、粘连严重者,若骨折愈合情况尚可,可给予被动运动。动作应平缓,运动方向与范围应符合人体的解剖和生理功能,且不引起明显疼痛及肌肉痉挛。

2. 肌力训练 逐步提高肌肉训练强度,由等长收缩过渡到等张收缩,引起肌肉的适度疲劳感。可根据患者肌力的级别选择合适的运动方式。

(1) 肌力 0~1 级:可采用水疗、按摩、经皮神经电刺激、被动运动、助力运动等。

(2) 肌力 2~3 级:以主动运动为主,辅以助力运动或水中运动。

(3) 肌力 4 级:训练抗阻运动,但注意保护骨折处,以免用力过大导致再次骨折。

3. 物理因子治疗 紫外线照射,有利于钙质沉积与镇痛。红外线、蜡疗可作为手法治疗前的辅助治疗,有利于促进血液循环和增加软组织的延展性。音频电、超声波疗法有利于软化瘢痕、松解粘连。

4. ADL 能力及工作能力训练 早期进行作业治疗和职业前训练,改善动作技能技巧和熟练程度,鼓励患者早期下床活动,增强体能,提高患者 ADL 及工作能力。

(三) 后期

骨折后 8~12 周,此期患者已经达到临床愈合,通过前期的锻炼,骨骼已有一定的承受力,但关节活动可能未完全恢复,肌肉力量尚需加强。因此,后期的康复目标是全面恢复关节活动度和肌力，恢复患者的 ADL 和工作能力。

1. 关节活动度训练　本期运动以主动运动为主，适当辅以助力运动和被动运动。运动以不引起明显疼痛为宜，循序渐进。

对于僵硬的关节可配合热疗进行手法松动，即关节松动术。治疗师一手固定关节近端，另一手握住关节远端，在轻度牵引下，按其远端需要的方向（前 / 后、内 / 外、外展 / 内收、旋前 / 旋后）松动，促使组成关节的骨端能在关节囊和韧带等软组织的弹性范围内发生移动，如手掌指关节可被动的前 / 后滑动、侧向滑动、外展 / 内收和旋前 / 旋后滑动。对于僵硬的关节，在行关节松动术的同时对患肢进行牵引，牵引重量不可过大，以患者可耐受的酸痛感为宜。

对于中度或重度关节挛缩者，为减少纤维组织的弹性回缩，维持治疗效果，可在运动与牵引的间歇期，配合使用夹板或矫形器等，对患肢进行持续的牵伸。随着关节活动范围的逐渐增加，夹板或矫形器也作相应的调整。

2. 肌力训练　根据肌力评定的结果，选择适宜的肌力训练方法，指导患者等张抗阻和等速肌力训练。

3. ADL 能力及工作能力训练　由于此阶段关节、骨骼和肌肉功能的逐步恢复，可进行精细度和复杂度较强的功能训练，如上肢训练各种精细动作，下肢训练正常负重和行走。增强体能，逐步恢复受伤前的能力，以便重返工作和家庭岗位。

（四）常见四肢骨折的康复护理措施

1. 肱骨干骨折　是肱骨外科颈下 1~2cm 至肱骨髁上 2cm 段内的骨折。常见于中、青年人。早期指导患者进行手指、腕关节的运动及上臂肌肉的主动舒缩运动；2~3 周后进行肘关节伸屈和肩关节的收展、伸屈活动；4~6 周进行肩关节的旋转活动。

2. 肱骨髁上骨折　肱骨远端内外髁上方的骨折，以 5~12 岁儿童多见。多由间接暴力所致，根据暴力来源和移位方向，可分为伸直型和屈曲型骨折。复位固定后，保持屈肘 60°~90° 用悬吊带悬吊前臂于胸前 4~5 周。治疗中观察有无患侧桡动脉搏动减弱或消失，手部皮肤苍白、发凉、麻木，被动伸指疼痛等前臂缺血表现。2 周内进行手指和腕关节的活动，2 周后进行肩关节的活动，解除固定后进行肘关节的伸屈功能锻炼。晚期应观察有无骨化性肌炎、肘内翻畸形或缺血性肌挛缩等并发症。

3. 尺桡骨干双骨折　临床上较为多见，以青少年居多，多数为直接暴力引起。复位固定后，屈肘、前臂置于功能位，用悬吊带悬吊于胸前 5~6 周。观察患肢有无剧烈疼痛，手部皮肤苍白、发凉、麻木，被动伸指疼痛，桡动脉搏动减弱或消失等前臂缺血及骨筋膜室综合征表现。2 周内做用力握拳和伸直动作，以加强前臂肌的舒缩运动；2 周后开始肘、腕及肩关节的活动，但禁止前臂旋转运动；4 周后开始前臂旋转运动；解除外固定后，进行上肢各关节全活动范围锻炼。

4. 桡骨远端骨折　指距桡骨下端关节面 3cm 范围内的骨折，以中年和老年人多见，多由间接暴力所致。复位固定后，屈肘、前臂置于功能位，用悬吊带悬吊于胸前 3~4 周。固定期间观察手部血液循环情况。2 周内进行手指伸屈活动，2 周后可进行腕关节的背伸和桡侧偏斜活动及前臂旋转活动，4~6 周解除固定后加强腕关节全活动范围锻炼。

5. 股骨颈骨折　常发生于老年人，以女性多见。主要因摔倒时扭转伤肢，暴力传导至股骨颈而引起骨折。为避免长期卧床所引起的并发症，目前倾向于手术治疗，其中人工髋关节置换术是最常采用的手术方式。人工股骨头置换术后，1 周开始进行髋关节活动，2~3 周可扶双拐下地不负重行走，3 个月后弃拐行走；恢复期不可盘腿、不可坐矮板凳，以防发生髋关节脱位。

6. 股骨干骨折　指股骨小转子以下、股骨髁以上部位的骨折，多见于青壮年。多由强大的直接或间接暴力造成，因创伤较重、出血较多，容易发生休克。治疗中肢体放置并保持固定所要求的位置。2 周内进行股四头肌等长收缩训练和踝、趾伸屈活动，2 周后开始膝关节伸直活动，5~6 周后可扶拐下地不负重行走，去除外固定后进行膝关节和髋关节全活动范围锻炼，并逐渐进行负重行走。小儿行双下肢垂直悬吊皮肤牵引时，应保持臀部悬离床面，并注意观察双侧下肢末梢血运、感觉和运动情况。

7. 胫腓骨干骨折　发生于胫骨平台以下至踝上部分的骨折。以青壮年和儿童多见，为长骨骨折中最为多见的一种。指导患者 2 周内进行足趾伸屈活动，2 周后进行踝关节和膝关节的伸屈活动，禁止在膝关节伸直状态下旋转大腿，以免影响骨折固定；6 周后进行扶拐下地不负重行走，解除外固定后进行患侧下肢全活动范围锻炼，并逐渐进行负重活动。

四、康复护理指导

1. 心理护理　帮助患者调整心态，消除不良的情绪反应，向患者解释康复治疗的原因，取得合作，耐心指导患者正确地进行功能锻炼。

2. 饮食指导　给予患者高蛋白、高热量、易消化的饮食，鼓励患者多吃水果和蔬菜。长期卧床的患者还应预防便秘。

3. 病情观察　教会患者及家属观察病情，注意肢体远端皮肤的颜色、温度，以及感觉、痛觉等，早期发现异常，早期治疗。

4. 功能锻炼　向患者解释功能锻炼的原则，即循序渐进，活动范围由小到大，活动次数由少到多，负重由轻到重。锻炼不可操之过急，以免引起骨折复发。

（卞龙艳）

第六节　颈肩腰腿痛的康复护理

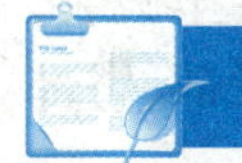
学习目标

掌握：颈肩腰腿痛的康复护理措施。

熟悉：颈椎病的分型、颈肩腰腿痛康复护理指导。

了解：颈肩腰腿痛的常见康复问题。

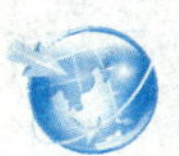
导入情景

今天康复科来了一个女性患者王某，45 岁，教师，五天前因不慎扭伤致腰部酸痛（7/10）明显，呈进行性加重，并伴有右下肢放射痛，于当地医院查 CT 示：腰椎间盘突出偏右型、黄韧带肥厚。患者病程中饮食睡眠可，二便未见明显异常。为了缓解临床症状，康复治疗师将对该患者进行康复治疗。

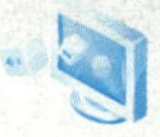

工作任务

1. 该患者可能存在哪些功能障碍？
2. 康复护理人员应该对该患者进行哪些康复护理措施？

一、概论

颈、肩、腰、腿痛好发于中老年人，是临床上的常见病、多发病，以慢性疼痛为主，但较为常见的是颈椎病、肩周炎和腰椎间盘突出症。因绝大多数患者常采用非手术治疗，故已成为康复科最为常见的疾病之一。本章主要介绍颈椎病、肩周炎及腰椎间盘突出症的康复问题，以及康复护理措施。

（一）颈椎病

颈椎病是因为颈椎间盘退行性改变本身及其继发性改变刺激或压迫到邻近的脊髓、神经、血管等组织，并引起各种临床症状和体征。

1. 神经根型　颈椎病中神经根型发病率最高(50%~60%)，是由于颈椎间盘侧后方突出、关节突关节肥大或增生，刺激或压迫后方的神经根所导致。主要的功能障碍表现为患者上肢、手的麻木、无力等，患肢外展、上举和后伸的关节活动范围受限，严重的可影响患者的日常生活能力。

2. 脊髓型　该型较少见，表现为刺激或压迫脊髓而出现运动、感觉和反射障碍，约占10%~15%。根据患者的严重程度，表现为四肢麻木、无力以及步态异常，影响四肢功能，严重者可能导致截瘫。

3. 椎动脉型　椎间关节退变压迫并刺激到椎动脉，引起椎基底动脉供血不足的症状，患者主要表现为偏头痛、耳鸣、耳聋及眩晕等表现，头晕严重的患者也会影响日常生活能力。

4. 交感型　本型的发病机制尚不太清楚，不影响四肢功能，主要以交感神经受刺激为主要表现。

（二）腰椎间盘突出症

腰椎间盘突出症是由于腰椎间盘退行性改变、破裂、后突压迫脊髓或神经所导致的综合征。正常人的椎间盘在30岁以后开始退变，其外环可因纤维变性而变薄、膨出，甚至破裂，胶体性髓核突出而使邻近的神经根受刺激或受压，引起神经炎症及水肿，导致腰骶部、臀部及下肢放射性疼痛、麻木。

（三）肩周炎

肩周炎是肩关节周围炎的简称，俗称冻结肩、五十肩，是肩关节周围软组织病变而导致的慢性炎症。临床上主要表现为肩部疼痛和关节活动范围受限，大多数患者可以自愈。早期起病缓急不等，多数起病较急，疼痛比较明显，肩关节不适；中期疼痛有所减轻，夜间疼痛加重，肩关节活动时疼痛加剧，关节活动范围进一步受限、甚至完全功能障碍，后期疼痛逐渐减轻直至消失，关节功能开始逐渐改善。

1. 急性期　又称冻结开始期。特点是起病缓急不等，多数患者起病较急，疼痛比较明显，肩关节外展、前屈及内外旋等方向活动受限。急性期一般持续时间为2~4周，康复治疗的重点是止痛，缓解肌肉的痉挛，预防肩关节活动受限。

2. 慢性期　又称粘连期。此期疼痛症状较急性期有所缓解，夜间疼痛仍比较严重，肩关节活动时疼痛加剧,并出现肌肉痉挛,使关节活动进一步受限。康复治疗应以主动或被动活动为主,防治肩关节周围软组织粘连,恢复正常关节功能。

3. 恢复期 又称缓解期。此期疼痛逐渐减轻直至消失,关节活动逐渐改善。随活动增加,关节周围的软组织粘连、挛缩得到松解,大多数患者肩关节的活动范围可恢复正常或接近正常。

二、康复问题及评估

(一)康复问题

1. 疼痛 疼痛是颈肩腰腿痛最常见的临床表现,患者颈肩及上肢、下腰部均可能出现疼痛、麻木,疼痛发作的诱因主要有劳累、扭伤以及受凉等因素,此时应评估患者的疼痛部位、持续时间及疼痛的性质等对患者的治疗有指导性作用的因素。

2. 活动受限 关节活动受限是颈肩腰腿痛的又一临床表现,主要表现为肩关节、颈椎及腰椎的关节活动范围变小。肩关节的屈伸、外展及旋转活动受限,颈、腰椎的屈伸、侧屈及旋转活动范围受限。肩周炎患者则因肩关节疼痛、肌肉痉挛以及关节周围软组织的挛缩,导致肩关节活动受限,而神经根型颈椎病患者因上肢活动牵拉神经根,使症状出现或加重,限制了肢体的正常活动。

3. 日常生活能力下降 颈肩腰腿痛患者由于疼痛及关节活动受限,导致患者的日常生活活动严重受到影响,甚至患者的穿衣、梳头、个人卫生、站立等基本日常生活活动受限。

(二)评定

1. 运动功能评定 包括对患者的姿势、有无脊柱侧弯和骨盆不对称,颈椎、腰椎和肩关节的关节活动度,腹背肌及上下肢的肌力、肌张力、步态等进行评定。

2. 疼痛评定 在纸或尺上划10cm长的直线,按1cm间隔划格,直线左端表示无痛,右端表示极痛。让患者目测后在直线上用手指指出目前疼痛的程度,根据受检者手指指定的刻度,确定疼痛的程度。

3. ADL评定 即对各种日常生活活动能力的评定,包括翻身、起坐、站立、行走和弯腰等实用功能的评定。对那些反复发作,严重影响生活和工作者,更需要进行ADL评定,以便指导康复治疗。

4. 专项评定 可以进行肌电图和影像学的评定,也可进行颈椎稳定性评定、颈椎间盘突出功能损伤的评定和脊髓型颈椎病的功能评定等,也可以对患者进行叩顶试验、直腿抬高试验等特殊检查。

三、康复护理措施

(一)颈椎病、腰椎间盘突出症的康复护理措施

康复治疗目的主要是缓解或消除患者的症状和体征,恢复功能和防止复发。应根据患者的严重程度选择不同的治疗方法,约95%以上患者采用非手术疗法可取得满意的效果。

1. 制动及卧床休息 卧床休息及制动可以缓解肌肉痉挛和疼痛,改善局部血液循环,消炎消肿,以及加快损伤的修复。腰椎间盘突出症急性期的患者应睡有良好支撑力的床休息、限制体力活动,以减轻腰椎的应力负荷,改善局部血液循环,放松肌肉。但卧床时间过长容易引起失用性改变,因此卧床时间不宜过长,严格的卧床休息不宜超过1周。卧床休息时

不宜采用过厚过软的床垫，可采用不同的卧位姿势，以患者舒适为宜。

2. 牵引 治疗颈椎病、腰椎间盘突出症的方法很多，但牵引是治疗颈椎病和腰椎间盘突出症的有效方法之一。牵引的治疗作用是限制颈部、腰部活动，缓解肌肉痉挛，通过牵引增大椎间隙，以减轻神经根的压迫，消除充血、水肿等局部创伤反应。颈椎牵引的体位可采取坐位或卧位，为了方便，多采取坐位，要求患者充分放松颈肩部，牵引重量可选择患者自身体重的 1/10，开始时用较小重量以利患者适应。而腰椎牵引多采用仰卧位牵引，牵引重量可选择患者自身体重的 1/2。一般每日牵引 1~2 次，10~20 天为一个疗程。

3. 理疗 可改善血液循环及组织代谢，有利于组织的消肿，促进炎症的消退，放松肌肉，达到消除疼痛的目的，常用的方法有低、中频电疗法、高频电疗法、红外线疗法、超声波疗法等。

4. 针灸及推拿 治疗时要根据患者的临床表现来进行推拿，急性期以缓解疼痛，解除肌肉痉挛为主，推拿广泛应用于除严重的脊髓型颈椎病之外的各种类型颈椎病。针灸和穴位注射也有一定的治疗效果。

5. 药物治疗 药物治疗分为中药和西药，最常用的药物包括镇痛药如塞来昔布、布洛芬等；扩张血管药如地巴唑、尼莫地平等；营养神经的药物如维生素 B_1、维生素 B_{12} 等；中药如丹参片、骨刺宁胶囊等。

6. 运动治疗 在疼痛基本缓解后，应积极进行关节活动度训练来松解软组织粘连，改善颈腰椎活动范围，同时也应加强颈肩部及腰背部肌群力量的训练。

7. 关节松动术 关节松动术可以促进关节液的流动，增加关节软骨无血管区的营养，缓解疼痛；还可以直接牵拉关节周围的软组织，改善关节的活动范围。不论是附属运动还是生理运动，手法操作均应达到关节活动受限处。肩周炎早期治疗疼痛时，手法应达到痛点，但不超过痛点，操作中，手法要平稳有节奏。

（二）肩周炎的康复护理措施

1. 急性期的治疗

(1) 制动与休息：肩周炎早期以制动为主，可以用三角巾悬吊上肢，限制肩部的活动。在工作或日常生活中，康复护理人员应指导患者尽量减少反复使用患侧肩关节，如长时间用患侧提取重物，应该与健侧肩关节交替使用，从而减轻患侧肩关节的过度负荷，保证患侧肩关节有足够的制动。为了防治肩关节周围软组织因为长时间制动而导致挛缩、粘连形成，每天坚持活动肩关节数次，活动后继续用三角巾悬吊。

(2) 口服消炎镇痛类药物：如布洛芬、塞来昔布等，以缓解疼痛。必要时可加服镇痛剂如酮咯酸等，以增强消炎止痛的效果。

(3) 推拿及针灸：为了解除肌肉痉挛，缓解疼痛，可以进行推拿治疗，常采用和缓放松的手法，同时可以配合针灸治疗来缓解疼痛。

(4) 理疗：超短波、微波、磁疗及热敷等方法，改善局部的血液循环，促进炎症的消退，缓解疼痛，解除肌肉痉挛。

(5) 封闭治疗：可作痛点注射或盂肱关节腔内注射。疼痛剧烈可以作颈交感神经结封闭。

2. 慢性期的治疗

(1) 药物治疗：疼痛较明显者，可继续服用消炎镇痛类药物。

(2) 运动治疗：在疼痛基本缓解后或能忍受的范围内，应进行关节活动度训练，必要时可以进行关节松动术来牵拉局部挛缩和粘连的组织，改善关节活动范围，应早晚练习，循序渐进，持之以恒。

(3) 理疗：超短波、微波等理疗方法仍可继续选择使用。

(4) 推拿及针灸：目的是改善血液循环，牵拉肩关节周围粘连的软组织，增加关节活动范围，常采用较重的手法，推拿手法包括对肩关节周围的肌肉、韧带等软组织按揉、叩击、摩擦等，患者自己也可以在痛点进行按摩，以缓解疼痛。

(5) 医疗体操：肩周炎的医疗体操主要改善肩关节的关节活动范围，进行一些有针对性的肩关节主动或助力活动，活动强度稍大，以达到牵拉关节囊和关节周围肌腱和韧带的目的。

3. 恢复期的治疗　以运动治疗和理疗为主，改善肩关节的活动范围。对因为患者长时间制动导致的肌肉萎缩，应进行肌力训练，防止失用性萎缩造成肌力下降。

四、康复护理指导

1. 改善与调整睡眠状态　枕头不宜过高或过低，应根据患者的病情选择枕头的高低。枕头的形状中间低，两端高。睡眠时的床要能支撑身体重量，使身体不至于下陷，慢性腰腿痛患者仰卧时，用毛巾卷放在腰部下方，保持腰椎的生理屈度。

2. 纠正与改变工作、生活中的不良体位　注意调整桌面高度，长时间视物时应保持平视或略低于平视处，床上低头看书、看电视是一种不良习惯，应予改正。避免长时间取坐位，如必须坐位时保持腰部放松，避免腰部过分弯曲，在椅子上就坐时，应避免双足悬空，不要坐太矮的椅子和低软的沙发。日常生活中如需搬动较重物体时，应减少腰部弯曲，避免腰部受力。如果患者所从事的职业是腰腿痛的高发职业，应指导患者进行环境改造，如工作的座椅与工作台，放松紧张的肌肉，改善腰部的血液循环。

3. 医疗体操　主要作用是通过颈肩部、腰背部的肌肉锻炼，增强肌肉力量来保持关节的稳定；同时改善血液循环，促进炎症消退，练习医疗体操时，症状如果加重者，则应暂停练习。

知识窗

颈椎病医疗体操

1. 抗阻后仰　两肘关节屈曲，双手交叉置于后枕部，两脚分开与肩关节大致同宽。头用力后仰，双手同时向前给予阻力。重复5~10次。

2. 左右旋转　两脚分开与肩关节同宽，上肢自然下垂，两腿微屈，左手上举，手掌置头后，右手背置于腰背后，左右旋转，重复5~10次。

3. 前伸探海　两腿分立与肩关节同宽，双手叉腰，头颈前伸并转向右下方，双目向前下视。左右交替，重复5~10次。

4. 拔伸颈背　两腿分立与肩关节同宽，双手叉腰，头顶部用力向上伸，每次持续3~5秒，重复10~20次。

5. 环绕摇头　两腿分立与肩关节同宽，双手叉腰，头颈放松，缓慢地做大幅度环转运动，按顺时针和逆时针方向交替进行，重复10~20次。

（廖长艳）

第七节　慢性阻塞性肺疾病的康复护理

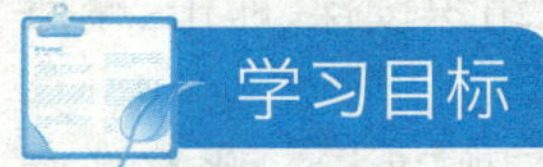

学习目标

掌握:COPD 的呼吸训练、排痰训练方法,以及健康宣教知识。

熟悉:COPD 的主要功能障碍,以及康复评估方法。

了解:COPD 的运动训练方法。

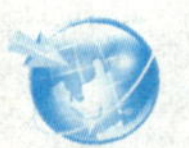

导入情景

70 岁的张先生反复咳嗽、咳痰及喘息已经有 20 多年,有吸烟史 45 年,讲话或穿衣等轻微动作时即发生气短。王医生经过体格检查发现张先生偏瘦,桶状胸,双肺呼吸音粗,可闻及哮喘音及湿啰音。X 线检查发现肋间隙增宽,两肺野透亮度增加。最终诊断为慢性支气管炎合并阻塞性肺气肿。

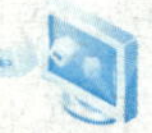

工作任务

1. 请采用康复护理措施改善患者呼吸困难的症状。
2. 对该患者进行健康教育。

一、概述

慢性阻塞性肺疾病(chronic obstructive pulmonary disease,COPD)是指具有气流受限特征的慢性支气管炎以及合并的肺气肿,气流受限不完全可逆,呈进行性发展。临床表现为咳嗽、咳痰,劳力性呼吸困难,严重时可出现呼吸衰竭症状,X 线检查示胸廓扩张,肋间隙增宽,肋骨平行,两肺野透亮度增加,膈降低且变平,肺血管纹理内带增粗紊乱,外带纤细、稀疏、变直。呼吸功能检查第一秒用力呼气量 <60% 用力肺活量,最大通气量 <80% 预计值,残气量 >40% 肺总量即可确诊阻塞性肺气肿。

二、康复问题及评估

(一) 主要康复问题

1. 呼吸困难　由于肺气肿的病理改变,膈肌活动受限,患者在安静时也用肋间肌进行呼吸,甚至采用辅助呼吸肌,形成病理性呼吸模式,加重耗氧。正确腹式呼吸模式的建立,使呼吸以膈肌运动为主,从而减少耗氧,缓解缺氧状态,减轻呼吸急促症状。

由于长期炎症侵袭使支气管壁纤维环及软骨环受到腐蚀破坏,呼气时管壁过早受压而塌陷闭塞。缩唇呼气训练,可增加呼气时气道内阻力,防止支气管过早塌陷,减少肺内残气量。

2. 反复感染　由于细支气管长期炎症,黏液腺及纤毛受损,“黏液毯”功能丧失,排痰能力差,加上长期卧床,免疫力下降,容易造成反复感染。通过体位引流,胸部叩击、震颤及正确的咳嗽方法促进肺内分泌物排出,同时通过上、下肢有氧训练,减少卧床时间,增强患者免疫力,从而减少感染,降低死亡率,减少社会及家庭的经济耗费。

3. 肌力及运动耐力下降　由于惧怕劳力性呼吸困难而活动减少,使得呼吸及循环系统对运动的适应能力减退,上下肢出现失用性肌力减退,患者的肌力及运动耐力均有所下降。通过上下肢的有氧训练及抗阻训练,增强上下肢肌力,改善呼吸功能及心血管功能,提高患者的肌力及运动耐力。

4. 心理负担加重　由于长期供氧不足,气短、气促,造成患者精神紧张、烦躁不安、睡眠障碍,给患者带来心理压力和精神负担。

(二) 康复评估

1. 一般评估　一般评估包括职业史、家族史、个人生活史、吸烟史、生活习惯,既往用药、治疗情况,现病史,症状,体征,实验室检查(血常规、动脉血气分析、痰培养、胸部 X 线检查等)。

2. 呼吸功能评估

(1) 气短气急症状分级:根据 Borg 量表改进气短、气急症状的分级(表 4-7-1)。

表 4-7-1　气短、气急症状的分级

分级	临床表现	分级	临床表现
1	无气短、气促	4	明显气短、气急
2	稍感气短、气急	5	严重气短、气急,不能耐受
3	轻度气短、气急		

(2) 肺功能测试

1) 肺活量:尽力吸气后缓慢而完全呼出的最大空气量,是最常用的指标之一,随病情严重性的增加而下降。

2) 第一秒用力呼气量(FEV_1):尽力吸气后尽最大强力快速呼气,第一秒所能呼出的气体量,其占用力肺活量比值与 COPD 的严重程度及预后有很好的相关关系(表 4-7-2)。

表 4-7-2　COPD 严重程度的评估

分级	分级标准
Ⅰ级(轻度)	$FEV_1/FVC<70\%$ $FEV_1\geq80\%$ 预计值
Ⅱ级(中度)	$FEV_1/FVC<70\%$ $50\%\leq FEV_1<80\%$ 预计值
Ⅲ级(重度)	$FEV_1/FVC<70\%$ $30\%\leq FEV_1<50\%$ 预计值
Ⅳ级(极重度)	$FEV_1/FVC<70\%$ $FEV_1<30\%$ 预计值 或 $FEV_1<50\%$ 预计值,伴慢性呼吸衰竭

(3) 运动能力评定

1) 平板或功率车运动试验:通过活动平板或功率车进行运动试验获得最大吸氧量、最大心率、最大 MET 值、运动时间等相关量化指标来评定患者运动能力,也可通过平板或功率车运动试验中患者的主观劳累程度分级(Borg 计分)等半定量指标来评定患者运动能力。

2）6 分钟或 12 分钟行走距离测定：让患者步行 6 分钟或 12 分钟，记录其所能行走的最长距离。该测定与上述分级运动试验有良好相关性。对于不能进行活动平板运动试验的患者可行 6 分钟或 12 分钟行走距离测定，以判断患者的运动能力及运动中发生低氧血症的可能性。

(4) 主观呼吸功能障碍程度（表 4-7-3）。

表 4-7-3 主观呼吸功能障碍程度

分级	表现
0 级	虽存在不同程度的肺气肿，但活动如常人，对日常生活无影响，活动时无气短
1 级	一般劳动时出现气短
2 级	平地步行无气短，速度较快或登楼、上坡时，同行的同龄健康人不觉气短而自己有气短
3 级	慢走不及百步即有气短
4 级	讲话或穿衣等轻微动作时即有气短
5 级	安静时出现气短、无法平卧

(5) 影像学检查：X 线早期无异常，随病情反复发作，引起支气管管壁增厚，细支气管或肺泡间质炎症，浸润或纤维化，可见两肺纹理增粗、紊乱。并发肺气肿时，可见肋间隙增宽，膈低平，两肺透亮度增加。心脏呈垂直位，心影狭长。

(6) 血气分析：明显缺氧和二氧化碳潴留，表现为动脉血氧分压下降，二氧化碳分压增高，pH 降低等，可出现代偿性呼吸性酸中毒。

三、康复护理措施

(一) 呼吸训练

1. 重建腹式呼吸模式

(1) 放松：用以放松紧张的辅助呼吸肌群，减少呼吸肌耗氧量，缓解呼吸困难症状。

1）前倾依靠位：患者坐于桌前或床前，桌上或床上置两床叠好的棉被或四个枕头，患者两臂置于棉被或枕下以固定肩带并放松肩带肌群，头靠于被上或枕上放松颈肌，前倾位还可降低腹肌张力，使腹肌在吸气时容易隆起，增加腹压，使膈肌更好收缩，从而有助于腹式呼吸模式的建立。

2）椅后依靠位：患者坐于非常柔软舒适的有扶手的椅或沙发上，头稍后靠于椅背或沙发背上，完全放松坐 5~15 分钟。

3）前倾站位：自由站立、两手指互握置于身后并稍向下拉以固定肩带，同时身体稍前倾以放松腹肌，也可前倾站立、两手支撑于前方的低桌上以固定肩带，此体位不仅起到放松肩部和腹部肌群的作用，而且是腹式呼吸的有利体位。

(2) 缩唇呼气法：增加呼气时的阻力，这种阻力可向内传至支气管，使支气管内保持一定压力，防止支气管及小支气管因增高的胸膜腔内压过早压瘪。该方法可以增加肺泡内气体排出，减少肺内残气量，从而可以吸入更多的新鲜空气，缓解缺氧症状。其方法为经鼻腔吸气，呼气时将嘴缩紧，如吹口哨样，在 4~6 秒内将气体缓慢呼出（图 4-7-1）。

(3) 暗示呼吸法：通过触觉诱导腹式呼吸，常用方法有：

1）双手置上腹部法：患者仰卧位或坐位，双手置于上腹部（剑突下、脐上方）。吸气时腹部缓缓隆起，双手加压作对抗练习，呼气时腹部下陷，两手随之下沉，在呼气末，稍用力加压，以增加腹内压，使横膈进一步抬高，如此反复练习，可增加膈肌活动。

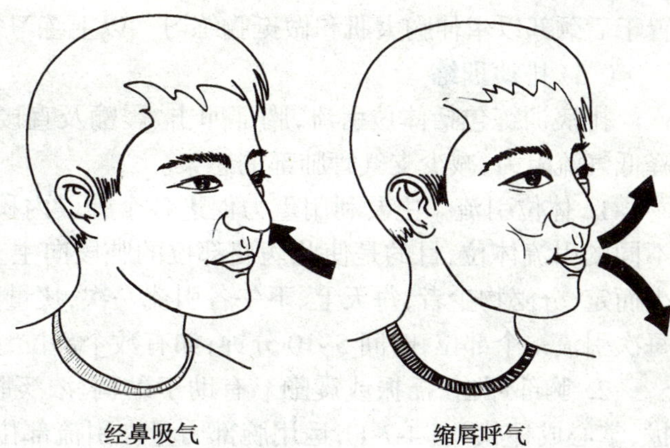

图 4-7-1 缩唇呼气法

2）两手分置胸腹法：患者仰卧位或坐位，一手置于胸部（通常置于两乳间胸骨处）、一手置于上腹部位置与1）同，呼气时腹部的手随之下沉，并稍加压，吸气时腹部对抗此加压的手，使之缓缓隆起。呼吸过程中胸部的手基本不动。此法可用以纠正不正确的腹式呼吸方法。

3）下胸季肋部布带束胸法：患者取坐位，用一宽布带交叉束于下胸季肋部，患者两手抓住布带两头，呼气时收紧布带（约束下胸廓，同时增高腹内压），吸气时对抗此加压的布带而扩展下胸部，同时徐徐放松束带，反复进行。

4）抬臀呼气法：仰卧位，两足置于床架上，呼气时抬高臀部，利用腹内脏器的重量将膈肌向胸腔推压，迫使横膈上抬；吸气时还原，以增加潮气量。

（4）缓慢呼吸：这是与呼吸急促相对而言的缓慢呼吸。这一呼吸有助于减少解剖无效腔，提高肺泡通气量。因为当呼吸急促时，呼吸幅度必然较浅，潮气量变小，解剖无效腔所占的比值增加，肺泡通气量下降，而缓慢呼吸可纠正这一现象，但过度缓慢呼吸可增加呼吸功，反而增加耗氧，因此每分呼吸频率宜控制 10 次 / 分钟左右。通常先呼气后吸气，呼吸方法同前。

COPD 患者处于低氧血症时主要依靠二氧化碳来刺激呼吸，作腹式呼吸后二氧化碳含量常较快降低，从而使呼吸起动能力下降，呼吸过频也容易出现过度换气综合征（头昏、目眩、胸闷等不适），有的患者还可因呼吸过分用力出现屏气而加重呼吸困难。因此每次练习呼吸次数不宜过多，即练习 3~4 次，休息片刻再练，逐步做到习惯于在活动中进行腹式呼吸。

（5）膈肌体外反搏呼吸法：使用低频通电装置或体外膈肌反搏机。刺激电极位于颈胸锁乳突肌外侧，锁骨上 2~3cm 处（膈神经部位），先用短时间低强度刺激，当确定刺激部位正确时，即可用脉冲波进行刺激治疗。一天 1~2 次，每次 30~60 分钟。

2. 增加胸廓活动度及纠正驼背姿势练习

（1）增加一侧胸廓活动：患者坐位，以扩展右侧胸为例，先作向左的体侧屈，同时吸气，然后用手握拳顶住右侧胸部，作屈向右的侧屈，同时呼气。重复 3~5 次，休息片刻再练习。一日多次。

（2）活动上胸及牵张胸大肌：吸气时挺胸，呼气时两肩向前、低头缩胸。亦可于仰卧位练习。

（3）活动上胸及肩带练习：坐于椅上或站立位，吸气时两上臂上举，呼气时弯腰屈髋同时两手下伸触地，或尽量下伸。重复 5~10 次，一日多次。

（4）纠正头前倾和驼背姿势：站于墙角，面向墙，两臂外展 90°，手扶两侧墙（牵张锁骨部）或两臂外上举扶于墙（可牵张胸大、小肌），同时再向前倾，做扩胸练习。也可两手持体操棒置于后颈部以牵伸胸大肌和做挺胸练习。以上练习每次 2~3 分钟，每日多次。

（二）排痰训练

排痰训练包括体位引流，胸部叩击、震颤及直接咳嗽。目的是促进呼吸道分泌物排出，降低气流阻力，减少支气管肺部的感染。

1. 体位引流　主要利用重力促进各个肺段内积聚的分泌物排出，不同的病变部位采用不同的引流体位，目的是使此病变部位的肺段向主支气管垂直引流。引流频率视分泌物多少而定，分泌物少者，每天上、下午各引流一次，痰量多者宜每天引流 3~4 次，餐前进行为宜，每次引流一个部位，时间 5~10 分钟，如有数个部位，则总时间不超过 30~45 分钟，以免疲劳。

2. 胸部叩击、摇振或震颤　有助于黏稠、浓痰脱离支气管壁。其方法为治疗者手指并拢，掌心成杯状（图 4-7-1），运用腕部力量在引流部位胸壁上双手轮流叩击拍打 30~45 秒，患者可自由呼吸。叩击拍打后手按住胸壁部加压，治疗者整个上肢用力，此时嘱患者做深呼吸，在深呼气时作摇振或震颤手法，摇振频率 2~3 次 / 秒，而在患者呼气时双手持续压迫胸廓有助于患者呼吸和咳嗽。

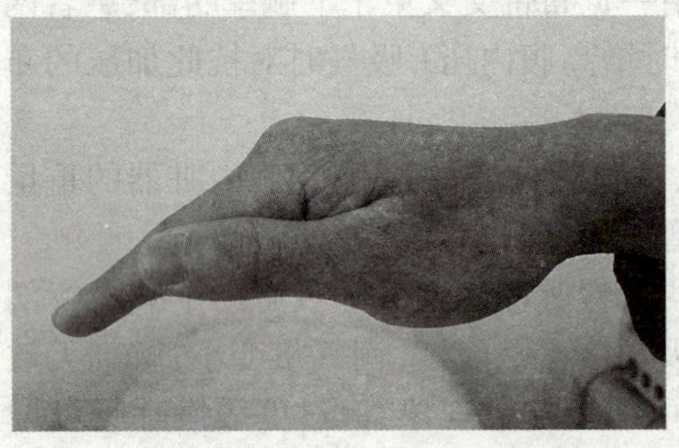
图 4-7-2 "杯状"叩击手型

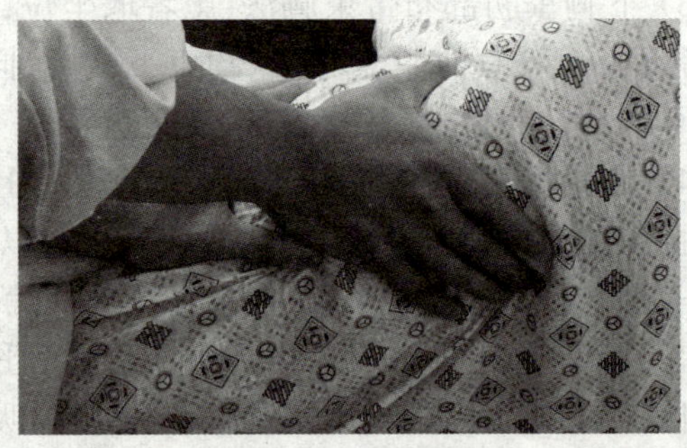
图 4-7-3 摇振手法

3. 咳嗽训练　咳嗽是呼吸系统的防御功能之一，COPD 患者咳嗽机制受到损害，最大呼气流速下降，纤毛活动受损，痰液本身比较黏稠。因此更应当教会患者正确的咳嗽方法，以促进分泌物排出，减少反复感染的机会。第一步先进行深吸气，以达到必要吸气容量；第二步吸气后要有短暂闭气，以使气体在肺内得到最大分布，同时气管到肺泡的驱动压尽可能保持持久；第三步关闭声门，当气体分布达到最大范围后再紧闭声门，以进一步增强气道中的压力；第四步通过增加腹内压来增加胸膜腔内压，使呼气时产生高速气流；第五步声门开放，当肺泡内压力明显增高时，突然将声门打开，即可形成由肺内冲出的高速气流，促使分泌物移动，随咳嗽排出体外。

4. 理疗　如超短波治疗，超声雾化治疗等有助于消炎、抗痉挛、利于排痰保护黏液毯和纤毛功能。超短波治疗的方法是应用无热量或微热量，每日一次，15~20 次一疗程。超声雾化治疗每次 20~30 分钟，每日一次，7~10 次一疗程。

（三）运动训练

运动训练是肺康复的重要组成部分，包括下肢训练、上肢训练及呼吸肌训练。

1. 下肢训练　下肢训练可明显增加 COPD 患者的活动耐量，减轻呼吸困难症状，改善精神状态。通常采用有氧训练方法如快走、划船、骑车、登山等。对于有条件的 COPD 患者可以先进行活动平板或功率车运动试验，得到实际最大心率及最大 MET 值，然后根据下表确定运动强度（表 4-7-4）。

表 4-7-4 运动强度的选择

运动试验终止原因	靶心率(最大心率 %)	靶 MET 值(最大 MET%)
呼吸急促,最大心率未达到	75%~85%	70%~85%
达到最大心率	65%~75%	50%~70%
心血管原因	60%~65%	40%~60%

除以心率控制外,还应增加呼吸症状控制,即运动后不应出现明显气短、气促(即以仅有轻度至中度气短、气急为宜)或剧烈咳嗽。

2. 上肢训练 由于上肢肩带部很多肌群即为上肢活动肌,又为辅助呼吸肌群,如胸大肌、胸小肌、背阔肌、前锯肌、斜方肌等均起自肩带,止于胸背部。当躯干固定时,起辅助肩带和肩关节活动的作用;而上肢固定时,这些肌群又可作为辅助呼吸肌群参与呼吸活动。COPD 患者在上肢活动时,由于这些肌群减少了对胸廓的辅助活动而易于产生气短气促,从而对上肢活动不能耐受。而日常生活中的很多活动如做饭、洗衣、清扫等都离不开上肢活动,为了加强患者对上肢活动的耐受性,COPD 的康复应包括上肢训练。

上肢训练包括手摇车训练及提重物训练,手摇车训练以无阻力开始,5W 增量,运动时间为 20~30 分钟,速度为 50 转 / 分,以运动时出现轻度气急、气促为宜。提重物练习:患者手持重物。开始 0.5kg,以后渐增至 2~3kg,作高于肩部的各个方向活动,每活动 1~2 分钟,休息 2~3 分钟,每天 2 次,监测以出现轻微的呼吸急促及上臂疲劳为度。

3. 呼吸肌训练 呼吸肌训练可以改善呼吸肌耐力,缓解呼吸困难症状。但它的必要性略逊于上下肢训练。

(1) 增强吸气肌练习:用抗阻呼吸器(具有不同粗细直径的内管)使在吸气时产生阻力,呼气时没有阻力。开始练习 3~5 分钟,一天 3~5 次,以后练习时间可增加至 20~30 分钟,以增加吸气肌耐力,还可不断减少吸气管直径以增强吸气肌肌力。

(2) 增强腹肌练习:COPD 患者常有腹肌无力,无力腹肌常使腹腔失去有效的压力,从而减少膈肌的支托及减少外展下胸廓的能力。患者取仰卧位,腹部放置沙袋作挺腹练习,开始为 1.5~2.5kg,以后可以逐步增加至 5~10kg,每次腹肌练习 5 分钟;也可仰卧位作两下肢屈髋屈膝,两膝尽量贴近胸壁的练习,以增强腹肌。

(四) 日常生活指导

1. 能量节省技术 活动前先做好计划安排,工作节奏快慢适度,轻重工作交替进行,活动中间歇休息,以尽量节省体力,避免不必要的耗氧。这样可以减轻或避免呼吸困难。原则如下:

(1) 事先准备好日常家务杂事或活动所需的物品或资料,并放在一处。

(2) 把特定工作所需的物品放在紧靠活动开始就要用的地方。

(3) 尽量坐位,并使工作场合利于减少不必要的伸手或弯腰。

(4) 移动物品时用双手,搬动笨重物体时用推车。

(5) 工作中尽量身体只有左右活动,避免不必要的前后活动。

(6) 活动要缓慢而连贯地进行。

(7) 工作时要经常休息,至少每小时休息 10 分钟,轻重工作要交替进行。

(8) 工作中,缩唇并缓慢呼气。

2. 营养 营养状态是 COPD 患者症状、残疾及预后的重要决定因子,包括肥胖及消瘦两个方面。消瘦原因包括不充分的食物摄入,食物产热作用,休息时能量消耗增加等。大约

25% 的 COPD 患者有体重指数下降，而体重指数下降是 COPD 患者死亡的独立危险因素。改善营养状态在肺康复中可增强呼吸肌力量，最大限度改善患者的整体健康状态。肥胖对呼吸功能也是有害的，因为增加的脂肪可增加呼吸系统做功，尤其在那些需要承载身体重量的活动中，如走路，跑步等。因此应当鼓励患者减肥。

对于消瘦的患者来说，应当增加热量的摄入，每天摄入的热量应是休息时能量消耗的 1.7 倍，其中蛋白质应当每天至少摄入 1.7g/kg。如果患者病情较重，进食时出现呼吸困难，应强调少量多次进食。

3. 心理行为矫正　在 COPD 患者焦虑、沮丧、不能正确对待疾病可进一步加重患者的残障程度，因此心理及行为干预是非常必要的，指导患者学会放松肌肉，减压及控制惊慌可有助于减轻呼吸困难及焦虑，另外家人，朋友的支持也必不可少。

四、康复护理指导

教育是肺康复的重要组成部分，教育内容除了一般知识如呼吸道的解剖；生理；病理生理；药物的作用，副作用，剂量及正确使用；症状的正确评估等，还应包括以下内容：

1. 氧气的正确及安全使用　长期低流量吸氧（小于 5L/min）可提高患者生活质量，使 COPD 患者的生存率提高 2 倍。在氧气使用过程中主要应防止火灾及爆炸，在吸氧过程中应禁止吸烟。

2. 感冒的预防　COPD 患者易患感冒，继发细菌感染后使支气管炎症状加重。可采用防感冒按摩，冷水洗脸，食醋熏蒸，增强体质等方法来预防感冒。

3. 戒烟　烟是呼吸道最大的敌人，各种年龄及各期的 COPD 患者均应戒烟。戒烟有助于减少呼吸道黏液的分泌，降低感染的危险性，减轻支气管壁的炎症，使支气管扩张剂发挥更有效的作用。

（朱　杰）

第八节　冠心病的康复护理

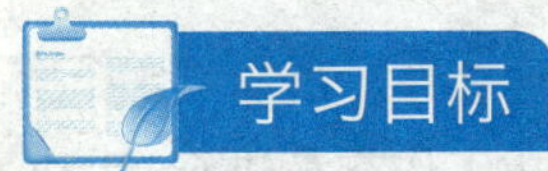

掌握：冠心病症状、诱因、健康状态一般性评估；康复护理措施和健康宣教。

熟悉：冠心病各康复治疗分期。

了解：康复评估中心电运动试验和 6 分钟步行试验。

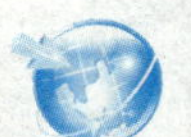

导入情景

张先生，48 岁，2 小时前在登楼梯时出现胸痛，位于心前区，性质为压榨性，向左肩放射，持续 2 分钟自行缓解。医院初步诊断为冠心病。

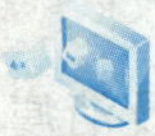

工作任务

1. 认识冠心病的症状和诱因。

2. 冠心病各期的康复护理措施。

3. 对冠心病患者进行健康教育。

一、概述

冠状动脉粥样硬化性心脏病(冠心病)是以冠状动脉血管狭窄、闭塞或冠状动脉功能性改变(如痉挛)导致心肌缺血、缺氧甚至坏死而引起的心脏病。冠心病是最常见的心血管疾病之一,好发于40岁以上,男性多于女性,脑力劳动者较多。其主要症状是心绞痛,指心前区压迫、缩窄、烧灼性疼痛,可以向左上肢内侧、左颈部、下颚、上腹部等部位放射,持续时间一般为数分钟,很少超过25~30分钟。常见的诱因为用力、激动、劳累等,去除诱因或服用药物治疗后疼痛往往突然缓解,不稳定型心绞痛的诱因不明。其他症状包括胸闷、乏力、心慌等。

冠心病的病理基础是冠状动脉壁的脂质沉积,导致血管壁脂质斑块或粥样硬化形成,逐步形成血管狭窄乃至闭塞。血栓形成和粥样斑块的脱落可以造成突然的血管闭塞和心肌坏死。有时血管痉挛也可导致血管的一过性全部闭塞,导致严重心肌缺血甚至坏死。其病理生理的核心是心肌耗氧和心肌供氧(供血)之间的平衡关系。

二、康复问题及评估

(一)主要康复问题

冠心病患者除了直接由于心肌供血不足导致心脏功能障碍之外,还由于心脏功能障碍、心绞痛症状,特别是缺乏体力活动和不良生活习惯等,导致一系列的躯体和心理问题,需要进行康复治疗。

1. 心血管功能障碍　缺乏运动本身可以导致心血管功能减退,例如文职工作人员比体力劳动者的心血管功能差。同样,在冠心病发病后,患者往往减少体力活动,其结果会降低心血管系统的适应性,导致循环功能降低。

2. 呼吸功能障碍　冠心病直接的全身表现是缺氧的症状,即胸闷,与循环功能不良有关。而长期的心血管功能障碍均会伴随不同程度的肺循环功能障碍,使肺血管和肺泡气体交换的效率降低,吸氧能力下降,减少机体吸氧能力储备,进一步加重缺氧症状。

3. 全身运动耐力减退　全身运动耐力是指持续进行全身体力活动的能力。全身的耐力减退与年龄增长有关,而冠心病加重了年龄相关的全身运动耐力减退。其主要机制是机体吸氧能力减退和骨骼氧化代谢能力障碍。缺乏运动导致的肌肉萎缩,氧化酶活性降低,骨骼肌毛细血管密度降低,是导致骨骼肌氧化代谢能力障碍的常见诱因。

4. 代谢功能障碍　冠心病的代谢障碍主要是脂质代谢和糖代谢障碍。脂质代谢障碍主要是血胆固醇和甘油三酯增高,高密度脂蛋白胆固醇降低。脂肪和能量物质摄入过多而消耗不足(缺乏运动)是基本原因。缺乏运动可导致胰岛素抵抗,除了引起糖代谢障碍外,还可促使形成高胰岛素血症和血脂升高。血脂代谢障碍不仅加重疾病症状,更重要的是促进冠状动脉粥样硬化发展。

5. 其他　冠心病患者往往伴有不良生活习惯、心理障碍等,这也是影响患者日常生活和治疗的重要因素。

(二)康复护理评估

1. 健康状态评估

(1) 评估患者的一般情况:包括姓名、性别、年龄、体重、职业、工作环境等。

(2) 是否有冠心病、心血管疾病及糖尿病家族史;是否有高血压、高血脂病史。

(3) 是否吸烟,包括吸烟的量及持续时间。

(4) 评估心绞痛、心肌梗死情况:如心绞痛诱因、部位、性质、强度、持续时间、缓解方式、服用药物情况等。

(5) 评估以前治疗心绞痛的药物疗效和副作用。

(6) 运动状况。

2. 心电运动试验　心电运动试验是冠心病康复最重要的评定方法,常用分级症状限制性心电运动试验,以明确运动中患者的心血管功能储备、运动风险以及安全运动范围。

3. 超声心动图运动试验　超声心动图可以直接反映心肌活动的情况,从而揭示心肌收缩和舒张功能,还可以反映心脏内血流变化情况。

4. 6 分钟步行试验　6 分钟步行试验是指在 6 分钟时间内受试者尽力步行的距离。其主要用途是明确患者在轻度运动时是否适应,是否诱发心血管事件,同时也可以使患者明确自己可以运动,从而缓解对运动的恐惧心理。

三、康复护理措施

(一) 临床分期

根据冠心病康复治疗的特征,将康复治疗分为三个时期:

Ⅰ期　指急性心肌梗死 2 周以内,CABG 或 PTCA 术后早期康复。国际上急性心肌梗死的住院时间已经缩短到 3~7 天。因此Ⅰ期康复的实际时间是发病后住院期间。也有人将不稳定型心绞痛住院阶段的康复列为此期。

Ⅱ期　指患者出院开始,至病情稳定性完全建立为止,时间为 5~6 周。

Ⅲ期　指病情处于较长期稳定状态的冠心病患者,包括陈旧性心肌梗死、稳定性心绞痛及隐性冠心病。PTCA 或 CABG 后的康复也属于此期。康复程序一般为 2~3 个月,自我锻炼应该持续终生。有人将终生维持的锻炼列为第Ⅳ期。

(二) 适应证与禁忌证

1. 适应证

(1) Ⅰ期:患者生命体征稳定,无明显心绞痛,安静心率 <110 次 / 分,无心衰、严重心律失常和心源性休克,血压基本正常,体温正常。

(2) Ⅱ期:与Ⅰ期相似,患者病情稳定,运动能力达到 3METs 以上,家庭活动时无显著症状和体征。

(3) Ⅲ期:临床病情稳定者,包括:陈旧性心肌梗死,稳定型劳力性心绞痛,隐性冠心病,冠状动脉分流术和腔内成形术后,心脏移植术后;安装起搏器后。过去被列为禁忌证的一些情况如病情稳定的心功能减退、室壁瘤等现正在被逐步列入适应证的范畴。

2. 禁忌证

(1) Ⅰ期:不稳定性心绞痛;血流动力学不稳定,包括血压异常、严重心律失常、心衰或心源性休克;严重合并症,包括体温超过 38℃,急性心肌炎或心包炎,未控制的糖尿病,新近的血栓或栓塞;手术切口异常;出现新的心电图心肌缺血改变;患者不理解或不合作康复治疗。

(2) Ⅱ期:与Ⅰ期相似。

(3) Ⅲ期:①绝对禁忌证:主要为临床情况不稳定的患者,包括:未控制的心力衰竭或急性心衰、严重左心功能障碍、血流动力学不稳的严重心律失常、不稳定型或增剧型心绞痛、急性心包炎、心肌炎、心内膜炎、严重的未控制的高血压(安静血压 >210/110mmHg)、急性肺动脉栓塞或梗死、肺水肿、全身急性炎症、发热、传染病和下肢功能障碍、确诊或怀疑主动脉瘤、严重主动脉瓣狭窄或主动脉瓣下狭窄、血栓性脉管炎或心脏血栓、精神疾病发作期间或严重神经症。②相对禁忌证:严重高血压(安静时收缩压 >180/100mmHg)、运动时低血压或其他严重血压反应异常、明显心动过速或过缓、中度瓣膜病变和心肌病、肺动脉高压、心脏明显扩大或代偿期心衰、高度房室传导阻滞及高度窦房阻滞,严重冠状动脉左主干狭窄或类似病变(安静时 ST 压低 >0.2mV)、严重肝、肾、甲状腺疾病及严重糖尿病、血电解质紊乱、慢性感染性疾病、运动会导致恶化的神经肌肉疾病、骨骼肌肉疾病或风湿性疾病、晚期妊娠或妊娠有合并症者、重症贫血、明显骨关节功能障碍、运动受限或可能由于运动而使病变恶化,明显情绪应激或压抑。

(三) 康复护理措施

1. Ⅰ期康复护理

(1) 康复护理目标:适用于低水平运动试验阴性,可以按正常节奏连续行走 100~200m 或上下 1~2 层楼而无症状和体征。运动能力达到 2~3METs,能够适应家庭生活,使患者理解冠心病的危险因素及注意事项,在心理上适应疾病的发作和处理生活中的相关问题。

(2) 康复护理措施:以循序渐进地增加活动量为原则,生命体征一旦稳定,无合并症时即可开始。康复治疗方案很多,其基本原则是根据患者的自我感觉,尽量进行可以耐受的日常活动。康复治疗普遍采用团队合作模式,即由心脏科医师、康复科医师、康复治疗师(物理治疗、作业治疗、心理治疗等)、护士、营养师等共同工作。

1) 床上活动:活动一般从床上的肢体活动开始,包括呼吸训练。肢体活动一般从远端肢体的小关节活动开始,从不抗地心引力的活动开始,强调活动时呼吸自然、平稳。没有任何憋气和用力的现象。在不抗阻运动没有问题的情况下,可以逐步开始抗阻活动。抗阻活动可以采用捏气球、皮球,或拉皮筋等,一般不需要专用器械。徒手体操十分有效。吃饭、洗脸、刷牙、穿衣等日常生活活动可以早期进行。

2) 呼吸训练:呼吸训练主要指腹式呼吸。腹式呼吸的要点是在吸气时腹部浮起,让膈肌尽量下降;呼气时腹部收缩,把肺的气体尽量排出。呼气与吸气之间要均匀连贯,可以比较缓慢,但是不可憋气。

3) 坐位训练:坐位是重要的康复起始点,应该从第一天就开始。开始坐时可以有依托,例如把枕头或被子放在背后,或将床头抬高。有依托坐的能量消耗与卧位相同,但是由于上身直立体位使回心血量减少,同时射血阻力降低,心脏负荷实际上低于卧位。在有依托坐位适应之后,患者可以逐步过渡到无依托独立坐。

4) 步行训练:步行训练从床边站立开始,以先克服体位性低血压。在站立无问题之后,开始床边步行,以便在疲劳或不适时及时能够上床休息。此阶段开始时最好进行若干次心电监护活动。此阶段患者的活动范围明显增大,因此监护需要加强。要特别注意避免上肢高于心脏水平的活动,例如患者自己手举盐水瓶上厕所。此类活动的心脏负荷增加很大,常是诱发意外的原因。

5) 大便:患者大便务必保持通畅。卧位大便时由于臀部位置提高,回心血量增加,使心脏负荷增加，同时由于排便时必须克服体位所造成的重力，所以需要额外的用力。因此卧位大便对冠心病患者不利。而在床边放置简易的坐便器，让患者坐位大便，其心脏负荷和能量消耗均小于卧床大便，也比较容易排便。因此应该尽早让患者坐位大便，但是禁忌蹲位大便或在大便时过分用力。如果出现便秘，应该使用通便剂。患者有腹泻时也需要注意严密观察，因为过分的肠道活动可以诱发迷走反射，导致心律失常或心电不稳。

6）上楼：上下楼的活动是保证患者出院后在家庭活动安全的重要环节。下楼的运动负荷不大，而上楼的运动负荷主要取决于上楼的速度。必须保持非常缓慢的上楼速度。一般每上一级要求稍事休息片刻，以保证呼吸平稳，没有任何症状。

7）心理康复与常识宣教：此阶段心理治疗和冠心病常识的宣教是常规内容。患者在急性发病后，往往有显著的焦虑和恐惧感。护士和康复治疗师必须安排对于患者的医学常识教育，使其理解冠心病的发病特点，注意事项和预防再次发作的方法。特别强调戒烟、低脂低盐饮食、规律的生活、个性修养等。

8）康复方案调整与监护：如果患者在训练过程中没有不良反应，运动或活动时心率增加 <10 次 / 分钟，次日训练可以进入下一阶段。运动中心率增加在 20 次 / 分钟左右，则需要继续同一级别的运动。心率增加超过 20 次 / 分钟，或出现任何不良反应，则应该退回到前一阶段运动，甚至暂时停止运动训练。为了保证活动的安全性，可以在医学或心电监护下开始所有的新活动。在无任何异常的情况下，重复性的活动不一定要连续监护。

9）出院前评估及治疗策略：当患者顺利达到训练目标后，可以进行症状限制性或亚极量心电运动试验，或在心电监护下进行步行。如果确认患者可连续步行 200 米无症状和无心电图异常，可以安排出院。患者出现合并症或运动试验异常者则需要进一步检查，并适当延长住院时间。

2. Ⅱ期康复护理

(1) 康复护理目标：逐步恢复一般日常生活活动能力，包括轻度家务劳动、娱乐活动等。运动能力达到 4~6METs，提高生活质量。对体力活动没有更高要求的患者可停留在此期。

(2) 康复护理措施：室内外散步，医疗体操（如降压舒心操、太极拳等），气功（以静功为主），家庭卫生，厨房活动，园艺活动或在邻近区域购物，作业治疗。活动强度为 40%~50%HRmax，活动时 RPE 不超过 13~15。一般活动无需医务监测。在进行较大强度活动时可采用远程心电图监护系统监测，或由有经验的康复治疗人员观察数次康复治疗过程，以确立安全性。无并发症的患者可在家属帮助下逐步过渡到无监护活动。注意循序渐进，禁止过分用力，活动时不可有气喘和疲劳。所有上肢超过心脏平面的活动均为高强度运动，应该避免或减少。训练时要注意保持一定的活动量，但日常生活和工作时应采用能量节约策略，比如制定合理的工作或日常活动程序，减少不必要的动作和体力消耗等，以尽可能提高工作和体能效率。每周需要门诊随访一次。任何不适均应暂停运动，及时就诊。

3. Ⅲ期康复

(1) 康复治疗目标：巩固Ⅱ期康复成果，控制危险因素，改善或提高体力活动能力和心血管功能，恢复发病前的生活和工作。

(2) 康复护理措施

1) 常用的运动方式:包括有氧训练、力量训练、柔韧性训练、作业训练、医疗体操、气功等。运动形式可以分为间断性和连续性运动。间断性运动指基本训练期有若干次高峰靶强度,高峰强度之间强度降低。其优点是可以获得较强的运动刺激,同时时间较短,不至于引起不可逆的病理性改变。主要缺点是需要不断调节运动强度,操作比较麻烦。连续性运动指训练的靶强度持续不变,这是传统的操作方式,主要优点是简便,患者相对比较容易适应。

2) 运动量:运动量要达到一定的阈值才能产生训练效应。每周的总运动量(以热卡表达)应在 700~2000 卡(约相当于步行或慢跑 10~32 公里)。合适运动量的主要标志:运动时稍出汗,轻度呼吸加快但不影响对话,早晨起床时感舒适,无持续的疲劳感和其他不适感。

四、康复护理指导

1. 疾病知识指导　鼓励患者阅读相关报纸、杂志并建立相关的网络和电话随访活动,通过讲座、问答或发放宣传资料等形式,向患者及家属介绍冠心病的基本知识,做好自我防护知识指导,使之了解冠心病的危险因素与预防措施,并能适时简单处理突发心脏事件。

2. 饮食指导　多食低热量、低动物脂肪、低胆固醇、低盐、适量蛋白、易消化、清淡的食物;多食富含不饱和脂肪酸的食品,如鱼类;多食富含维生素 C 和粗纤维的新鲜蔬菜和水果;少食多餐,避免过饱,严禁暴饮暴食。

3. 心理干预　放松患者情绪,教会患者处理应激的技巧,保持心理平衡。合理安排作息,保持情绪稳定。

4. 运动指导　运动可改善冠心病患者周围血管尤其是动脉内皮的功能,要鼓励患者终生运动。

5. 戒烟与限酒　吸烟、过量饮酒对循环系统的影响极大,指导患者戒烟限酒。

6. 用药指导　按医嘱服药治疗,并在家中常备或随身携带硝酸甘油等急救药物。

7. 定期随访　冠心病患者,早期应注意控制病情的发展,积极参加康复治疗,并定期到医院检查。

（朱　杰）

第九节　糖尿病的康复护理

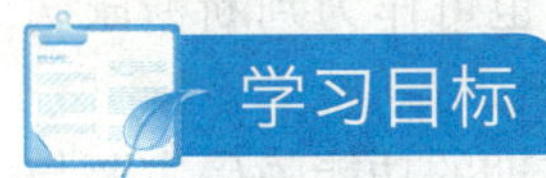

掌握:糖尿病的康复护理措施。
熟悉:糖尿病的概念、分类和功能评定方法。
了解:糖尿病的主要功能障碍和康复教育内容。

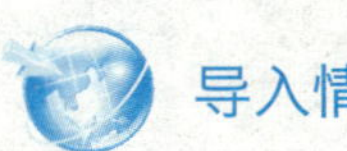

导入情景

张大爷,65 岁,因多饮、多尿、多食、烦渴伴消瘦,在基层医院诊断为 2 型糖尿病。自述平日能够进行运动和饮食、用药控制，既往有高血压病史及腔梗病史，右足踇趾甲周皮肤溃疡10天。

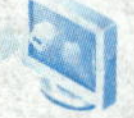

工作任务

1. 认识2型糖尿病的危害。
2. 糖尿病的综合性康复护理措施。

一、概述

糖尿病是一种由遗传、自身免疫和环境因素相互作用所致的、以慢性血糖升高为特征的代谢障碍性疾病，其临床表现为多尿、多饮、多食和体重下降等“三多一少”的典型症状。目前我国糖尿病患者已达4000万以上，是仅次于心脑血管疾病和肿瘤的第三大死亡原因，目前糖尿病已成为威胁国民健康的一个严重的社会公共卫生问题。

糖尿病的病因和发病机制至今尚未明确。按病因把糖尿病分为4种类型，即1型糖尿病、2型糖尿病、其他特殊类型糖尿病和妊娠期糖尿病，其中以1型和2型糖尿病为主。1型糖尿病发病较急骤，主要表现为胰岛B细胞的大部分破坏和胰岛素的绝对缺乏，其原因可能是遗传与环境因素作用下引发的特异性的自身免疫反应，发病年龄多在30岁以下，必须终身接受胰岛素治疗；2型糖尿病起病较缓慢，是以胰岛素抵抗或者胰岛素分泌不足为主的糖尿病，其发病由遗传和环境因素共同引起，发病年龄多在40岁以上，约60%的患者超重或肥胖，不一定需要接受胰岛素治疗。

二、康复问题及评估

（一）康复问题

糖尿病造成的肾、心脑血管、眼、神经等组织器官的并发症，是其致死、致残的主要原因。主要存在以下几方面的功能障碍：①生理功能障碍：如运动功能障碍、感觉功能障碍、视觉功能障碍、心功能障碍、神经功能障碍、泌尿功能障碍等；②日常生活活动障碍；③心理障碍；④参与能力障碍。

（二）康复评估

糖尿病的诊断标准：症状（多尿、多饮、多食和体重减轻）和随机血糖≥11.1mmol/L（随机是指一天当中的任意时间而不管上次进餐时间），或空腹血糖≥7.0mmol/L（空腹的概念是至少8小时没有热量的摄入）或餐后2小时血糖≥11.1mmol/L，需另一天再测一次予以证实。目前糖尿病的评定标准常以各项代谢控制指标的改善作为依据，同时也可作为判断糖尿病疗效的参考。

糖尿病患者早期通常不引起功能改变，因此较少进行功能评定，早期的功能障碍主要与血糖的控制有关，如低血糖症、高血糖症、酮症等；晚期的功能障碍主要是血糖长期得不到控制的情况下引起的大血管、微血管及神经系统病变，主要表现在肾脏、神经、眼和心血管等系统的广泛病变。只有当患者出现各种慢性并发症时，才做相应系统功能的评定；出现残疾时，进一步作相应的残疾评定如可采用FIM量表、Barthel指数做ADL的评定，各种心理测评量表做心理评定，社会参与量表评定参与能力障碍。

糖尿病的控制目标

项目	单位	理想	尚可	差
血浆葡萄糖	mmoL/L	空腹 4.4~6.1	≤7.0	>7.0
		非空腹 4.4~8.0	≤10.0	>10.0
$GHbA_1$	%	<6.5	6.5~7.5	>7.5
血压	mmHg	<130/80	130/80~140/90	>140/90
体重指数	BMI	男 <25 女 <24	男 <27 女 <26	男≥27 女≥26
总胆固醇	mmol/L	<4.5	4.5~5.9	≥6.0
HDL-C	mmol/L	>1.1	1.1~0.9	<0.9
甘油三酯	mmol/L	<1.5	1.5~2.1	≥2.2
LDL-C	mmol/L	<3.0	2.5~4.4	>4.5

注：体质指数（BMI）= 体重（kg）/［身高（m）］^{2}

三、康复护理措施

糖尿病患者的康复护理应遵循“早期诊治、综合康复、个体化方案、持之以恒”的基本原则。综合康复护理措施主要有 5 个方面，即饮食疗法、运动疗法、药物疗法、糖尿病教育和血糖监测。此外，还应该注重心理治疗，这是能充分发挥其他治疗方法作用的必要手段，适用于所有类型的糖尿病患者。

（一）饮食疗法

饮食疗法是糖尿病治疗中最基本的治疗方法，目的是控制血糖，维持理想体重，最大限度地减少或者延缓各种并发症的发生。饮食疗法原则是摄取适量的热量、维持营养均衡及采取正确的饮食习惯。护理人员在饮食治疗前要向患者介绍饮食疗法的目的、意义以及具体措施，以取得患者的积极配合。具体要求如下：

1. 控制总热量　糖尿病饮食治疗的首要措施是严格控制每日总热量，首先按照患者性别、年龄和身高查表或使用公式算出理想体重作为标准［标准体重（kg）= 身高（cm）-105］，然后参照原有的生活习惯等因素，计算出每天生理所需总热量。成年人休息状态下每日每千克体重给予热量 25~30kcal，轻体力劳动者 30~35kcal，重体力劳动者 35~40kcal，重体力劳动者 40kcal 以上。肥胖者应严格限制总热量，使患者体重恢复至理想体重的 5% 左右。儿童、妊娠与哺乳者、营养不良和消瘦者，以及伴有消耗性疾病者必须保证充足的营养。

2. 三大营养物质的适当比例和摄入量

（1）碳水化合物：糖尿病患者膳食的总热量中碳水化合物应占 55%~65%。应严格限制单糖及双糖的摄入，因其易于水解，吸收迅速，很容易升高血糖。

（2）蛋白质：成人糖尿病患者蛋白质的需要量为每日每千克体重 1.0g 左右，占总热量的 10%~20%。

（3）脂肪：糖尿病患者脂肪的需要量为每日每千克体重 0.6~1.0g，占总热量的 20%~25%，其中饱和脂肪酸不宜超过 1/3，以不饱和脂肪酸为主。

3. 维生素、微量元素和纤维素的适当补给　维生素是人体代谢中重要的营养物质，它们广泛存在于乳制品、新鲜蔬菜和水果中，但盲目地补充各种维生素和微量元素也是不必要的。糖尿病患者只要注意均衡摄入各类食品，就可避免维生素和微量元素的缺乏。纤维素是一种多糖化合物，高纤维素饮食可通过延缓和减少葡萄糖在肠道的吸收，改善高血糖症状，缓解胰岛素抵抗，增加胰岛素敏感性，减少胰岛素和口服降糖药的应用剂量，因此提倡糖尿病患者食用如荞麦、燕麦、南瓜、玉米、豆类、海藻类等高纤维素食物。

4. 实施饮食疗法的注意事项　①饮食疗法的目标是单独或配合药物治疗来获得理想的代谢控制（血糖、血脂、血压）。②以能长期维持标准体重为宜。③少量多餐，每日不少于三餐，三餐热量分布大致安排为 1/5、2/5、2/5，如四餐，则可安排为 1/7、2/7、2/7，2/7。可依照生活习惯、用药、血糖监测情况做适当调整。④饮食治疗应尽可能做到个体化，如肥胖的 2 型糖尿病患者的重点是控制热量的摄入，减轻体重；而 1 型糖尿病则主要应注意防止低血糖。⑤保持有规律的饮食时间，按时、定量吃饭，杜绝零食。⑥对有并发症的患者在饮食上要特别加以个别的指导，以阻止或减轻相应脏器的功能损害。⑦计算饮食量要结合患者平日的饮食量、心理特点、平日活动量等个体差异，不能单纯应用理论计算。

（二）运动疗法

运动疗法为糖尿病康复治疗的重要方法之一，其作用有：降低血糖；改善心肾功能，提高生活质量；增加机体抵抗力，减少感染机会；增强治疗信心，减轻精神紧张及焦虑；预防或延缓糖尿病并发症的发生，从而减少致死、致残率。运动疗法适用于各型糖尿病患者，尤其是肥胖的 2 型糖尿病患者为最佳适应证。但如果合并有各种急性感染、伴有心力衰竭或心律失常、空腹血糖 >15.0mmol/L 或有严重的低血糖倾向、严重糖尿病肾病、糖尿病足、严重的视网膜病变、新近发生血栓、明显酮血症、酸中毒等就不适合进行运动疗法。

运动疗法是以运动处方的形式治疗。

1. 运动处方　包括：①运动种类：以低等至中等强度的有氧运动为主，如步行、慢跑、划船、游泳、有氧体操、功率自行车、登楼梯等，可配合力量运动；②运动强度：以 40%~60% 最大摄氧量为宜；③运动时间：可自 10 分钟开始，逐步延长至 30~40 分钟；④运动频率：3~4 次 / 周，每日运动 1 次，每周运动锻炼 3~4 次较为合理，可根据患者的运动反应进行调节，每次运动后不觉疲劳的患者，可坚持每天运动一次。准备活动：每次运动前应安排 5~10 分钟的准备活动，包括四肢及全身活动。放松活动：每次运动后应安排 5~10 分钟的慢走或其他的低强度活动，使运动能缓慢结束。

2. 运动的注意事项　①制定运动方案前应详细询问患者病史，对其进行全面的体格检查以及血糖、血脂、血酮、肝肾功能、血压、心电图、运动负荷试验，胸片、关节和足的检查。应该根据每位患者的生活、工作习惯和个体差异制订运动处方。运动锻炼应循序渐进，从小运动量开始逐步增加，同时密切观察血糖、尿糖以及症状的变化，及时调整运动方案。当患者存在糖尿病的并发症时，尤其要重视运动可能给患者带来的危险，如冠心病的患者易发生心血管意外；视网膜病变的患者易发生晶状体出血；神经性病变的患者易发生足部外伤等。②运动训练的时间最好安排在餐后 1~2 小时进行，运动前胰岛素或口服降糖药应适当减量，运动中注意补充糖分如糖水或甜饮料等。清晨空腹时不宜运动，用胰岛素治疗的患者在药物作用高峰时及未注射胰岛素之前也应避免进行运动锻炼；对将进行运动的肢体应尽量避免注射胰岛素，以免因加速吸收导致低血糖反应。③在运动中，患者出现胸痛、胸闷症状时，应立即停止运动，原地休息，舌下含服硝酸甘油，如不缓解应立即就医。最好与他人一起运动，发生意外时可得到及时救助。运动后不宜立即洗冷水浴或热水浴，以免引起血压升高或降低，并仔细检查有无足部皮肤损伤。适当参与家务劳动，但需提醒患者，一般的家务劳动并不能代替运动治疗。④避免激烈运动，定期复查，并根据饮食控制、药物治疗等情况调整运动量，向患者强调只有持之以恒，长期坚持才能达到理想效果。

（三）药物治疗

糖尿病的药物治疗主要指口服降糖药和胰岛素的应用等，治疗一般按医嘱执行，具体药物的用法和用量可参考有关专业书籍。中药也有一定疗效，包括成药(消渴丸，金芪降糖片等)和单方（番石榴、苦瓜等)，但一般不单用。

（四）糖尿病足的康复护理

世界卫生组织（World Health Organization，WHO）对糖尿病足的定义是：与下肢远端神经异常和不同程度的周围血管病变相关的足部感染，溃疡和（或）深层组织破坏。大多数糖尿病足的发病年龄为 40 岁以上，且发病率有随年龄增长而增高的趋势。国内糖尿病患者并发糖尿病足的概率在 0.9%~1.7%，老年糖尿病患者并发糖尿病足约为 2.8%~14.5%。

糖尿病足的高危因素包括：溃疡或截肢史；伴保护性感觉受损的周围神经病变；非神经病变的足部生物力学的改变，足部压力增加的证据(如皮肤红斑，胼胝下的出血)和骨骼变形；周围血管病变（足背动脉搏动减弱或消失)；严重的趾甲病变和足畸形；振动感觉受损：跟腱反射缺如；不适当的鞋袜和缺乏教育等。

因此对糖尿病足的患者应采取积极控制血糖、改善下肢循环，防治糖尿病的各种并发症的综合性治疗。

其具体康复护理措施包括：

(1) 减轻足部的压力：①使用治疗性鞋袜：患者穿的特制治疗鞋应选择柔软舒适的材料，鞋内避免粗糙接线及缝口，鞋尖应留有足够的空间，根据足畸形程度和患者活动水平设计成开放型运动鞋或特制的矫正鞋，如把鞋的上部设计成能容纳足趾背部畸形的鞋，足前部损伤时可以采用只允许足后部步行的装置来减轻负荷，即“M 半鞋”（half~shoes）和“足跟开放鞋”（heel~sandals)。②全接触式支具或特殊的支具靴：把足装入固定型全接触模型，由于该模型不能移动，所以可以减轻患者溃疡部分的压力。③拐杖及轮椅的应用。

(2) 运动治疗：①仰卧位，患肢伸直抬高 45°，做足趾的背伸、跖屈活动各 30 次，每日 1 次；②仰卧位，患肢伸直抬高 45°，做踝关节的屈伸活动 30 次，每日 1 次；③仰卧位，患肢伸直抬高 45°，维持 2~3 分钟，平放床上 2~3 分钟，重复 5~6 次，每日 1 次；④自溃疡或坏疽部位以下以适当力量做向心性按摩 10~12 分钟，每日 1 次，禁忌长时间行走、跑步和爬楼梯。对于足部保护性感觉丧失的患者可推荐的运动类型有游泳，骑自行车、划船、坐式运动、手臂的锻炼等。

(3) 局部治疗：溃疡面可用手术清创或用酶、化学清创。局部处理可采取敷料包扎、局部用药和皮肤移植等方法。如果出现足深部感染时，应住院治疗，病情严重可考虑施行截肢术。

(4) 物理疗法：糖尿病足溃疡的物理治疗主要用于控制感染，增加血供和促进溃疡面肉芽组织生长。常采用的方法有超短波、红外线、He~Ne 激光、正负压治疗、漩涡浴及高压氧治疗。新鲜创面可运用红外线治疗，促进肉芽生长；感染溃烂的创口使用漩涡浴治疗效果尤佳，每日 1~2 次，每次 30 分钟。

(5) 作业疗法：作业治疗可改善糖尿病足患者的步行能力，提高患者 ADL 功能，具体方法包括 ADL 训练、假足步行训练、足矫形器具的穿戴和使用、拐杖和轮椅操作训练、适合患者的职业技能训练等。

(6) 对糖尿病足高危患者的教育内容包括:①严格控制高血糖、高血脂及各种导致动脉粥样硬化的因素;②适当运动,戒烟戒酒;③应每天以温水洗脚,水温 <37℃,洗后要擦干,尤其是脚趾间,勿潮湿;④不宜赤足行走或穿拖鞋外出,鞋袜要宽松、清洁、柔软、合脚;⑤对干燥的皮肤,应使用护肤软膏,但避免涂在足趾之间;不使用化学物质或膏药来去除足部的角化组织或胼胝;⑥自行修剪趾甲和胼胝要小心,避免修剪过深引起感染。⑦定期让医务人员检查足,一旦出现足癣水疱、割破或疼痛,应及时治疗。

(五) 血糖监测

血糖监测是糖尿病患者自我健康管理方法的重要内容之一,可用来反映饮食控制、运动治疗和药物治疗的效果,为医护人员和糖尿病患者提供调整治疗方案的依据,是糖尿病患者护理管理过程中必不可少的环节。

1. 首先教会患者正确使用血糖监测仪,进行自我血糖监测。

2. 监测频率取决于治疗方法、治疗目标、病情和个人的经济条件。一般 1 型糖尿病患者每日需测定血糖 2~4 次;2 型糖尿病患者在血糖未稳定时,每日需测血糖 1~2 次,在血糖稳定时,每数天 ~2 周测血糖 1 次,以后监测间隔时间可稍延长至每 1~2 个月测血糖 1 次。

3. 糖化血红蛋白测定可反映糖尿病患者近 2~3 个月平均血糖水平,是一个比血糖测定更为准确可靠的临床指标,需每 2~3 个月测定 1 次。

(六) 高压氧疗法

高压氧疗法对于出现并发症的糖尿病患者效果尤佳。方法:使用中型医用高压氧舱,患者按规定时间进入,总吸氧时间安排 60~80 分钟。渐加压至 0.2MPa,稳定压力后使用面罩吸氧 30 分钟,再间隔呼吸空气 10 分钟,再吸氧 30 分钟,然后慢速减压出舱。1 次 / 日,10 次为 1 疗程,连续 2~3 个疗程即可。因高压氧有降血糖作用,因此必须观察血糖指标变化,及时调整药物剂量,同时高压氧治疗只能用于辅助治疗,不能取代常规治疗。

(七) 心理康复护理

目前多项研究都证明糖尿病与情绪障碍密切相关,糖尿病患者易患抑郁症,抑郁症患者也易患糖尿病,糖尿病患者在疲劳、焦虑、失望或激动等应激状态下,肾上腺素和去甲肾上腺素分泌量增高,胰岛素分泌量减少,导致容易发生血糖升高的现象,机体对胰岛素需要量反而增多。因此,在治疗糖尿病患者的同时,必须加强护患沟通,减少各种不良的心理刺激,缓解患者的负面情绪,重视患者心理健康,有利于糖尿病病情的控制。心理疗法的常用的方法有:心理疏导法、生物反馈疗法,以及音乐疗法等。

1. 心理疏导法　通过与患者进行有目的的沟通交流,帮助患者完整认识糖尿病,树立战胜疾病的信心。

2. 生物反馈疗法　借助肌电或血压等生物反馈仪训练放松肌肉,能够消除情绪紧张。

3. 音乐疗法　通过欣赏轻松、愉快的音乐,消除烦恼和忧虑。

4. 其他　举办多种多样的糖尿病教育和生活指导会,经验座谈会等活动,帮助患者克服心理障碍,重建信心。

四、康复护理指导

糖尿病是一种累及全身、需要终身治疗的疾病,其康复教育是贯穿糖尿病患者治疗始终的一条极其重要的措施。通过对糖尿病患者的康复教育，促进患者积极进行自我管理，对取得良好治疗效果，有效地预防和控制并发症的发生和发展，降低致死致残率，节省医疗资源，减轻患者的经济负担都具有重要的现实意义。

1. 康复教育的目的　使患者掌握糖尿病的基本知识，认清其并发症的危害，采取饮食控制、运动治疗、药物治疗等综合性康复措施，使糖尿病患者达到理想的体重和良好的血糖控制指标，防范和减轻糖尿病并发症的发生和发展。

2. 康复教育的重点　实施糖尿病三级预防措施：一级预防是避免糖尿病的发病；二级预防是及早检出并有效治疗糖尿病；三级预防是延缓和（或）防治糖尿病并发症。

3. 具体康复教育的内容包括

(1) 帮助患者认识到糖尿病的可防可控性，提高疾病的认识水平，树立战胜疾病的信心。

(2) 缓解负性情绪的方法，如音乐疗法、生物反馈疗法等。

(3) 饮食疗法指导，包括饮食治疗的意义、方法、目的、重要性和注意事项。

(4) 运动疗法指导，包括运动治疗在糖尿病治疗中的意义、方法、目的和注意事项。

(5) 药物介绍，如口服降糖药的种类、适应证、不良反应及服用方法。

(6) 胰岛素的种类、使用方法以及自我注射技术指导。

(7) 血糖自我监测方法。

(8) 撰写糖尿病日记，观察和记录每日饮食、情绪、活动、胰岛素注射情况，以及各项检查结果等。

(9) 介绍口腔护理、皮肤护理、足部护理等生活护理知识，以及应急情况如低血糖等的表现及处理。

（瞿礼华）

第十节　高血压病的康复护理

掌握：高血压病的康复护理措施。
熟悉：高血压病康复评定的方法及分类、分层。
了解：高血压病的康复护理指导。

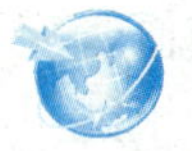

导入情景

于爷爷，有高血压病史 10 年，血压最高达 160/100mmHg，服用降压药后血压控制在 120/80mmHg 左右。一周前于爷爷在家做饭时，突然感到头晕，心悸，出汗，耳鸣，服用降压药后效果不明显，家人将其送往医院。经心内科治疗，病情稳定后转入康复科。小李为其责任护士。

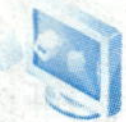

工作任务

1. 小李应为于爷爷进行哪些评定？

2. 小李应如何对于爷爷实施康复护理措施?

一、概述

高血压病(hypertension)是指由于动脉血管硬化以及血管运动中枢调节异常所造成的动脉血压持续性增高的一种疾病,又称为原发性高血压,通常简称高血压。高血压病是以血压升高为主要临床表现的综合征,是临床最常见的慢性病之一。在我国,高血压发病率为29.6%,男性高于女性。目前认为缺乏体力活动、经常饮酒、长期使用非甾体抗炎药、高体质量指数和中心性肥胖与高血压存在独立相关。康复治疗能有效地协助降低血压,减少药物使用量以及对组织器官的损害,提高机体活动能力和生活质量。

(一) 高血压的分类

《中国高血压防治指南(2010 年修订版)》中高血压定义为:在未使用降压药物的情况下,非同日 3 次测量血压,收缩压≥140mmHg 和(或)舒张压≥ 90mmHg。收缩压≥140mmHg 且舒张压 <90mmHg 为单纯性收缩期高血压。患者既往有高血压史,目前正在使用降压药物,血压虽然低于 140/90mmHg,也诊断为高血压。根据血压升高水平,又进一步将高血压分为 1 级、2 级和 3 级,见表 4-10-1。

表 4-10-1　血压水平分类和定义

分类	收缩压(mmHg)		舒张压(mmHg)
正常血压	120	和	80
正常高值	120~139	和(或)	80-89
高血压:	≥140	和(或)	≥90
1 级高血压(轻度)	140~159	和(或)	90-99
2 级高血压(中度)	160~179	和(或)	100-109
3 级高血压(重度)	≥180	和(或)	≥110
单纯收缩期高血压	≥140	和	90

说明:当收缩压和舒张压分属于不同级别时,以较高的分级为准

(二) 高血压的分层

高血压及血压升高水平是影响心血管事件发生和预后的独立危险因素,大部分高血压患者还有血压升高以外的心血管危险因素。心血管危险因素:男性>55 岁,女性>65 岁;吸烟;血胆固醇 >5.72mmol/L;糖尿病;早发心血管疾病家族史;靶器官损伤:左心室肥厚;蛋白尿和(或)血肌酐轻度升高;动脉粥样斑块;视网膜病变以及高血压并发症如心脏疾病、脑血管疾病、肾脏疾病、血管疾病、重度高血压性视网膜病变。因此,高血压患者的诊断和治疗不能只根据血压水平,必须对患者进行心血管风险的评估并分层。心血管风险分层根据血压水平、心血管危险因素、靶器官损害、临床并发症和糖尿病,分为低危、中危、高危和很高危四个层次,见表 4-10-2。

二、康复护理评定

高血压康复评定主要包括:动态血压测定、眼底检查、心电图检查、影像学检查、生理功能评定。

表 4-10-2 高血压患者心血管风险水平分层

其他危险因素和病史	1 级高血压	2 级高血压	3 级高血压
无	低危	中危	高危
1~2 个其他危险因素	中危	中危	很高危
≥3 个其他危险因素，或靶器官损害	高危	高危	很高危
临床并发症或合并糖尿病	很高危	很高危	很高危

（一）动态血压测定

动态 24 小时血压监测，在不影响患者日常生活和睡眠的情况下，通过每隔 15~30 分钟自动测定血压，将历次血压数据储存，通过电脑分析，了解患者 24 小时平均血压，全天血压的变动曲线等，以便掌握患者病情。

（二）眼底检查

检测视神经乳头、视网膜和脉络膜的结构和功能，了解患者是否有视网膜动脉痉挛、狭窄，眼底出血、渗出及视乳头水肿等并发症。

（三）心电图检查

了解高血压患者有无高血压病导致的心肌肥厚、心律失常、心肌缺血等。

（四）影像学检查

1. 胸部 X 线检查　早期高血压 X 线看不出心影增大，但心肌肥大和扩张后期，因左心室扩大，X 线显示心脏呈靴子型。严重时可出现全心扩大，主动脉可出现扩张、迂曲延长或钙化影。

2. CT　CT 扫描对主动脉夹层和急性脑血管病诊断都有肯定价值。

3. MRI　对诊断脑梗死有肯定价值。

4. 数字减影血管造影（DSA）　用于主动脉及其分支病变、心脏病变、冠状动脉病变的检查。

（五）生理功能评定

常用的有运动试验，如 6 分钟步行试验、踏车运动试验、固定跑台试验等监测患者心电图和血压等指标的变化。

（六）日常生活活动评定

侧重于自我照顾、日常生活、家庭劳动及购物等，常用改良式 ADL 巴氏指数评定表，见第二章第六节。

三、康复护理措施

高血压病康复治疗的原则是长期与持续稳定地控制血压，减少心脑外周血管事件。常用的康复护理措施有：规律的运动锻炼，放松训练，医疗体操，行为治疗和高血压危险因素控制等。

（一）适应证与禁忌证

1. 适应证　适用于临界性高血压、1~2 级高血压以及部分病情稳定的 3 级高血压患者，对舒张期血压增高为主的患者作用更显著。

2. 禁忌证　任何临床情况不稳定者均应属于禁忌证，如重症高血压或高血压危象、急进性高血压、病情不稳定的 3 级高血压、合并其他严重并发症等。对因各种疾病而导致的继发性高血压一般不适宜用康复运动的手段治疗。

(二)康复措施

1. 运动锻炼　运动锻炼目前普遍被认为是治疗高血压病的有效辅助方法。患者通过运动锻炼,降低血管的外周阻力,降低交感神经的兴奋性,延缓血管硬化,降低血容量,调节内分泌等降低血压。适当的运动治疗可以减少药物用量和副作用,稳定血压。高血压病患者主张运动锻炼,强调采用低至中强度的有氧运动即小中强度、较长时间、大肌群的动力性运动以及各类放松性活动,如步行、踏车、游泳、慢节奏的交谊舞等。轻症患者可以运动治疗为主,2级以上的患者则应在降压药物的基础上进行运动治疗。活动前后以及活动过程中,护理人员要及时了解患者的身体状况,询问患者的自身感受,以免过度运动,引起不适反应。

(1) 有氧运动:运动强度要适宜,一般建议强度50%~70%最大心率或40%~60%最大吸氧量,自我感觉劳累程度为11~13。停止活动后心率应在3~5分钟内恢复正常。50岁以上者运动心率一般不超过120次/分。步行开始速度70~90步/分,以后适当增加但不超过110步/分,一般为50~80米/分,每次锻炼30~40分钟左右,其间可穿插休息、医疗体操、太极拳等中国民族形式的拳操。运动强度越大,越要注重准备活动和结束活动。运动效应的产生需要至少1周,达到较显著降压效应需要4~6周。

(2) 循环抗阻运动:近年来的研究显示,小中强度的抗阻运动可产生良好的降压作用,而并不引起血压的过分升高。可采用循环抗阻训练,即采用相当于40%最大一次收缩力作为运动强度,作大肌群的抗阻收缩,每节运动重复10~30秒,10~15节一个循环,每次运动1~2个循环,每周3次,8~12周一个疗程。

(3) 拳操:常用的有太极拳和徒手操。拳操动作柔和,姿势放松,意念集中,强调动作的均衡和协调,有利于高血压患者放松和降压。患者练习拳操,不需要高难度和高强度,可选择简化太极拳,或者其中的个别动作练习。

(4) 注意事项:①鼓励患者坚持锻炼,如果中途停止,训练效果可以在2周内完全消失;②特殊情况应适当降低运动强度,如高血压合并冠心病;③药物治疗与运动疗法相结合,运动是高血压病治疗的辅助方法,特别是2级以上的患者,不可随意停药;④不排斥药物治疗,但在运动时应该考虑药物对心血管反应的影响。

2. 气功及放松训练

(1) 气功:其通过自我锻炼,来"疏通经络"、"调和气血"以及增强精、气、神等作用,使正气充沛,保持身体健康,达到防病、治病和强身的目的。气功对大脑皮层功能活动有良好的调整作用,可以缓解外界劣性刺激引起的异常升高血压反应。同时,还可降低交感神经的兴奋性,调整自主神经功能,并有改善心血管系统功能状态的作用,使心脏排血量增加,功能增强。实践证明,气功是治疗轻、中度高血压的有效方法,亦可作为重症高血压的辅助治疗。一般建议患者以静功为主,每次30分钟左右,每天1~4次。注意衣着要舒适,练功前解除大小便。

(2) 生物反馈:所谓生物反馈是将患者的心率值、血压值,以及自主神经功能状态以声、光、颜色或数字的方式反馈给患者,让患者能理解和控制自己的血压反应。

(3) 其他:如音乐疗法、放松性按摩或穴位按摩等。

3. 降低危险因素

(1) 改变行为方式:主要是纠正过分激动的性格,避免过分的情绪激动,教会患者掌握应激处理技术和心态调整方法。有长期吸烟史的患者让其戒烟,吸烟可以增加血管紧张度,导致血压升高。通过运动锻炼和心理应激治疗等能显著提高患者承受外界应激的能力，提高患者的社会适应能力和生活质量。

(2) 控制体重：肥胖不仅会导致血压升高，也会增加心血管与代谢性疾病发生的风险。控制体重最有效的措施是减低热量摄入和增加活动消耗。运动与饮食结合在血脂和血压改善方面效果明显。鼓励患者运动训练，限制饮食尤其是减少胆固醇和饱和脂肪酸摄取，使患者的体重指数达到 19~24kg/m^2。

(3) 限酒：每天酒精摄入量应该小于 20~30g。

(4) 减少钠盐摄入：高盐摄入能引起水钠潴留，导致血容量增加，引起外周血管阻力增大，导致血压升高。同时高盐摄入能使交感神经末梢释放去甲肾上腺素增加，增加血管壁上的血管紧张素受体密度，导致血管过度收缩，血压升高。研究发现降低饮食钠盐可以使收缩压降低 5~10mmHg。建议患者饮食中钠的含量每天小于 100mmol 或 2.3g，或氯化钠摄入少于 6g/d。

(5) 提高钾盐摄入：适当提高钾的摄入可防止高血压发生，低钾可以诱发高血压，并导致心室异位节律。当患者低钾时，最佳的补钾途径为经口摄入，通过食物补充，进食困难时可以用口服或静脉输液方式补充钾，同时也可给患者使用保钾利尿剂，减少钾的排出。

(6) 改善胰岛素抵抗：胰岛素可使肾脏重吸收钠的作用增强，血容量增加，还能导致细胞内钙浓度增高，血管阻力上升，同时提高交感神经系统的兴奋性，因此高胰岛素血症和胰岛素抵抗可以从多途径影响高血压。此外，胰岛素还增加组织生长因子的生成，从而增加细胞钠和钙的含量。康复护理人员指导患者通过规律的运动锻炼、控制体重和高纤维素饮食积极治疗胰岛素抵抗，降低血压。

4. 社区康复　高血压是慢性病，因此患者的治疗特别需要能够长期坚持，而充分利用社区的资源和设施是最佳方法。通过社区的作用改变人们不良的生活习惯，倡导健康饮食，在业余时间有规律的参加运动训练，从而达到既治病又防病的作用。

四、康复护理指导

1. 强调药物治疗的重要性，指导患者按时用药。

2. 监测血压变化，患者应定时测量血压、心率等生命体征的变化，有条件者定期到医院体检。合理安排工作与生活，劳逸结合。

3. 坚持体育锻炼，根据自身的身体条件和爱好兴趣等选择锻炼方式，注意运动量和强度适宜。

4. 改变生活习惯，修养身心。饮食要低盐低脂，避免食用烧烤、油炸等不健康食物，戒烟限酒。

（卞龙艳）

第十一节　烧伤的康复护理

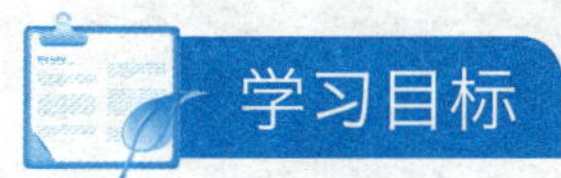

掌握：烧伤的康复护理措施。

熟悉：烧伤的康复护理评定。

了解：烧伤的分期、治疗原则和康复护理指导。

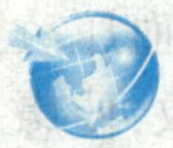

导入情景

今天烧伤科来了一名患者小张，因为打开水时与同学嬉戏，使得其右上肢不慎被开水烫伤，被老师和同学送往医院。入院时，小张右手、右前臂有大小不等的水疱，疼痛剧烈。你是小张的责任护士。

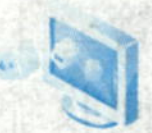

工作任务

1. 你将从哪些方面评定小张烧伤病情？
2. 你如何为小张制定康复护理计划？

一、概述

烧伤是由热力（火焰、热水、蒸气及高温金属）、电流、放射线以及某些化学物质作用于人体所引起的局部或全身损害，其中以热力烧伤最为常见。

（一）临床分期

热力烧伤的病理变化取决于温度和作用时间，同时烧伤的发生、发展与个体条件有关。根据烧伤的全身反应及临床过程，临床上将烧伤分为三期。

1. 急性体液渗出期　又称休克期，大面积烧伤的热力作用，使皮肤、黏膜发生破坏导致变性、坏死、焦痂形成。组织破坏处释放的各种炎症物质使毛细血管通透性增加，导致大量血浆外渗至组织间隙及创面，引起有效循环血量锐减，而发生低血容量性休克。体液渗出从受伤后几分钟开始，至烧伤后2~3小时最快，6~8小时达高峰，至12~36小时减缓，48小时后趋于稳定并开始回吸收，因此烧伤后48小时内，容易导致低血容量休克，临床称为休克期。

2. 感染期　烧伤后创面的渗出物及坏死物质成为细菌的天然培养基。创伤后的应激性增加，抵抗力下降，使患者早期并发全身感染。创面从渗出为主逐渐转化为吸收为主，创面及组织中的毒素和坏死组织分解产物被吸收入血，引起中毒症状。另外，深度烧伤形成的焦痂在2~3周后进入溶解期，痂下细菌数量较多，形成全身感染的第二个高峰。

3. 修复期　组织烧伤后，创面修复过程几乎和炎症反应同时进行。包括创面修复期和功能修复期。浅度烧伤多能自行修复。深Ⅱ度烧伤如无感染等并发症，约3~4周后自愈，留有瘢痕。Ⅲ度烧伤或严重感染的深Ⅱ度烧伤形成瘢痕增生，肌肉挛缩，需靠移植皮肤修复。

（二）治疗原则

根据烧伤面积、深度和部位确定治疗方案。

1. 小面积浅表烧伤　应清创、保护创面，防治感染，促进愈合。

2. 大面积深度烧伤　由于全身性反应重，应注意保持呼吸道通畅；积极纠正低血容量休克；创面处理，早期切除，自、异体皮移植覆盖；抗感染；防止并发症等。

二、康复护理评定

（一）烧伤病情的评定

1. 烧伤面积的计算　我国统一采用的烧伤面积计算方法有两种。中国新九分法适用于较大面积烧伤的评估。该法将人体按体表面积分为 11 个 9%，另加会阴区的 1%，构成 100% 的体表面积。12 岁以下小儿因体型区别于成人，测算方法应结合年龄进行计算。较小面积烧伤的估测则用手掌法，以患者本人五指并拢的 1 个手掌面积约为 1% 计算，五指自然分开的手掌面积为 1.25%。

2. 烧伤深度的评定　按组织损伤的层次，国际通用的三度四分法将烧伤分为Ⅰ度、浅Ⅱ度、深Ⅱ度和Ⅲ度，见图 4-11-1。Ⅰ度、浅Ⅱ度烧伤属浅度烧伤；深Ⅱ度和Ⅲ度属深度烧伤。

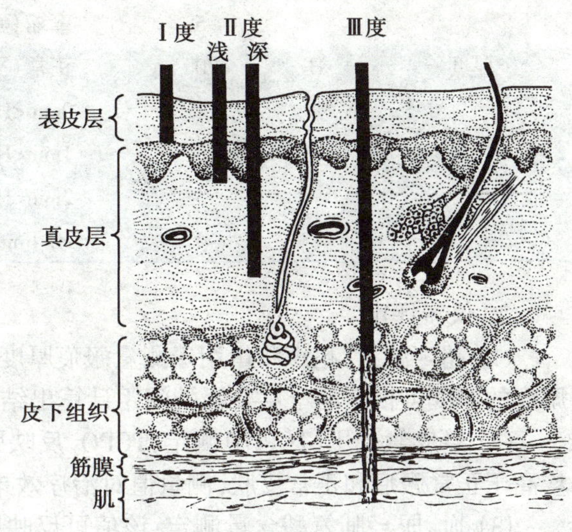

图 4-11-1　烧伤深度分度示意图

3. 烧伤程度的评定　烧伤严重程度主要与烧伤深度和面积有关，临床上多采取综合性评估，以利患者分类治疗和效果评价。烧伤严重程度的分类：

(1) 轻度烧伤：Ⅱ度烧伤面积 <9%。

(2) 中度烧伤：Ⅱ度烧伤面积 10%~29% 或Ⅲ度烧伤面积 <10%。

(3) 重度烧伤：总烧伤面积 30%~49% 或Ⅲ度烧伤面积 10%~19%，或Ⅱ度、Ⅲ度烧伤面积不足其百分比，但并发休克、呼吸道烧伤或合并较重的复合伤。

(4) 特重烧伤：总面积 >50% 或Ⅲ度烧伤面积 >20%，或合并严重并发症。

（二）烧伤后肥厚性瘢痕的评定

1. 临床评定　通过肉眼观察与照相比较肥厚性瘢痕的颜色、厚度、弹性质地、面积。颜色有稍红、粉红、红、紫红、深紫红；厚度有很薄、薄、稍厚、厚、很厚；弹性有很软、软、稍硬、硬、坚硬；是否伴随痒、痛症状的评定分为：无、偶有、需药物控制。用弹力计测定弹性，需记载受伤的时间。可采用 Vancouver 瘢痕评估表，见表 4-11-1。

表 4-11-1　Vancouver 烧伤瘢痕评估表

项目			评分标准
色素	M	0	正常（与身体其他部分颜色相似）
		1	色素减退
		2	混合色泽
		3	色素沉着
血供	V	0	正常（与身体其他部分颜色相似）
		1	粉红色
		2	红色
		3	紫色
柔顺性	P	0	正常
		1	柔软（很小外力作用即变形）
		2	较软（压力作用下即变形）

续表

项目			评分标准
		3	坚硬(外力作用下不变形,不易被推动或呈块状移动)
		4	带状(绳索样,伸展瘢痕时,组织变白)
		5	挛缩(瘢痕永久性缩短,导致畸形)
厚度	H	0	正常(平坦)
		1	0mm<H≤1mm
		2	1mm<H≤2mm
		3	2mm<H≤4mm
		4	H>4mm

2. 仪器评定

(1) 超声测量:超声测量用于测量瘢痕厚度。测量常用的超声波频率在10~15MHz之间,瘢痕的厚度可根据两个主要峰的间距计算出结果。

(2) 经皮氧分压($TCPO_2$)测定:$TCPO_2$反映肥厚性瘢痕的代谢状况,肥厚性瘢痕的$TCPO_2$均高于正常瘢痕和正常皮肤,测量值对治疗效果有指导意义。

(3) 血、尿羟脯氨酸含量测定:该值可反映肥厚性瘢痕的胶原代谢情况,瘢痕面积与血、尿中的羟脯氨酸含量成正比。

3. 瘢痕记分 Baryza等人设计了一种简易的瘢痕评价工具,该工具可作为瘢痕的评定指标,主要包含色素沉着、高度、柔软度及血管性状四项项目。

(三) 肌力评定

采用徒手肌力评定法评定患者肌肉的肌力。

(四) 关节活动度评定

评定方法参见第二章第二节。

(五) 感觉评定

常用感觉评定中触觉和两点辨别觉评定,以此了解患者是否有神经损伤及感觉功能的改变。

三、康复护理措施

烧伤康复护理的重点是预防感染,保护烧伤创面,将肢体放置在安全位(对抗挛缩体位),对抗肢体挛缩,加强功能锻炼,尽可能恢复肢体生理的功能。

(一) 创面护理

据烧伤的病情进行清创、切痂及其后的皮肤护理。除此之外,为促进肉芽和上皮组织生长,预防感染和关节挛缩,还可配合水疗、光疗、短波或超短波治疗。

(二) 体位摆放

将身体的受累部分安置在安全位,并可借助矫形器适当固定。将肢体置于安全位不仅有利于预防关节僵硬及肌肉挛缩,同时有利于限制水肿的形成,维持关节活动度。

1. 颈区烧伤 颈前区烧伤取颈部轻度过伸位;后区及两侧烧伤取颈部中立位。

2. 上肢烧伤 上肢内侧烧伤,肘关节取伸直位;上肢外侧烧伤,肘关节取屈曲位,前臂中立位。

3. 手烧伤　手掌烧伤，取手背屈曲，指关节伸直，拇指伸展位；手背烧伤，取腕关节掌屈位；全手烧伤，取腕关节背屈，各指隔开，掌指关节屈曲 40°~50°，指关节伸直，拇指外展对掌位。

4. 臀部烧伤　取髋部伸直位，双下肢伸展。

5. 下肢烧伤　膝前侧烧伤，取膝关节屈曲 10°~20°；膝后侧烧伤，取膝关节伸直位。

6. 踝部烧伤　采用足托固定踝关节于背伸位。

（三）关节运动指导

维持关节活动范围，防止关节挛缩，保持肌肉力量和功能，应尽早指导患者进行关节的主动、助力及被动运动。躯体运动应在急性期无禁忌证的前提下即实施，以免导致肢体畸形。如颈前烧伤者，指导患者创面愈合后取头颈过伸位；单侧颈部烧伤，指导患者头向健侧转动。

（四）呼吸功能训练

指导患者进行呼吸功能锻炼，通过呼吸方式改变、深呼吸、有效的咳嗽、咳痰，达到保持肺活量、提高呼吸的有效性，预防肺炎、肺不张等并发症的发生。

（五）矫形器的使用

烧伤患者不可避免地会发生关节挛缩和活动受限，因此在安置正确的姿势体位的基础上，还应佩戴合适的矫形器，以达到恢复功能的目的。使用矫形器时，由于肢体常因肿胀或消肿而发生变化，因此应随时调整矫形器的位置和形状，使之更适合于被固定部位。为防止矫形器对创面造成再次损伤，所有矫形器的边缘宜做成圆弧形。长期用矫形器固定的患者，应经常测量关节活动范围。

（六）功能锻炼

功能锻炼能防止严重挛缩畸形。保持烧伤和未烧伤部位的肌力，是烧伤后功能重建或恢复功能的重要措施。理想的活动方法是充分的主动活动，肌肉的主动收缩能改善血液循环和减少水肿，只有当无力主动活动时，才做被动活动。根据患者不同情况制定功能锻炼的方案和选择适合的方法。烧伤急性期，由康复护理人员为患者作各关节的全范围被动活动练习，每一关节的被动活动至少 15 次。能自己进行活动的患者，鼓励其进行主动活动练习。功能锻炼宜选择在患者感到舒适时进行，少量多次，每天至少 3~4 次。

（七）物理因子治疗

可采用音频电疗、超声波、蜡疗、光疗、超短波、磁疗等，有利于消炎、消肿、止痒、镇痛、抑制瘢痕增生等。

（八）作业治疗

严重烧伤的患者，烧伤后通过作业治疗恢复肢体的活动能力。日常生活活动能力的训练可提高患者的生活自理能力，帮助患者尽可能地独立完成日常生活活动。职业训练根据患者就业方面的现有和潜在能力，判断患者能否重回原工作岗位，不能重回原岗位的患者，则帮助其重新选择适当职业。根据患者从事职业性质进行训练，使患者成功回归社会。

（九）心理护理

多与患者进行沟通交流，及时了解患者的心理变化。针对患者心理变化的原因进行有效的处理，同时在心理护理过程中注意沟通技巧的运用。尤其注意观察肢体存在障碍、面部毁容、经济贫困及烧伤严重的患者。帮助患者面对烧伤的事实，鼓励其树立信心，配合治疗。鼓励患者参与力所能及的自理活动，增强其自信心与独立能力，促进其尽早回归社会。

四、康复护理指导

1. 营养支持　烧伤后患者消耗增加，丢失蛋白质较多，需要加强营养，补充高蛋白、高热量以及高维生素的饮食，提高免疫力。

2. 体位安置　为预防关节僵硬和肌肉萎缩，指导患者及家属不可长期取舒适体位，按计划进行功能锻炼和肌力训练。

3. 早期功能锻炼　鼓励患者尽早开始锻炼，并按照康复护理人员的计划循序渐进进行。

4. 心理指导　烧伤可对患者造成心理阴影，特别是毁容的患者，应及时进行心理辅导，帮助他们回归社会。

（卞龙艳）

第十二节　截肢的康复护理

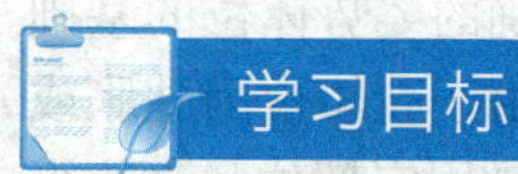

学习目标

掌握：截肢的概念、截肢后的康复护理要点。
熟悉：截肢后的功能评定。
了解：截肢的分类和假肢的组成。

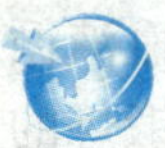

导入情景

患者，男，28岁，因车祸致小腿截肢，经骨科临床治疗后，生命体征稳定，进入康复科治疗。

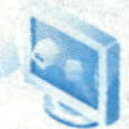

工作任务

1. 患者有哪些功能障碍？
2. 康复护理人员应进行哪些方面的护理？

一、概述

（一）定义

截肢（amputation）是指将没有生命和功能的肢体全部或部分切除的手术，其中经关节的截肢称为关节离断（disarticulation）。截肢的常见原因主要有严重的外伤、周围血管疾患、肿瘤和感染等。截肢是一种常见的残疾，给患者的生活、工作、学习带来诸多不便。因此，截肢后康复是以假肢装配和使用为中心，通过残肢训练和安装假肢，以代偿替代失去肢体的功能，重建丧失肢体的功能，防止或减轻截肢对患者身心造成的不良影响，使其早日回归社会。截肢的康复护理应是从截肢术前到术后处理、假肢的安装和使用，直至患者重返社会的全过程的康复训练和护理。

假肢（artificial limb）就是应用康复工程技术的手段和方法，为弥补截肢者缺损的肢体而专门设计、制作和装配的人工假体,又称"义肢"。它的主要作用是替代失去肢体的部分功能,使截肢者恢复一定的生活自理和工作能力。其适用对象是因疾病、交通事故、工伤事故、运动创伤等原因而截肢者。假肢尽管其功能和外形有较大的区别,但都是由手(足)部装置、关节(上肢腕、肘、肩;下肢踝、膝、髋)铰链、连接件、接受腔、固定牵引装置和操作系统组成(图 4-12-1)。

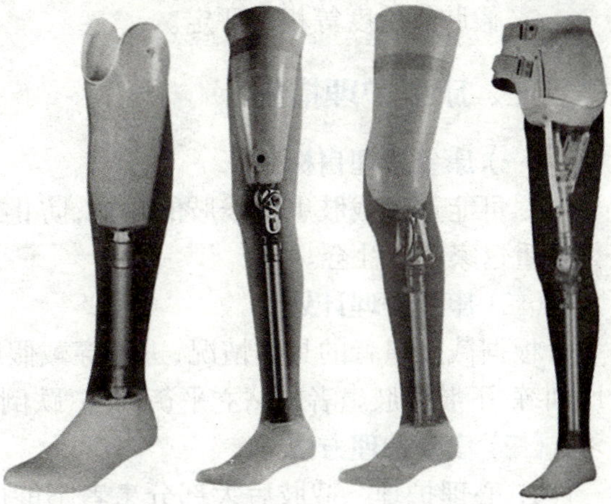

图 4-12-1 组件式下肢假肢

(二) 分类

截肢可分为上肢截肢和下肢截肢。

1. 上肢截肢　根据截肢平面的不同,分为部分手截肢、腕关节离断、前臂截肢、肘关节离断、上臂截肢、肩关节离断或肩胛胸间离断等。

2. 下肢截肢　下肢主要功能是站立、行走以及奔跑跳跃,因此,下肢残肢皮肤及组织对于接受腔的耐受力是截肢者步行功能的基础。下肢截肢的平面选择包括:半侧骨盆截肢、髋部截肢、大腿截肢、膝关节离断、小腿截肢、赛姆(Syme)截肢(截肢水平相当于踝关节离断)和足部截肢等。

二、康复问题及评估

(一) 主要康复问题

1. 严重的心理创伤　截肢是对患者的巨大打击,其心理状态的变化一般经过震惊、回避、承认和适应等四个阶段。在前两个阶段中,患者表现出悲观、沮丧、自我孤立于社会的态度,在家庭、婚姻、工作、生活等问题上忧心忡忡。不同年龄段截肢者,心理状况反应各异。

2. 运动功能障碍　截肢后功能障碍较恒定。表现为关节挛缩,活动范围受限。常见原因是:①术后关节长期置于不合理体位,如长时间残肢垫枕或坐轮椅等;②截肢术后残肢关节没有合理固定,如小腿截肢,膝关节应固定在伸直位;③瘢痕挛缩。下肢截肢者步行功能、转移等功能受限。

3. 日常生活活动障碍　上肢截肢患者由于手功能的丧失,导致日常生活严重受限;下肢截肢患者往往表现为步态和行动能力受到影响。

(二) 康复评估

1. 截肢的总体情况、残肢的长度和残端周径的测量。
2. 残端肢体的关节活动度测量。
3. 残肢的肌力评定。
4. 日常生活活动能力的评定。
5. 平衡能力评定。包括坐位平衡和立位平衡。
6. 步行功能评定。
7. 感觉功能评定。
8. 心理状况评定。

9. 假肢舒适度等相关评定。

三、康复护理措施

（一）康复护理目标

尽可能重建截肢患者残肢的功能，防止或减轻截肢相关并发症，提高其生活自理能力，尽早重返家庭和社会。

（二）康复护理计划

根据截肢患者的具体情况，进行穿戴假肢训练、上肢假肢功能的训练、假手抓握和灵活性训练、下肢截肢患者的站立平衡训练、跌倒后站立训练和步行训练等。

（三）康复护理方法

1. 心理护理　截肢后大部分患者不能面对现实，往往出现悲观、恐惧、焦虑、烦躁和自卑等负性心理。护士在患者入院后应向患者介绍疾病的预后及转归，假肢的装配流程，了解患者对假肢的期望值，鼓励与其他病友进行沟通和交流，正视现实，发挥患者肢体残存的功能，积极配合各项康复治疗及护理，重新实现自我价值。重视鼓励家属多与患者沟通，给予亲情的支持。

2. 良姿位摆放　预防残端的关节挛缩，选择合适的体位，应保持其功能位。如上肢截肢时，肘关节维持在屈曲 45°；下肢截肢、膝关节、髋关节应放于伸直位（图 4-12-2）。

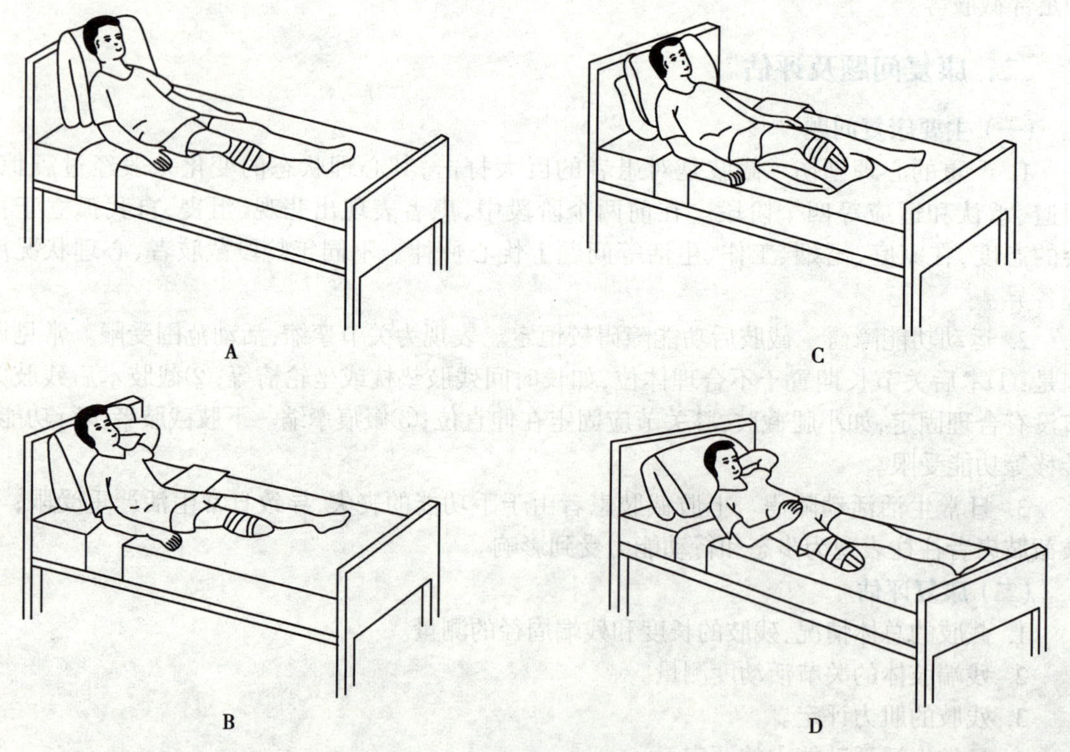

图 4-12-2　下肢截肢的床上体位摆放

3. 残肢端的包扎　截肢术后指导患者对残肢使用石膏绷带包扎，能有效减少渗出和肿胀，有利于残肢定型。术后 2 周待伤口愈合拆线后指导患者改为软绷带包扎，从残肢远端开始斜行向近端包扎，远端包扎较紧，近端略松（图 4-12-3，图 4-12-4）。

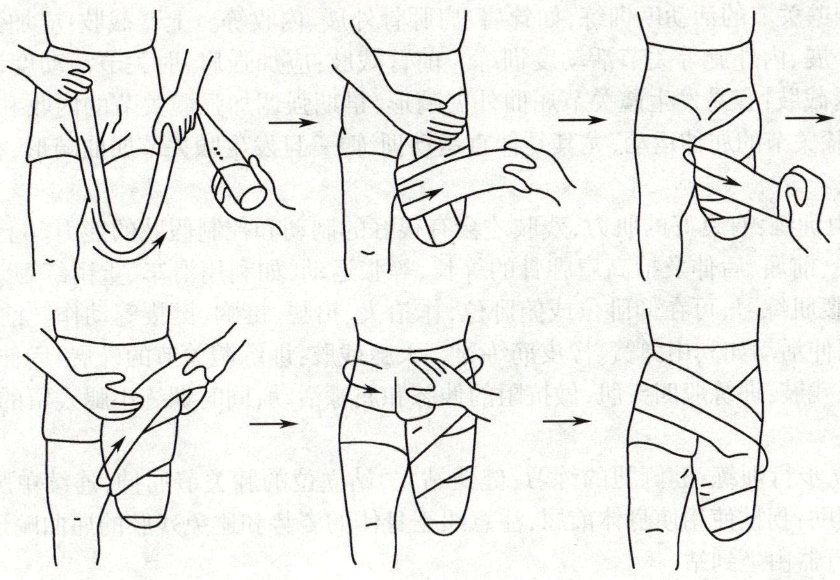

图 4-12-3　大腿截肢包扎方法

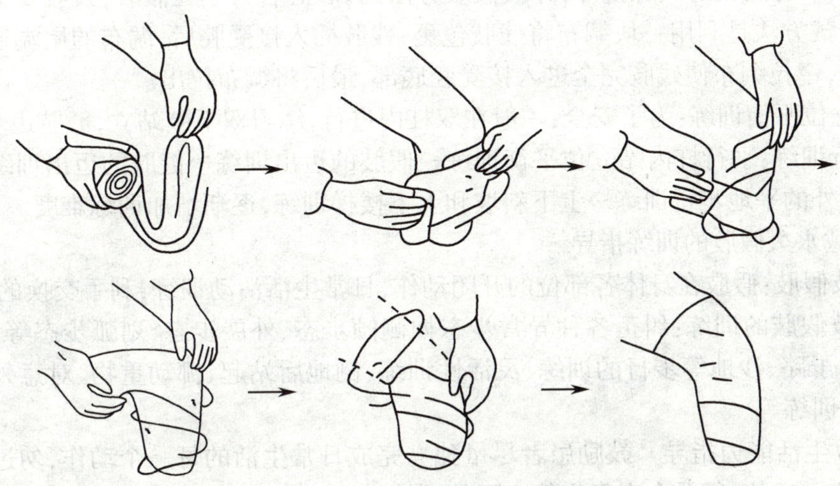

图 4-12-4　小腿截肢包扎方法

4. 残端皮肤的护理　接受腔内的皮肤，由于压迫、摩擦、温度变化，容易引起湿疹，皮肤色素沉着，磨破、溃疡、感染、小水疱、滑囊炎、过敏性皮炎等，因此每日睡觉前用温水清洗并擦干残肢，每日检查残肢皮肤，保持残肢袜套的清洁干净。一旦有创面出现，应停止穿戴假肢。

5. 残肢痛、幻肢痛的护理　90% 的截肢患者出现幻觉，其中有 10% 主诉不能忍受的剧烈疼痛。疼痛多在断肢的远端出现，疼痛性质有多种，如电击样、切割样、撕裂样或烧伤样等。因此，护理人员应设法转移患者的注意力，指导经常触摸、按摩，逐步降低残肢的敏感性，必要时予止痛药物应用。

6. 康复训练指导

(1) 假肢佩戴前的功能训练

1) 关节活动度训练：以主动运动训练为主，被动运动为辅。上肢截肢如肩关节离断：应加强肩胛胸壁关节的活动度训练，如耸肩、肩胛骨外展、内收等。上臂截肢：应加强肩关节前屈、后伸、外展、内外旋等关节活动度训练。前臂截肢：应加强肩、肘关节活动度训练。下肢截肢如大腿截肢：容易发生髋关节屈曲外展畸形，早期强调加强髋关节的内收和后伸运动。小腿截肢：膝关节的屈伸运动，尤其是伸直运动训练，一旦发生膝关节屈曲畸形，将严重影响假肢的穿戴。

2）肌力训练：有良好的肌力，残肢才会有很好的制动和控制假肢的能力。上臂残肢：进行抗阻外展、前屈、后伸及抬高肩胛骨的等长、等张运动，如利用滑车、重锤练习。髋关节离断：进行腰腹肌练习，可在仰卧位或俯卧位，作抬头、抬腿、挺胸、挺腰等动作。前臂残肢：做抗阻的肘屈伸活动如利用弹簧、橡皮筋练习。大腿残肢：训练髋关节的外展、后伸、内收肌群肌力。小腿残肢：训练股四头肌，做抗阻的伸膝和屈膝活动，同时训练小腿残留的肌肉，防肌肉萎缩。

3）站立步行训练：健侧腿的练习：健腿站立，站立位的膝关节屈伸，连续单腿跳等。如需要使用辅助：拐杖使用使身体前屈，注意纠正身体的姿势和避免残肢的屈曲畸形。健侧脚负重，扶助行器由坐到站。

（2）装配假肢后的训练指导

1）穿戴临时假肢的训练指导：穿戴假肢方法的训练：若为小腿假肢，残肢要穿袜套。大腿假肢的穿戴方法是利用一块绸布将残肢包裹，残肢插入接受腔后，绸布的尾端通过接受腔底部的气孔，牵拉绸布使残肢完全进入接受腔底部，最后将绸布拉出。

2）站立位平衡训练：为了安全，一般在双杠内进行，练习双下肢站立，健肢迈步。

3）步行训练：平行杠内站立位平衡训练→假肢的迈出训练→健肢的迈出训练→步行训练→平行杠外的平地步行训练→上下斜坡和上下楼梯训练，逐渐增加训练难度。

（3）穿戴永久假肢的训练指导

1）上肢假肢：假肢在身体各部位的开闭动作，日常生活活动训练，利手交换的训练等。

2）下肢假肢的训练：纠正各种异常步态如侧倾步态、外展步态、划弧步态等，特殊路面的训练如石子路、沙地等步行的训练、灵活性训练、倒地后站起、挪动重物、对意外做出快速反应能力的训练等。

7. 日常生活能力指导　鼓励患者尽量独立完成日常生活的每一个动作，勿过于依赖家属，指导其衣、食、住、行及个人卫生等方面的训练。

四、康复护理指导

（一）安全护理

叮嘱患者注意安全，劳逸结合，注意保护好残端皮肤，避免烫伤、冻伤、刮伤、摔伤等继发性损伤。

（二）饮食指导

由于现代假肢接受腔的形状、容量非常准确，一般体重增减超过 3kg 就会引起接受腔的过紧或过松，所以保持适当的体重很重要。另外，下肢截肢穿戴假肢行走消耗的能量比正常人大很多，因此患者应注意控制体重，补充日常所需营养物质。

（三）假肢接受腔的保养及维护指导

1. 保持接受腔内面的清洁：接受腔内的衬套、衬垫因常被汗浸湿，附着脏物后会产生臭味，应经常用手巾浸药皂擦洗、晾干。残肢套更应注意每日清洗和更换。

2. 接受腔出现裂纹会弄伤残肢皮肤,应注意及时修理。

3. 当感到接受腔松弛时,先采用增加残肢袜套(最多不超过三层)的方法解决;如仍过松,可在接受腔四壁粘一层毛毡解决。必要时更换新的接受腔。

(邹　颖)

实训指导

实训一　徒手肌力评定

【实训目的】

能够为患者正确实施徒手肌力评定。

【实训用物】

诊疗床。

【实训步骤】

实训表 1-1　上肢和下肢主要肌肉的手法肌力检查

肌群	检查方法及评级					
	5级	4级	3级	2级	1级	0级
肩关节屈曲肌群	坐位，受检肩、肘关节屈曲90°。检查者一手置于肩关节近端，另一手放于上臂远端，向肩关节后伸处施加阻力。能克服最大阻力完成全关节活动者即为5级	检查方法同5级。若仅能对抗中等阻力完成运动即为4级	检查方法同5级。若能克服重力完成全关节活动范围即为3级	对侧卧位，肩、肘关节屈曲90°。检查者一手固定肩胛骨，另一手置于上臂远端支托，令肩关节前屈。能完成关节活动范围的运动即为2级	对侧卧位，肩、肘关节屈曲90°。检查者手指置于上臂上1/3前面处触诊三角肌前部纤维，于上臂上内侧1/3深面可触及喙肱肌有收缩即为1级	检查方法同1级。无收缩者为0级
肩关节后伸肌群	俯卧位，肩关节内旋内收。检查者一手置于肩关节近端，另一手置于上臂远端，向肩关节前屈处施加阻力，使被检者肩关节后伸。能克服最大阻力完成全关节活动者即为5级	检查方法同5级。若仅能对抗中等阻力完成运动即为4级	检查方法同5级。若能克服重力完成全关节活动范围即为3级	对侧卧位。检查者一手固定肩胛骨，另一手置于上臂远端支托，令被检者肩关节后伸。能完成关节活动范围的运动即为2级	对侧卧位。检查者手触诊肩胛下缘大圆肌，稍下方背阔肌，上臂后方三角肌后部纤维，有收缩即为1级	检查方法同1级。无收缩者为0级
肘关节屈曲肌群	坐位，屈肘90°，上臂紧夹体侧。前臂旋后位，检查肱二头肌；前臂旋前位，检查肱肌；前臂中立位检查肱桡肌。检查者一手固定	检查方法同5级。若仅能对抗中等阻力完成运动即为4级	坐位，上臂置于体侧，前臂旋后位，固定上臂，屈肘达全范围即为3级	坐位，肩关节外展90°。检查者一手置于上臂远端，另一手置于前臂远端支托，令被检者肘关节屈曲。能完	坐位，肩关节外展90°。检查者手置于肘关节前方触诊肱二头肌腱，有收缩即为1级	检查方法同1级。无收缩者为0级

续表

肌群	检查方法及评级					
	5级	4级	3级	2级	1级	0级
	被检者上臂,另一手置于前臂远端,向肘关节伸展处施加阻力。能克服最大阻力完成全关节活动者即为5级			成关节活动范围的运动即为2级		
肘关节伸展肌群	俯卧位,受检肩关节外展90°,前臂伸出床边下垂。检查者一手固定上臂,另一手置于前臂远端,向肘关节屈曲处施加阻力。能克服最大阻力完成全关节活动者即为5级	检查方法同5级。若被检者仅能对抗中等阻力完成运动即为4级	检查方法同5级。若被检者能克服重力完成全关节活动范围即为3级	坐位,肩关节外展90°,肘关节屈曲。检查者一手置于肘关节内侧支托,另一手置于前臂远端支托,令被检者肘关节伸展。能完成关节活动范围的运动即为2级	坐位,肩关节外展90°,肘关节屈曲。检查者置于鹰嘴近端触诊肱三头肌腱,有收缩即为1级	检查方法同1级。无收缩者为0级
髋关节屈曲肌群	仰卧位,小腿伸出床边下垂。检查者一手固定被检侧骨盆于后倾位,另一手置于股骨远端伸展处施加阻力,令被检者髋关节屈曲。能克服最大阻力完成全关节活动者即为5级	检查方法同5级。若被检者仅能对抗中等阻力完成运动即为4级	检查方法同5级。若被检者能克服重力完成全关节活动范围即为3级	对侧卧位,被检侧下肢伸展,对侧下肢屈曲。检查者一手固定被检侧骨盆于后倾位,另一手置于股骨远端支托,令被检者屈髋屈膝。能完成关节活动范围的运动即为2级	仰卧位,检查者一手置于被检侧小腿支托,另一手置于腹股沟处触诊腰大肌,有收缩即为1级	检查方法同1级。无收缩者为0级
髋关节伸展肌群	俯卧位,两臂置于体侧。检查者一手固定被检侧骨盆,另一手置于股骨远端,向髋关节屈曲处施加阻力,令被检者髋关节伸展。能克服最大阻力完成全关节活动者即为5级	检查方法同5级。若被检者仅能对抗中等阻力完成运动即为4级	检查方法同5级。若被检者能克服重力完成全关节活动范围即为3级	对侧卧位,被检侧下肢伸展,对侧下肢屈曲。检查者一手固定被检侧骨盆,另一手置于股骨远端支托,令被检者髋关节伸展。能完成关节活动范围的运动即为2级	俯卧位,检查者手置于被检侧臀部、臀肌粗隆上方,触诊臀大肌的上下两部分,有收缩即为1级	检查方法同1级。无收缩者为0级
膝关节屈曲肌群	俯卧位,双下肢伸展,足伸出诊疗床。检查者一手固定被检侧骨盆,另一手置于小腿远端后方,从膝关节屈曲45°开始,向膝关节伸展处施加阻力,	检查方法同5级。若被检者仅能对抗中等阻力完成运动即为4级	检查方法同5级。若被检者能克服重力完成全关节活动范围即为3级	对侧卧位,检查者固定被检者骨盆,以一手置于被检者大腿远端支托,另一手置于小腿远端支托,令被检者膝关节屈曲。能	俯卧位,足伸出床,检查者一手置于被检者小腿远端前方支托,另一手置于被检者大腿远端后方触诊腘绳肌肌腱(后外侧为股二头肌	检查方法同1级。无收缩者为0级

续表

肌群	检查方法及评级					
	5级	4级	3级	2级	1级	0级
	令被检者膝关节屈曲。小腿外旋位检查股二头肌；小腿内旋位检查半腱肌及半膜肌。能克服最大阻力完成全关节活动者即为5级			完成关节活动范围的运动即为2级	肌腱，后内侧为半腱肌及半膜肌肌腱)，有收缩即为1级	
膝关节伸展肌群	坐位，躯干后倾，两臂伸展支撑于体后两侧。大腿置于床面，下方垫薄枕以保持水平位，小腿自然悬垂于检查台。检查者一手置于被检者膝关节后方，另一手置于小腿远端前方，向膝关节屈曲处施加阻力，令被检者膝关节伸展。能克服最大阻力完成全关节活动者即为5级	检查方法同5级。若被检者仅能对抗中等阻力完成运动即为4级	检查方法同5级。若被检者能克服重力完成全关节活动范围即为3级	对侧卧位，检查者一手置于被检者大腿远端支托，另一手置于小腿远端支托，保持被检侧髋关节伸展，膝关节屈曲90°，令被检者膝关节伸展。能完成关节活动范围的运动即为2级	对侧卧位，检查者手置于被检者髌骨上方触诊股四头肌腱，有收缩即为1级	检查方法同1级。无收缩者为0级

（卞龙艳）

实训二　关节活动度的评定

【评定目的】

学会各关节的关节活动度测量。

【评定用物】

通用量角器。

【评定步骤】

1. 向患者解释ROM测量目的与方法，取得患者的配合。

2. 暴露被检部位，确定测量体位。各关节活动范围测量时需采用标准的测量体位。

3. 固定构成关节的近端部分，要求患者受累关节进行各种主动运动（如屈、伸、内收、外展）。

4. 测量AROM、PROM测量时，将量角器的轴心对准关节的运动轴心，固定臂与构成关节的近端骨骼长轴平行，移动臂与构成关节的远端骨骼长轴平行。

(1) 肩关节屈、伸：被检查者取仰卧位，髋膝屈曲以减轻腰背紧张，测量前屈时，充分伸肘，使肱三头肌长头张力最小。测量后伸时，屈肘使肱二头肌张力最低。背贴立柱站立，量角器的轴心在肩峰，固定臂在腋中线（铅垂线），移动臂在肱骨长轴，指向肱骨外上髁，0点为两尺相重，正常值为屈曲 0°~180°，伸展 0°~50°。

(2) 肩关节外展：被检查者取仰卧位，肩关节外展同时伴肱骨外旋，肘部伸展，掌心向前，量角器的轴心在肩峰，固定臂置于胸部外侧面平行于胸骨，移动臂置于上臂内侧纵中线上，0点为两尺相重，正常值为 0°~180°。

(3) 肩关节内、外旋：被检查者取仰卧位，肩外展 90°，肘屈 90°，前臂中立位，肩关节分别内、外旋，量角器轴心在尺骨鹰嘴，固定臂垂直于地面，移动臂在前臂外侧纵中线上，0 点为两尺相重，正常值均为外旋 0°~90°、内旋 0°~70°。

(4) 肘关节屈、伸：被检查者取仰卧位，上肢紧靠躯干，肘关节伸展，测量屈肘时，前臂取旋后位。测量伸肘时，前臂取中立位，量角器的轴心在肱骨外上髁，固定臂与肱骨长轴平行，指向肩峰，移动臂与桡骨纵轴平行，指向桡骨茎突，0 点为两尺呈一直线，正常值屈曲范围为 0°~150°，伸直为 0°（部分会有过伸 10°）。

(5) 腕关节屈、伸：坐位，前臂尺侧置于桌面上呈中立位，各手指稍屈，腕关节屈伸，固定臂于掌侧中轴线上，移动臂与第二掌骨长轴平行，0 点为两尺呈一直线，正常值为屈 0°~90°，伸 0°~70°。

(6) 髋关节屈曲：被检查者取仰卧位，对侧大腿贴紧检查床，以减少骨盆后倾，量角器的轴心为股骨大转子，固定臂为通过大转子，与躯干腋中线平行，移动臂为股骨纵轴，指向股骨外髁，0 点为两尺呈一直线，正常值均为 0°~125°。

(7) 髋关节伸展：被检查者取俯卧位，对侧大腿贴紧检查床，以减少骨盆前倾，量角器的轴心为股骨大转子，固定臂为通过大转子，与躯干腋中线平行，移动臂为股骨纵轴，指向股骨外髁，0 点为两尺呈一直线，正常值均为 0°~30°。

(8) 髋关节内收、外展：被检查者取仰卧位，避免大腿旋转，量角器的轴心为髂前上棘，固定臂为两侧髂前上棘的连线，移动臂为股骨纵轴（髂前上棘与髌骨中心连线），0 点为两尺垂直，正常值内收的范围为 0°~30°，外展为 0°~45°。

(9) 髋关节内旋、外旋：被检查者取端坐位，髋关节屈曲 90°，无内收及外展，膝关节屈曲 90°置于诊查床边缘，将毛巾卷成圆筒状，置于股骨远端，双手固定于诊查床边缘，量角器的轴心为髌骨中心，固定臂为通过髌骨中心的垂线，与地面垂直，移动臂为胫骨纵轴，0 点为两尺相重，正常值均为 0°~45°。

(10) 膝关节屈、伸：被检查者取仰卧位，测量膝时，髋屈 90°，膝完全弯曲，量角器轴心为股骨外侧髁，固定臂为股骨纵轴，指向股骨大转子，移动臂为股骨小头与外踝连线，0 点两尺呈一直线，屈曲为 0°~150°，伸展为 0°（部分会有过伸 10°）。

(11) 踝关节屈、伸：被检查者取坐位，测量踝跖屈时，髋膝伸直。测量踝背伸时，膝关节稍屈曲，踝关节无内外翻，量角器轴心为第五跖骨与小腿纵轴延长线在足底的交点，固定臂为腓骨小头与外踝的连线，移动臂为第五跖骨长轴，0 点为两尺相垂直，正常值背伸角度为 0°~20°，跖屈为 0°~50°。

5. 记录评定结果。

（廖长艳）

实训三 转 移 训 练

【实训目的】

1. 掌握床上转移技术、坐 - 站转移技术、床 - 轮椅转移技术等主动转移技术。

2. 熟悉转移训练的注意事项。

3. 能够熟练运用转移训练技术为偏瘫患者和脊髓损伤患者实施康复医疗服务，指导患者或其家属进行转移训练。

【实训用物】

PT床、PT凳、轮椅、转移滑板等。

【实训步骤】

1. 教师选择一名学生做模特，示教具体的康复治疗及训练方法，学生观摩。

2. 学生分组操作，8人一大组，每2名学生为一小组，一名做模特，另外一名做治疗师，练习具体的康复治疗及训练方法；

(1) 床上转移：从床的一侧转移到另一侧或从仰卧位转移到侧卧位。①侧向转移：偏瘫患者先用健腿插在患腿下方，托起患腿移向床的健侧，再移动臀部，最后依靠健侧上肢将上身转移到该侧。截瘫患者先坐起，然后用手将下肢移向一侧，再用手撑床面，将臀部移动到该侧。②仰卧转向侧卧：偏瘫患者转向健侧有困难。训练时先用健腿插在患腿下方，托起患腿，再用健手握住患手，先上举到患侧，然后突然摆动向健侧，利用惯性将躯体翻向侧方，同时用健腿帮助患腿完成转移。

(2) 坐-站转移：从坐位转移到站立位。偏瘫患者先将脚跟移动到膝关节重力线的后方，上身前倾，使双肩移到膝前，两手交叉握紧，手臂伸直向下，然后将手臂突然上举，利用手臂上举的惯性和股四头肌收缩，完成站立动作。

(3) 床-轮椅转移：由床上移动到轮椅或由轮椅移动到床。截瘫患者可以采用两种方式。①斜向转移：轮椅靠在床边，刹住双轮，与床的长轴呈45°，患者先在床上坐起，用手将瘫痪的下肢移动到床边，将臀部也移动到床边，将两腿放下，用一手支撑轮椅不靠近床边的扶手，另一手支撑在床上，将臀部摆动到轮椅上。如果轮椅的侧板能够移动，对患者的转移有很大帮助。②正向转移：上床时将轮椅正面推向床边，刹车，用手将瘫痪的下肢逐一移到床面上，然后用手撑轮椅扶手，逐步推动臀部和腿移动到床上，完成转移。下床时采用相反的方式，即将臀部移到床边，背对轮椅，再用手撑床面逐渐移动向轮椅。偏瘫患者主要采用侧向转移的方法，遵循健侧靠近的原则。患者驱动轮椅从健侧尽量靠近床，与床成30°~45°夹角。刹住车闸，移开健侧脚踏板。患者在轮椅中先将臀部向前移动，健侧手支撑床面，以健侧下肢为轴，身体旋转，坐在床面上，双足平放于地面上。床转移至轮椅过程与上述过程相反。

3. 教师巡视学生的操作情况，及时发现问题，并予以纠正指导。

4. 每大组随机抽取一小组的两名同学进行操作展示，小组间互相点评并且打分。

5. 教师总结点评，完成实训报告。

【适应证】

各种原因引起的步行功能减退或丧失者；禁止或限制步行者；中枢神经疾患使独立步行有危险者；高龄老人及长期卧床者。

【禁忌证】

严重的臀部压疮或骨盆骨折未愈合者不宜选用坐式轮椅；缺乏足够视力、判断力和运动控制能力者。

【注意事项】

(1) 转移训练从患者生命体征稳定后开始。

(2) 转移过程注意安全，治疗师要严密监视。

(3) 选择轮椅时需注意安全因素，如车轴的位置、脚轮的位置和直径、座位的位置和高度、载物的放置位置以及大车轮和地面接触点的间距宽度等。

(4) 测量用坐椅的椅面不可太软。

(赵　露)

实训四　唇舌操训练

一、唇操

【实训目的】

增强唇的运动控制、力量及协调，从而提高进食吞咽的功能。

【实训准备】

压舌板。

【实训方法】

1. 鼓气训练　将双唇抿紧，尽力将两腮鼓起，保持饱满形状维持5秒，逐渐呼气，反复5~10次(实训图4-1)。

2. 撅唇训练　将嘴唇撅起，努力靠向鼻尖，维持5秒，反复5~10次(实训图4-2)。

3. 抿唇训练　将双唇紧闭内收，用力闭紧，也可用唇含住压舌板，用力拉出，与嘴唇对抗，维持5秒，做5次(实训图4-3)。

4. 缩唇训练　张大口成圆形并逐渐将口型缩小，维持5秒，做5~10次(实训图4-4)。

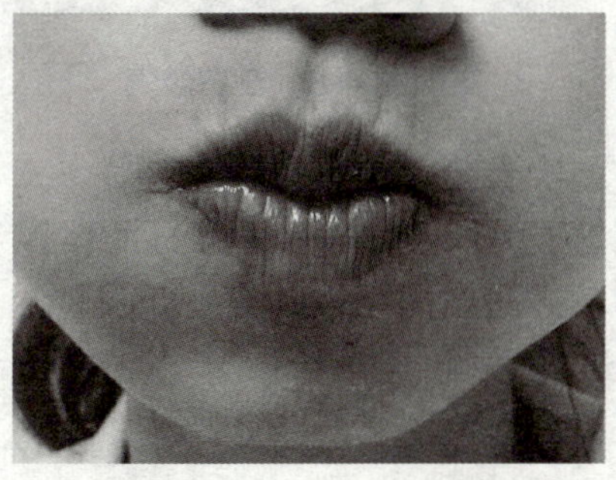

实训图 4-1　鼓气

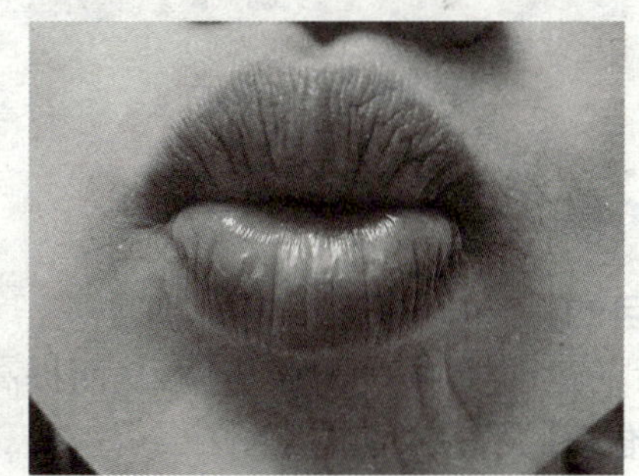

实训图 4-2　噘嘴

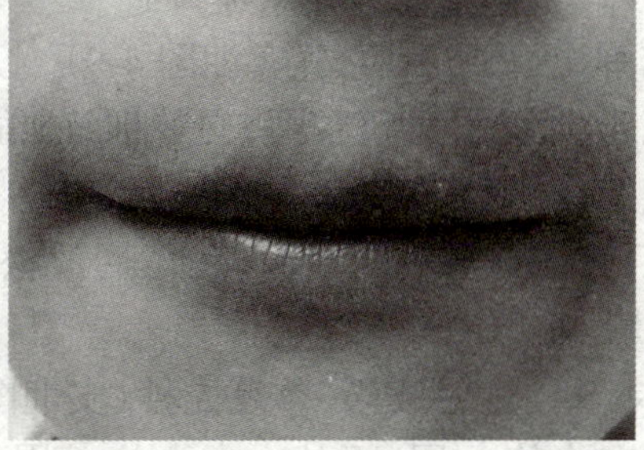

实训图 4-3　抿唇

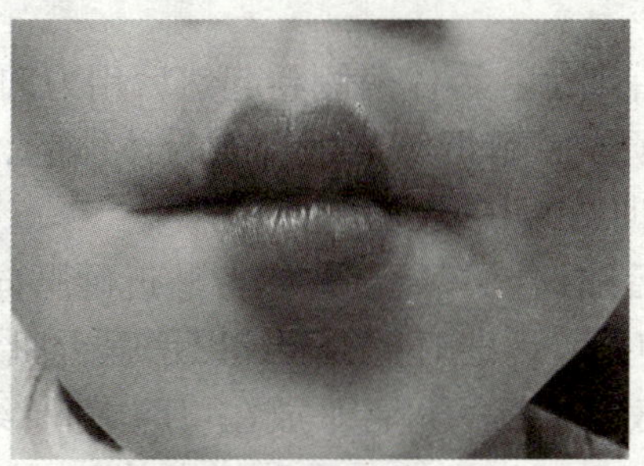

实训图 4-4　缩唇

5. 圆唇训练　双唇成“O”形，之后放松，维持5秒，做5~10次(实训图4-5)。

6. 张口训练　将口唇尽力长大，发“a”音，维持5秒，做5~10次(实训图4-6)。

7. 龇牙训练　将嘴唇尽量向两侧展开，暴露牙齿，维持5秒，做5~10次(实训图4-7)。

8. 左右鼓气训练　收缩左腮将气体鼓向右腮，维持5秒；收缩右腮将气体鼓向左腮，维持5秒；交替5次(实训图4-8)。

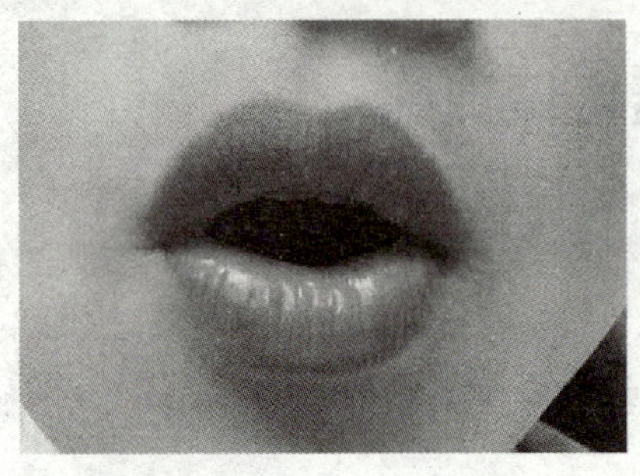

实训图4-5　圆唇

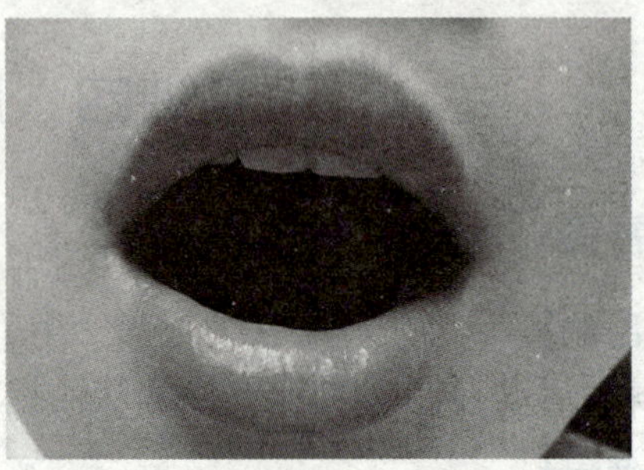

实训图4-6　张口

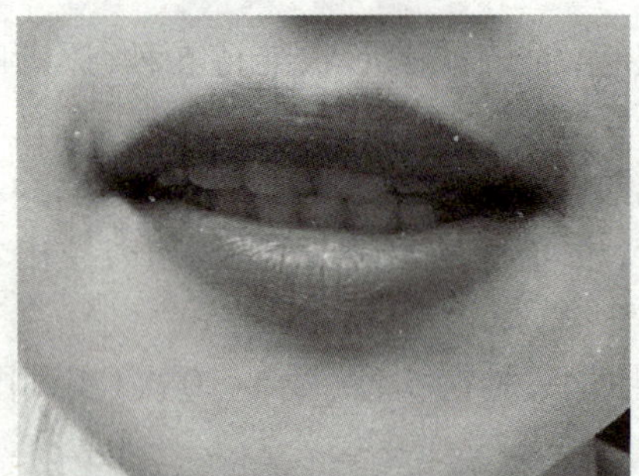

实训图4-7　龇牙

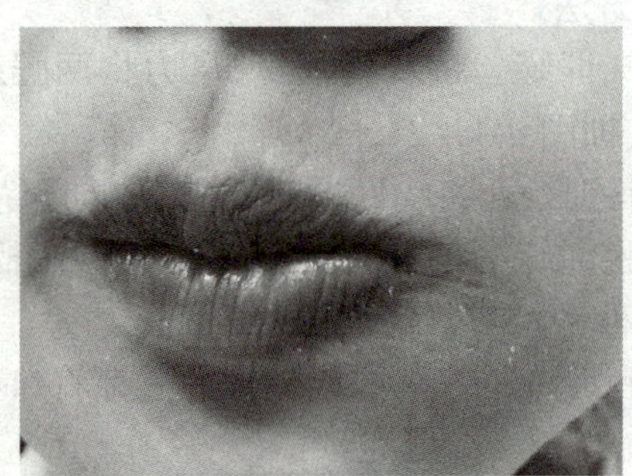

实训图4-8　左右鼓气

二、舌操

【实训目的】

增强舌的运动控制、力量及协调，从而提高进食吞咽的功能。

【实训准备】

压舌板、冰筷子、吸舌器。

【实训方法】

步骤：

1. 弹舌训练　舌体两侧卷起然后用力向前弹出，做5~10次(实训图4-9)。

2. 舌顶左右腮训练　患者将舌体缩起，用舌尖顶左腮和右腮，交替训练，维持5秒；交替5次(实训图4-10)。

3. 舌后缩训练　嘱患者尽力贴近硬腭向后回缩口腔内，维持5秒然后放松，重复5~10次。也可使用吸舌器对抗舌后缩以增强舌肌力量(实训图4-11)。

4. 舌放平训练　将舌平放在口腔中间，维持5秒然后放松，重复5秒(实训图4-12)。

5. 舌扫上下齿训练　舌贴门齿前面，从左向右绕一周，再从右向左绕一周，反复训练，交替5次(实训图4-13)。

6. 舌上抬训练　伸出舌头，舌尖向上，用压舌板向下压向舌尖，与舌头对抗，维持 5 秒然后放松，重复 5~10 次(实训图 4-14)。

7. 舌舔上唇训练　张开口舌尖尽量向上翘舔上唇，维持 5 秒钟，反复训练重复 5~10 次(实训图 4-15)。

8. 舌舔左右口角训练　将舌尖伸向左唇角，与压舌板对抗维持 5 秒钟，然后将舌尖伸向右唇角，与压舌板对抗维持 5 秒钟，然后放松，重复 5~10 次(实训图 4-16)。

9. 伸舌训练　舌体尽量前伸，用压舌板向后压向舌尖，与舌头对抗，维持 5 秒然后放松，重复 5~10 次(实训图 4-17)。

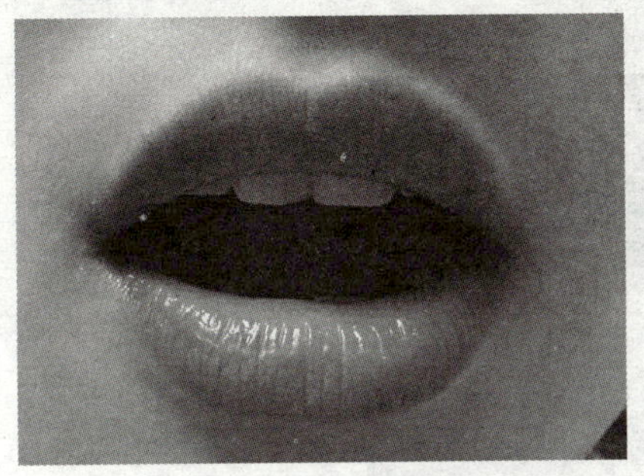

实训图 4-9　弹舌训练

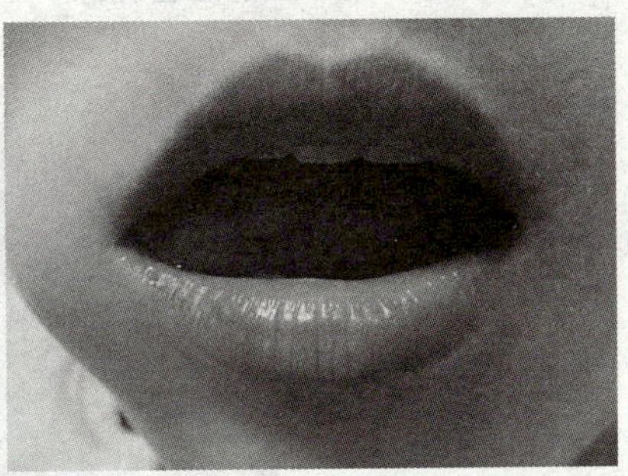

实训图 4-10　舌顶左右腮训练

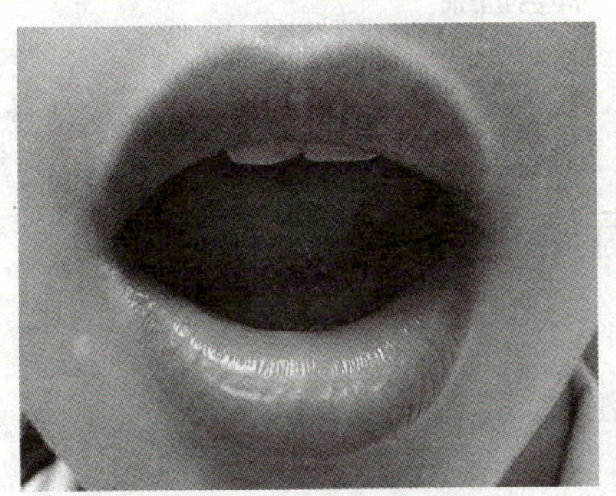

实训图 4-11　舌后缩训练

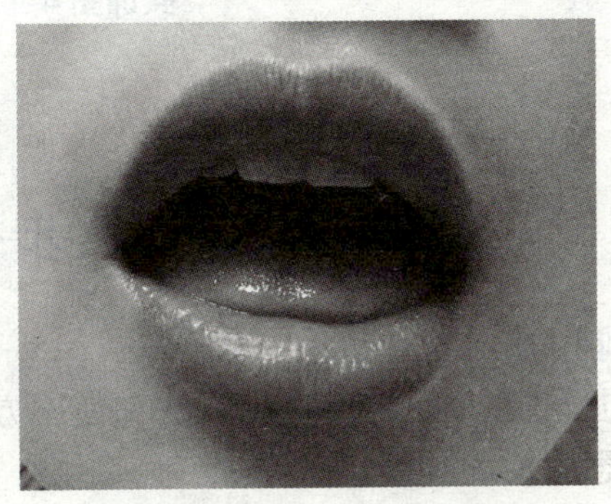

实训图 4-12　舌放平训练

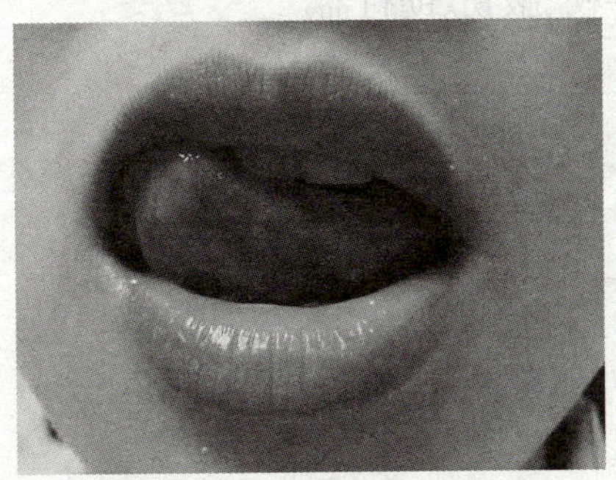

实训图 4-13　舌扫上下齿训练

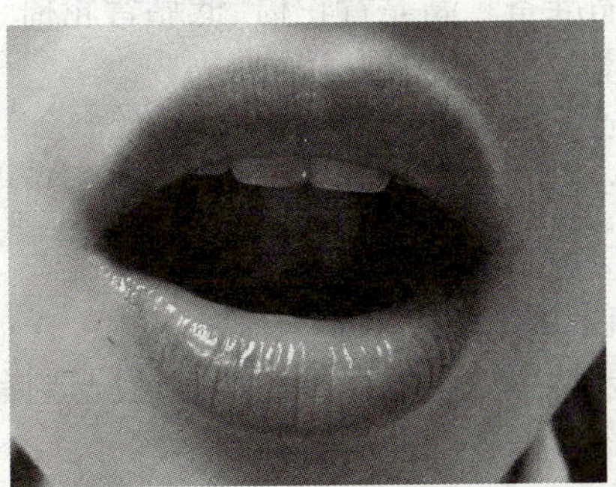

实训图 4-14　舌上抬训练

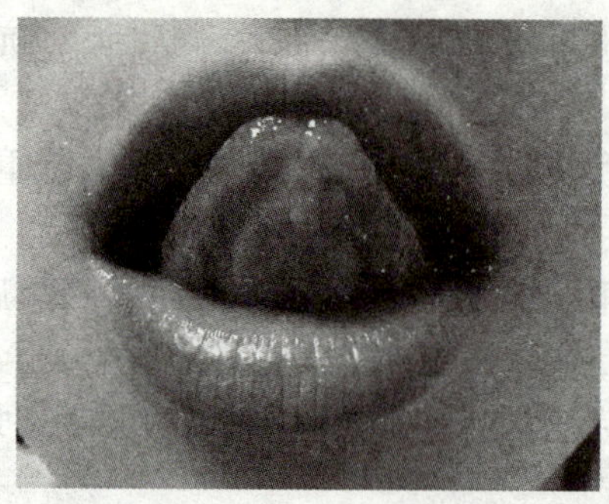
实训图 4-15　舌舔上唇训练

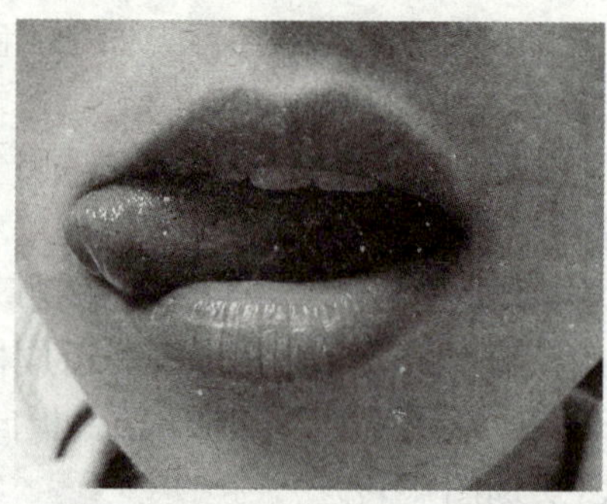
实训图 4-16　舌舔左右口角训练

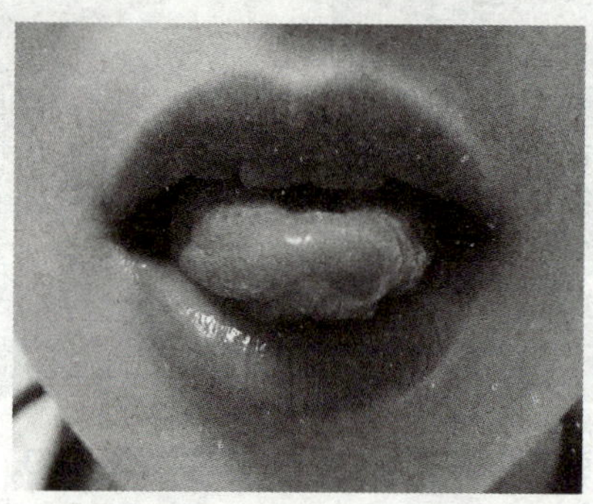
实训图 4-17　伸舌训练

（路　惠）

实训五　轮椅、步行辅助器具的使用

【实训目的】

1. 掌握轮椅、助行器的选择方法和使用方法。
2. 熟悉轮椅、助行器的结构。
3. 了解轮椅、助行器的分类。

【实训准备】

1. 物品准备　高靠背轮椅、低靠背轮椅、手杖、腋拐、助行器。
2. 环境　平地、斜坡、楼梯。

【实训学时】

2 学时。

【实训方法】

（一）轮椅的使用

1. 指导学生如何根据患者功能情况选择高靠背和低靠背轮椅。
2. 介绍轮椅各部件的名称。
3. 学生扮演患者，学会操作轮椅上下斜坡。

（1）上坡：上坡时由于身体和轮椅重心过度偏于后方，为避免轮椅向后倾倒，患者身体应前倾。双手分别置于手轮圈顶部之后，腕关节背伸、肩关节屈曲并内收向前推动车轮。

(2) 下坡:下坡时由于身体和轮椅重心过度偏于前方,为避免紧急制动时轮椅向前倾倒,患者身体应后倾。在驱动轮椅下楼梯时,双手应置于手持圈前方控制轮椅前进速度,必要时制动。

(二) 学生扮演偏瘫患者使用手杖进行三点步、两点步步行训练

1. 三点步　患者健侧手持手杖,使用手杖时先伸出手杖,再迈患侧足,最后迈健侧足的步行方式为三点步行。此种步行方式因迈健侧足时有手杖和患足两点起支撑作用,因此稳定性较好,除一些下肢运动障碍的患者常采用外,大部分偏瘫患者习惯采用此种步态。

2. 两点步　当患者平衡功能较好时,可以采用两点步。健侧手持手杖,手杖和患足同时伸出并支撑体重,再迈出健足。手杖与患足做为一点,健侧足做为一点,交替支撑体重。

(三) 学生扮演偏瘫患者使用手杖进行上下楼训练

1. 上楼梯　首先健手握手杖站稳,然后使手杖先上台阶,随后健腿上台阶,最后患腿跟上。

2. 下楼梯　首先健手握手杖站稳,然后使手杖先下台阶,随后患腿下台阶,最后健腿跟上。

(四) 学生扮演截瘫患者使用助行器进行步行训练

1. 若患者上肢支撑力欠佳时,患者用双手分别握住助行器两侧的扶手,提起助行器使之向前移动 20~30cm 后,迈出健侧下肢,再移动患侧下肢跟进,如此反复前进。

2. 若患者上肢支撑力足够时,患者用双手分别握住助行器两侧的扶手,提起助行器使之向前移动 20~30cm 后,身体前倾并利用上肢支撑力使双足离地,下肢同时向前摆动。

(五) 学生扮演截瘫患者使用腋拐进行步行训练

1. 摆至步　双侧腋杖同时向前方伸出,患者身体重心前移,利用上肢支撑力使双足离地,下肢同时摆动,双足在拐尖附近着地。

2. 摆过步　双侧腋杖同时向前方伸出,患者支撑把手,使身体重心前移,支撑力使双足离地,下肢向前摆动,双足在腋杖着地点前方的位置着地。

3. 四点步行　每次仅移动一个点,始终保持 4 个点在地面,即左腋杖→右足→右腋杖→左足,如此反复进行。

(朱　杰)

实训六　日常生活活动能力训练

【实训目的】

1. 掌握日常生活活动的训练方法。

2. 熟悉日常生活自助具。

【实训准备】

1. 物品　衣服、鞋袜、洗漱用具、进食用具、转移用物等。

2. 环境　作业治疗室。

【实训 / 实训学时】

2 学时。

【实训内容】

(一) 实训内容

1. 观看教学录像片。

2. 教师动作演示。

3. 学生6人一组,分组练习,教师巡回指导。

4. 考核评价、教师总结。

5. 书写实训报告。

(二)实训操作(以偏瘫患者为例)

1. 床上活动

(1)床上翻身:利用Bobath握手,从仰卧位分别向患侧卧、健侧卧翻身。

(2)床上卧位移动:仰卧位时向患侧或健侧横向移动。

(3)桥式运动:仰卧位,双腿屈曲,足踏床上,足跟尽可能接近臀部,慢慢抬起臀部,维持一段时间后慢慢放下,重复10次。较好完成后,练习患腿支撑的单桥运动。

(4)床上坐起与躺下:在翻身基础上,健侧下肢屈曲插入患侧下肢下方,健侧下肢将患侧下肢移至床边。屈曲健侧肘关节,以健侧上肢为支撑坐起,最后调整好姿势。相反步骤躺下。

2. 转移活动训练

(1)坐站转换:患者坐于床边,双足并列平放于地面,Bobath握手伸肘,肩前伸过膝,躯干前倾,屈髋、屈膝,双足置膝后负重,逐渐提高重心,伸展下肢,躯干伸直。

(2)轮椅与床的转换

1)轮椅移动到床:首先将健侧一侧的轮椅靠近床边,在约与床边成30°~45°角的斜前方,刹车,竖起脚踏板。双足全脚掌着地,双侧膝关节微屈,健手扶轮椅扶手起立并支撑,以健侧腿为轴并支撑,身体旋转,慢慢坐下。

2)床到轮椅的移动:首先将轮椅放在患者健侧约与床边成30°~45°角的斜前方,刹车,脚踏板竖起,患者从床上起立后,用健手扶远端轮椅扶手,以健侧腿为轴,身体旋转,缓慢坐在轮椅上,最后将脚踏板放下。

3. 自我照顾训练

(1)更衣训练

1)穿开衫:先将患手插入衣袖内,用健手将衣领向上拉至患侧肩,健手由颈后抓住衣领并向健侧肩拉,再将健手插入衣袖内,系好纽扣并整理妥当。

2)脱开身上衣:先健手抓住衣领先脱患侧衣袖一半,使患侧肩部脱出,然后健手脱掉整个健侧衣袖,健手再将患侧衣袖脱出,完成脱衣动作。

3)卧床患者穿脱裤子:患者坐起将患腿屈膝屈髋,放在健腿上;患腿穿上裤腿后尽量上提,健腿穿上裤腿;躺下,做桥式动作把裤子拉到腰部;臀部放下,整理腰带。脱的顺序与穿的顺序相反,只需躺着就可用健脚将患侧裤腿脱下。

4)坐位穿脱裤子:患腿放在健腿上,套上裤腿拉至膝以上,放下患腿;健腿穿上裤腿,拉到膝以上后,站起来向上拉到腰部;整理。坐位脱裤子的顺序与穿的顺序相反进行。

(2)进食训练:单手用勺进食,碟子可以使用特制的碟档,以防止食物推出碟外,为了防止进食过程中碟子移动可在下面加垫一条湿手巾或一块胶皮或利用带负压吸盘的碗,即可起到防滑作用。为了便于抓握餐具,还可用毛巾缠绕餐具手柄起到加粗作用。

(3)梳洗训练:偏瘫病人可用健手进行梳洗,如:拧手巾或将毛巾绕在水龙头上拧干。沐浴时,利用市售带长柄的海绵刷擦后背,用背面带有吸盘的刷子固定于洗手池旁,将手在刷子上来回刷洗,将健手洗净。

【注意事项】

1. 训练前应先与家属进行充分的沟通交流，了解患者的日常生活活动习惯，训练应尊重患者的习惯。

2. 训练前应向患者及其家属说明评定的目的、要求和主要内容，充分调动患者及家属参与训练的积极性。

3. 在训练中注意加强对患者的保护，避免受凉和发生意外，照顾患者自尊。

4. ADL 训练应以目标为中心，满足患者的社会角色与个人需求。

5. ADL 训练应由易到难，从简单到复杂，循序渐进。

（邹　颖）

实训七　颈椎操训练

【实训目的】

为改善颈椎病或颈肩部疼痛、增加关节活动范围和增强肌力。

【实训准备】

训练床垫等。

【实训步骤】

1. 前屈后伸　双手叉腰，放慢呼吸，缓缓低头使下巴尽量紧贴前胸；再仰头，头部尽量后仰；停留片刻后再反复做 4 次（实训图 7-1）。

2. 左右侧屈　左、右缓慢歪头，使耳垂尽量达到左右肩峰处；停留片刻后再反复做 4 次（实训图 7-2）。

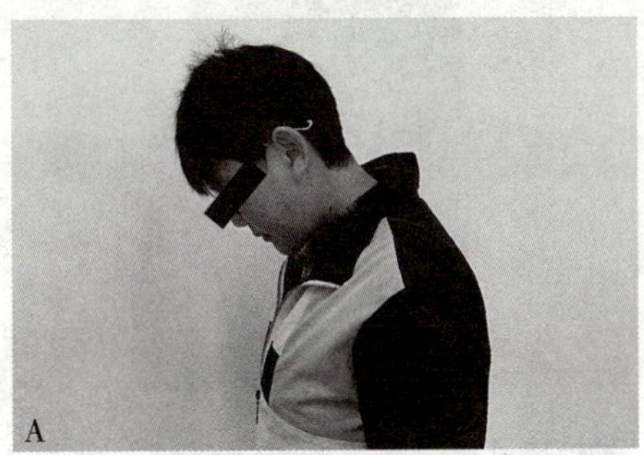

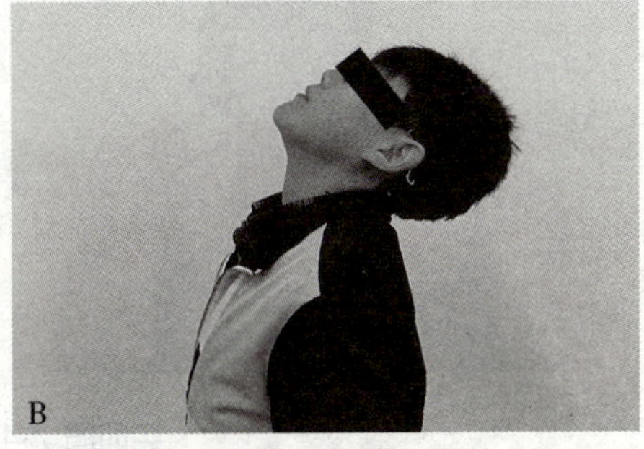

实训图 7-1　颈椎操 1

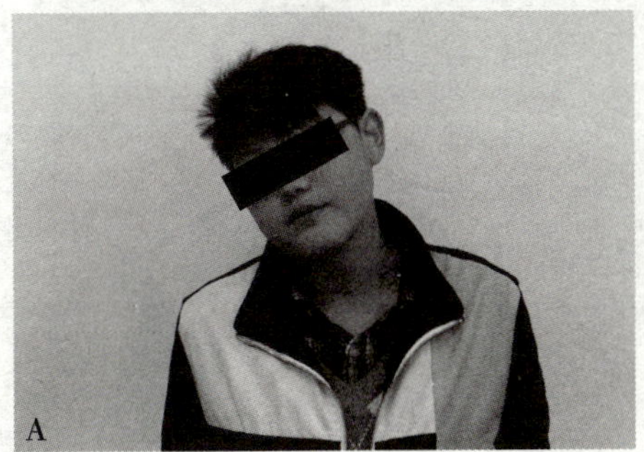

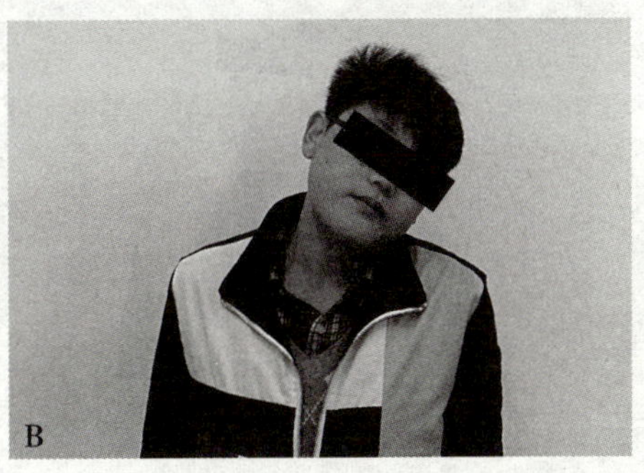

实训图 7-2　颈椎操 2

3. 左右转颈　头部缓慢左转，吸气，颏部尽量接触肩峰，还原，再右转，吸气，颏部尽量接触肩峰，停留片刻后再反复做4次（实训图7-3）。

4. 左右转颈前屈　头部缓慢左转后前屈，还原，头部右转前屈。停留片刻后再反复做4次（实训图7-4）。

5. 左右转颈后伸　头部缓慢左转后伸，还原，头部右转后伸，停留片刻后再反复做4次（实训图7-5）。

6. 旋转运动　头部顺时针旋转4次，再逆时针旋转4次（实训图7-6）。

7. 波浪屈伸　下颌往下前方波浪式屈伸，在做该动作时，下颌尽量贴近前胸，双肩扛起，下颌慢慢屈起，胸部前挺，双肩往后上下慢慢运动。下颌屈伸时要慢慢吸气，抬头还原时

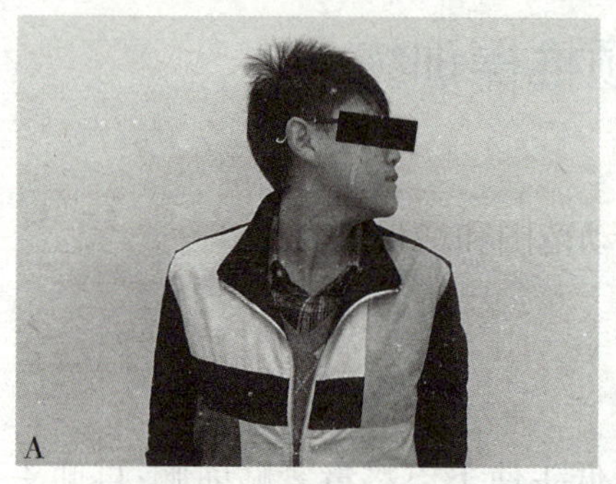

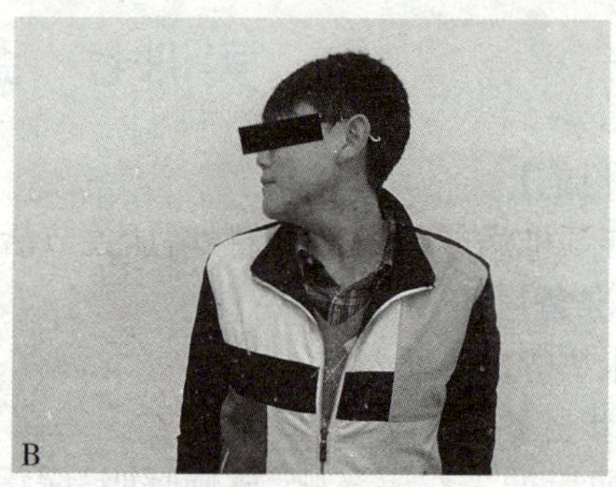

实训图7-3　颈椎操3

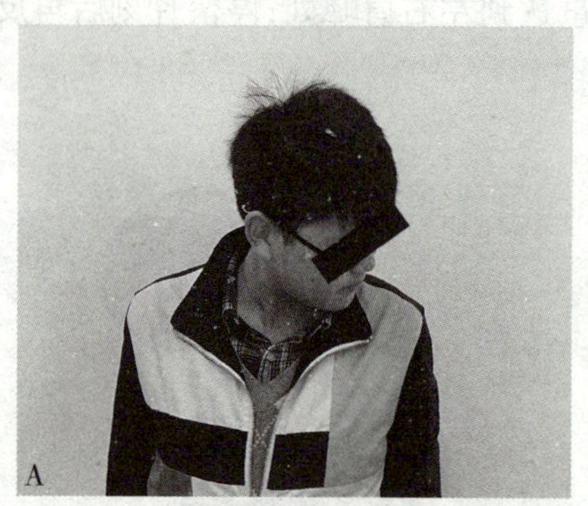

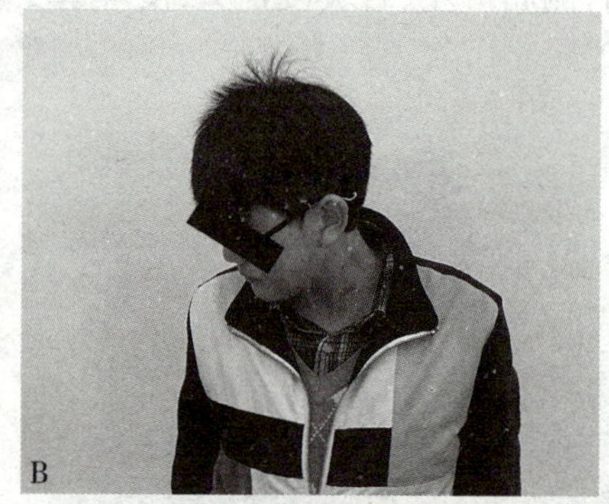

实训图7-4　颈椎操4

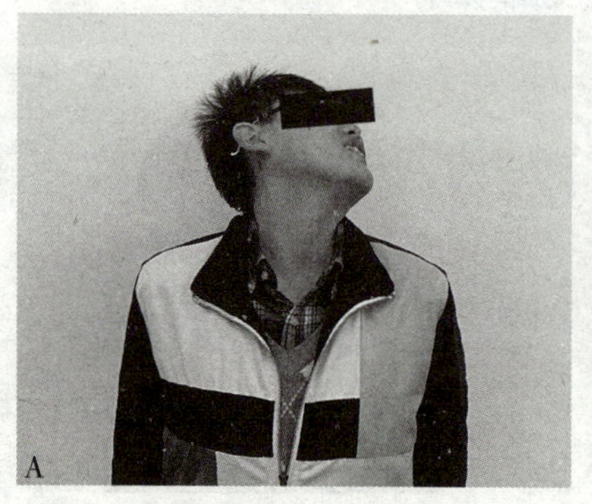

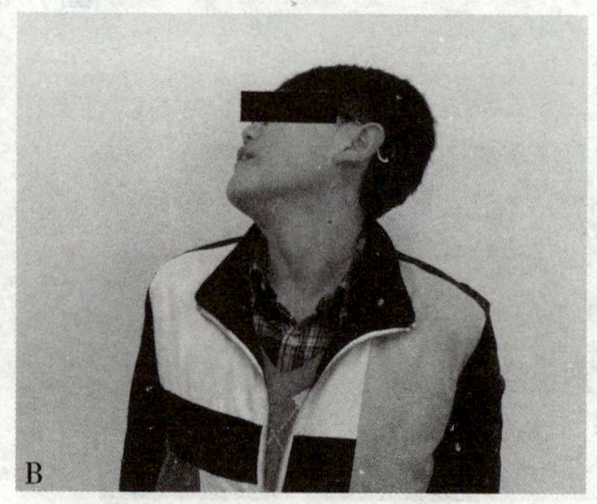

实训图7-5　颈椎操5

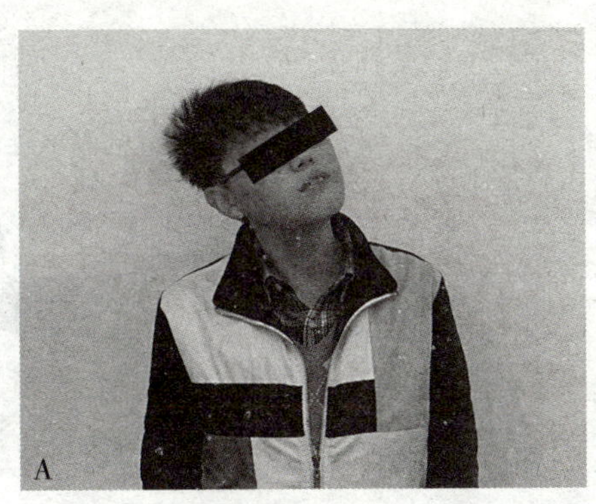

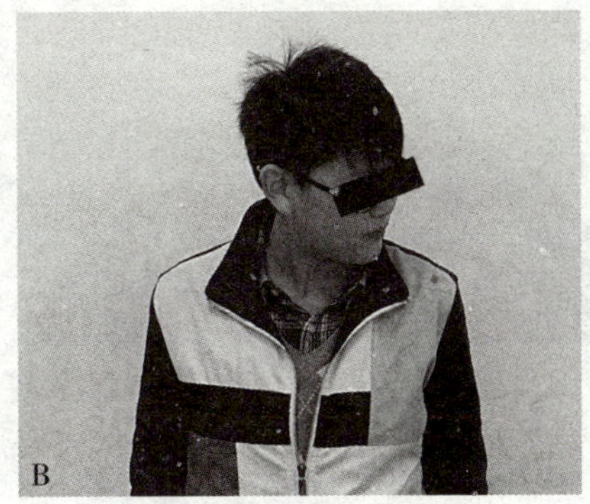

实训图 7-6　颈椎操 6

慢慢呼气，双肩放松，做两次停留片刻；然后再倒过来做下颌伸屈运动，由上往下时吸气，还原时呼气，做两次，正反各练两次（实训图 7-7）。

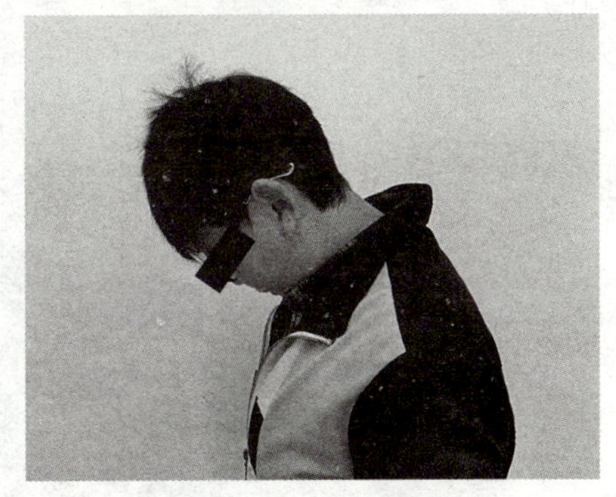

实训图 7-7　颈椎操 7

8. 耸肩运动　左右交替耸肩 4 次后，双肩同时耸肩 4 次（实训图 7-8）。

9. 同向旋肩　两肘肩部侧弯，两手搭在肩上，以手指为轴向前缓慢旋转两肩，头部尽量向前伸，缓慢吸气，反复 4 次；再以手指为轴向后缓慢旋转两肩，头部尽量向后伸，缓慢吸气，反复 4 次（实训图 7-9）。

10. 逆向旋肩　左肩向外旋转至前臂垂直，掌心向前，右肩向后旋转至右手在背后，掌心向后，眼视左手；反方向同法，反复 4 次（实训图 7-10）。

11. 绕肩　两臂外展平伸，以肩关节为轴向前环绕 4 次，再向后环绕 4 次（实训图 7-11）。

12. 抚项摸背　左臂屈肘，左手心抚项，右臂屈肘，右手背触背，头颈部尽量后仰，维持 5 秒，换手臂（实训图 7-12）。

另外，游泳、放风筝、羽毛球、乒乓球、篮球等运动均能舒缓受制约的关节，保持颈椎肌肉张力、韧带的弹力和关节的灵活性，预防和缓解颈椎病症状。

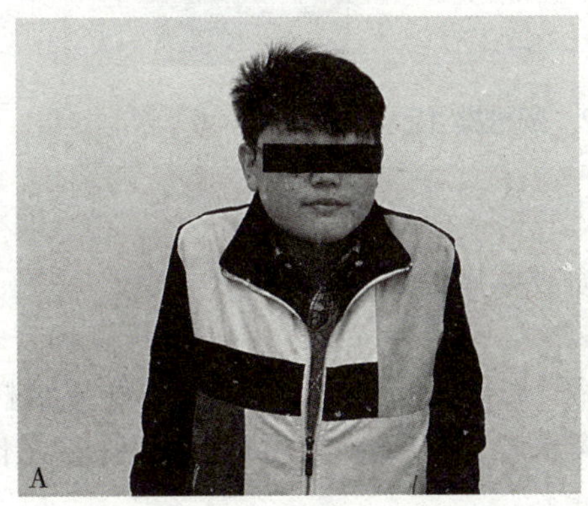

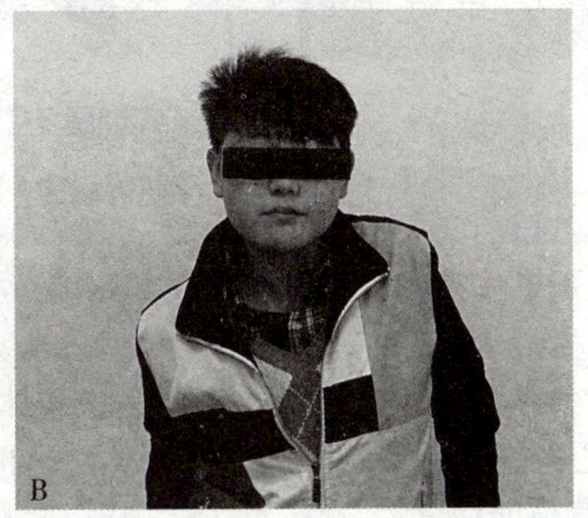

实训图 7-8　颈椎操 8

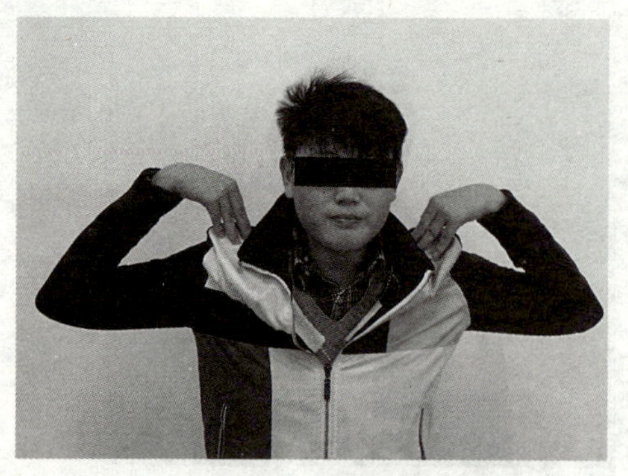

实训图 7-9　颈椎操 9

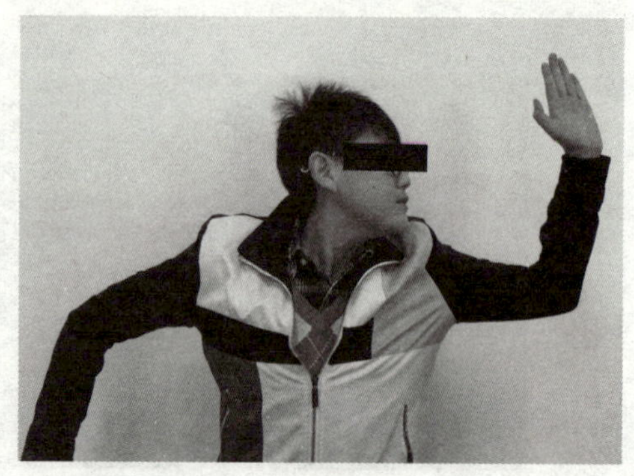

实训图 7-10　颈椎操 10

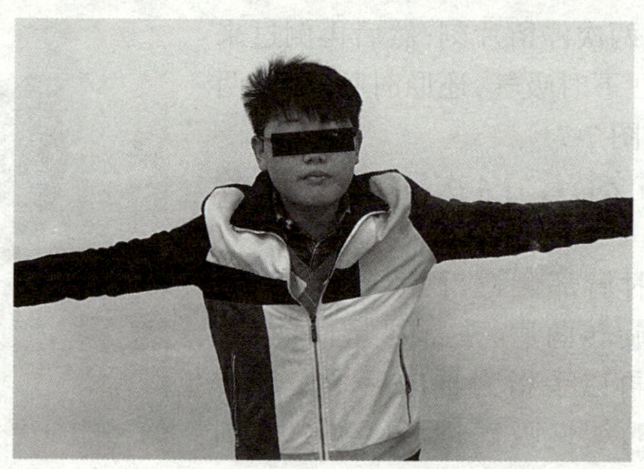

实训图 7-11　颈椎操 11

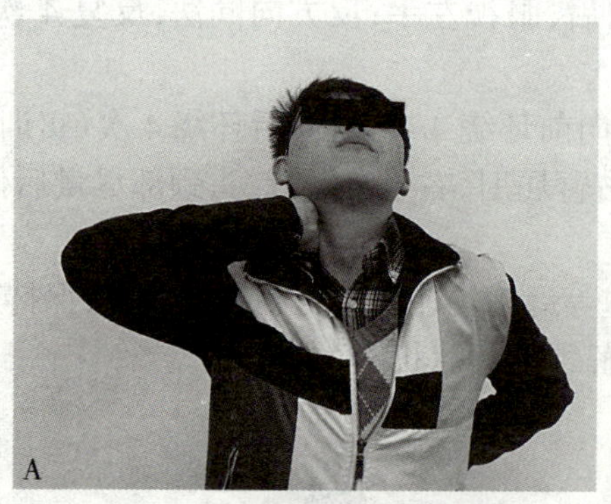

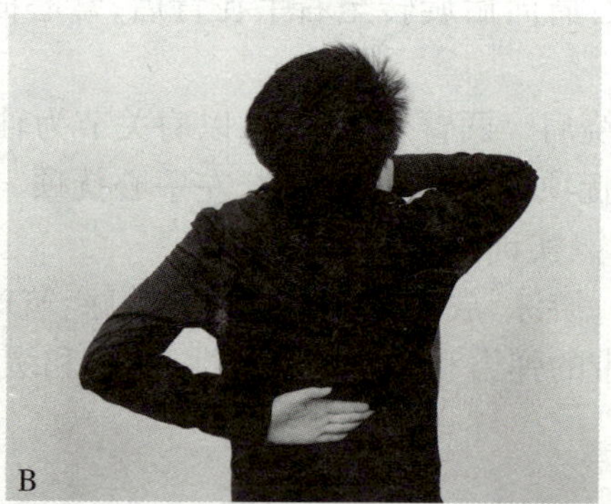

实训图 7-12　颈椎操 12

【适应证】

各型颈椎病症状较轻者或颈肩部肌肉劳损或疼痛的患者。

【禁忌证】

症状急性发作或有脊髓受压的症状和体征，局部骨折未愈合，颈椎肿瘤或结核，心功能不全，有心源性哮喘、呼吸困难、全身水肿、胸腹水者，近期(10 天内)有心肌损害发作者。

【注意事项】

1. 要持之以恒，动作到位；整个动作要缓慢、协调、循序渐进，不可冒进，以免对脊椎造成更大伤害。

2. 严重颈痛症状者做操慎重，动作缓慢、柔和。

3. 控制好运动量，尤其合并心肺疾病、高血压病、骨质疏松症、腰椎间盘突出症等，做操不要过于用力。

4. 有眩晕症状者，头部转动应缓慢或禁止旋转动作。

5. 椎动脉型颈椎病，注意颈部扭转与后伸时症状可能加重，侧转和旋转动作宜少做、慢做，甚至不做；神经根型颈椎病仰头时症状可能加重；脊髓型颈椎病更要注意不要超负荷活动，以免发生意外；椎动脉型颈椎病患者眩晕症状明显或伴有供血不足时，手术后2个月内忌做过多的颈部体操和练功，尤其是颈椎前路椎体间及后路大块骨片架桥植骨及人工关节植入后的患者。

6. 练习后如觉疼痛或眩晕加重，提示动作幅度过大或速度过快，可适当降低速度或减小幅度甚至停止练习。

（赵　露）

参考文献

1. 王玉龙 . 康复评定技术 . 北京:人民卫生出版社,2010.
2. 张玲芝 . 康复护理学 . 北京:人民卫生出版社,2008.
3. 张绍岚 . 康复功能评定 . 北京:高等教育出版社,2009.
4. 肖晓鸿 . 假肢与矫形器技术 . 上海:复旦大学出版社,2009.
5. 张灵芝 . 康复护理学基础 . 北京:人民卫生出版社,2014.
6. 周士枋,范振华 . 实用康复医学 . 南京:东南大学出版社,1998.
7. 章稼,王晓臣,罗荣等 .. 运动治疗技术 . 北京:人民卫生出版社,2014.
8. 徐军,张继荣,戴慧寒 . 实用运动疗法技术手册 . 北京:人民军医出版社,2006.
9. 卫生部 . 常用康复治疗技术操作规范 .2012.
10. 窦祖林 . 吞咽障碍评估与治疗 . 北京:人民卫生出版社,2009.
11. 卢红云、黄昭云 . 口部运动治疗学 . 上海:华东师范大学出版社,2010.
12. 潘敏 . 康复护理学 . 第 2 版 . 北京:人民卫生出版社,2014.
13. 李胜利 . 语言治疗学 .. 北京:人民卫生出版社,2008.
14. (美)弗诺特拉 .DeLisa 物理医学与康复医学理论与实践(上、下卷). 励建安,译 . 北京:人民卫生出版社,2013.
15. 于兑生,恽小平 . 运动疗法与作业疗法 . 北京:华夏出版社,2006.
16. 陆再英,钟南山 . 内科学 . 第 7 版 . 北京:人民卫生出版社,2010.
17. 王彤 . 中风自我保健康复上上策 . 南京:江苏科学技术出版社,2013.
18. 郑彩娥,李秀云 . 实用康复护理学 . 北京:人民卫生出版社,2012.
19. 陈立典,吴毅 . 临床疾病康复学 . 北京:科学出版社,2010.
20. 唐强,张安仁 . 临床康复学 . 北京:人民卫生出版社,2012.
21. 王茂斌 . 康复医学 . 北京:人民卫生出版社,2009.
22. 黄学英,郭京伟 . 康复护理学 . 第 2 版 . 北京:中国医药科技出版社,2012.
23. 杜春萍,包芸,刘素珍 . 康复医学科护理手册 . 北京:科学出版社,2011.
24. 邱志军 . 康复护理 . 第 2 版,北京:科学出版社,2007.
25. 鲍秀芹 . 康复护理学实践与学习指导 . 北京:人民卫生出版社,2012.
26. 王元姣 . 康复护理学,杭州:浙江大学出版社,2011.
27. 姜贵云。康复护理学 . 北京:北京大学医学出版社,2009.
28. 南登崑 . 康复医学 . 第 4 版 . 北京:人民卫生出版社,2008.
29. 励建安 . 康复医学 . 第 2 版 . 北京:科学出版社,2008.
30. 尤黎明,吴瑛 . 内科护理学 . 第 5 版,北京:人民卫生出版社,2012.
31. 李乐之,路潜 . 外科护理学 . 第 5 版 . 北京:人民卫生出版社,2012.
32. 胡鸿雁 . 康复护理技术 . 南京:东南大学出版社,2010.
33. 大西幸子,孙启良 . 摄食吞咽障碍康复实用技术 . 北京:中国医药科技出版社,2000.
34. 李胜利 . 言语治疗学 . 北京:华夏出版社,2005.

35. 纪树荣 . 实用偏瘫康复训练技术图解 . 北京:人民军医出版社,2009.
36. 张长杰,肌肉骨骼康复学 . 北京:人民卫生出版社,2008.
37. 王茂斌 . 神经康复学 . 北京:人民卫生出版社,2009.
38. 胡永善 . 新编康复医学 . 上海:复旦大学出版社,2006.

附　录

Rivermead 行为记忆测验

测验项目	内容	评分
1. 记住姓和名	让患者看一张人物照片，并告知他照片上人的姓和名。间隔一段时间后让他说出照片上人的姓和名，间隔的时间让他看一些其他东西。	姓和名均答对记 2 分 仅答出姓或名记 1 分 姓和名都答错记 0 分
2. 记住藏起的物品	向患者借一些他个人平时用的生活用物如梳子、铅笔、手帕、手表等不贵重的物品，当着他的面藏在抽屉或柜橱内，然后让他进行一些与此无关的活动，结束前问患者上述物品放在何处。	正确指出所藏的地点记 1 分 未正确指出记 0 分
3. 记住预约的申请	告诉患者，医生将闹钟定于 20 分钟后闹响，让他 20 分钟后听到闹钟叫时提出一次预约的申请，如医生问“你能告诉我什么时候再来就诊吗？”	钟响当时能提出正确问题记 1 分，否则记 0 分
4. 记住一段短的路线	让患者看着医生手拿一信封在屋内走一条分 5 段的路线：椅子→门→窗前→书桌（并在书桌上放下信封）→椅子、从书桌上拿信封放到患者前面。让患者照样做。	5 段全记住记 1 分 5 段路线出现错误记 0 分
5. 延迟后记住一段路线	方法同 4，但不立刻让患者重复，而是延迟一段时间再让他重复，延迟期间和他谈一些其他的事。	5 段路线全记住记 1 分 出现错误记 0 分
6. 记住一项任务	观察 4 中放信封的地点是否正确。	立即和延迟后都正确记 1 分 出现错误记 0 分
7. 学一种新技能	找一个可设定时间、月、日的计算器或大一些的电子表，让患者学习确定月、日、时和分（操作顺序可依所用工具的要求而定）①按下设定扭（set）；②输入月份；③输入日；④按仪器上的日期（date）钮，通知仪器这时日期；⑤输入时间；⑥按下时刻（time）钮，告诉仪器这是时刻。然后按复位钮，消除一切输入，让患者尝试 3 次。	3 次内成功记 1 分 3 次内没成功记 0 分
8. 定向	问患者下列问题：①今年是哪年？②本月是哪月？③今日是星期几？④今日是本月的几号？⑤现在我们在哪里？⑥现在我们在哪座城市？⑦您多大年纪？⑧您哪年出生的？⑨现在的总理名字叫什么？⑩谁是现届国家主席？	①~⑦全答对记 1 分 否则记 0 分
9. 日期	问 8 中的第④题时记下错、对。	正确给 1 分 错误给 0 分

续表

测验项目	内容	评分
10. 辨认面孔	让患者细看一些面部照片，每张看5秒，一共看5张。然后逐张问他这是男的，还是女的？是不到40岁，还是大于40岁？然后给他10张面部照片，其中有5张是刚看过的，让他挑出来。	全对记1分 有错误记0分
11. 认识图画	让患者看10张用线条图绘的物体画，每次一张，每张看5秒，让他叫出每图中的物体的名字。在间隔一定时间后让患者从20张图画中找出刚看过的10张。	全对记1分 有错误记0分